◆ 医学临床诊疗技术丛书 ◆

外科疾病临床诊疗技术

主编 曹文功 刘翔鸷 刘 刚

U0209307

中国医药科技出版社

内容提要

本书较为系统、全面地介绍了外科疾病的诊断方法和治疗技术，包括疾病的临床表现、辅助检查、诊断、鉴别诊断和治疗等方面的知识。并结合临床实际，重点介绍了诊断和治疗上的临床经验，以及如何做好病情记录、医患沟通等方面的方法与要求。本书立足临床实践，内容全面详实，重点突出，是一本实用性很强的外科疾病诊疗读本。适合外科专业人员以及基层医务工作者阅读。

图书在版编目（CIP）数据

外科疾病临床诊疗技术/曹文功，刘翔鹜，刘刚主编．—北京：中国医药科技出版社，2016.11

（医学临床诊疗技术丛书）

ISBN 978 - 7 - 5067 - 8594 - 5

Ⅰ.①外… Ⅱ.①曹… ②刘… ③刘… Ⅲ.①外科—疾病—诊疗 Ⅳ.①R6

中国版本图书馆 CIP 数据核字（2016）第 191234 号

美术编辑 陈君杞
版式设计 张 璐

出版　中国医药科技出版社
地址　北京市海淀区文慧园北路甲 22 号
邮编　100082
电话　发行：010 - 62227427　邮购：010 - 62236938
网址　www.cmstp.com
规格　787×1092mm $\frac{1}{32}$
印张　13¾
字数　297 千字
版次　2016 年 11 月第 1 版
印次　2016 年 11 月第 1 次印刷
印刷　北京市昌平百善印刷厂
经销　全国各地新华书店
书号　ISBN 978 - 7 - 5067 - 8594 - 5
定价　39.00 元

编委会

前　言

　　外科学是医学的一个重要组成部分，它的范畴是在整个医学的历史发展中形成，并且不断更新变化的。在古代，外科学的范畴仅限于一些体表的疾病和外伤；但随着医学科学的发展，人们对人体各系统、各器官的疾病在病因和病理方面获得了比较明确的认识，加之药物、早期诊断技术与其他医疗科技（比如介入放射学）不断地改进，现代外科学的范畴已经包括许多内部的疾病，虽然许多疾病的治疗都转变为非外科治疗为主，但外科手术仍然是这些治疗无效或产生并发症后不可或缺的治疗方式。随着现代外科学在广度和深度方面的迅速发展，现在任何一个外科医师已不可能掌握外科学的全部知识和技能；为了继续提高水平，就必须有所分工。因此，外科要进一步分为若干专科：有的按人体的部位，如腹部外科、胸心外科等；有的按人体的系统，如骨科、泌尿外科、脑神经外科等。为了在广大临床医师中普及和更新外科疾病诊断和治疗知识，满足外科相关专业人员的临床需要，促进广大临床医师在临床工作中更好地认识、了解相关疾病，从而正确诊断与治疗疾病，并最终提高临床疾病的诊断率与治愈率，编者在参阅国内外相关研究进展的基础上，结合临床经验编写此书。

本书共分为六章，分别为神经外科、胸外科、心脏外科、普通外科、泌尿外科及骨科，涉及外科临床中各种常见疾病，内容包括外科临床工作中常见疾病的诊断和治疗的要点。对每一种疾病的诊疗过程进行了清晰阐述，包括临床表现、辅助检查、诊断、治疗方案和临床经验。同时，外科的医疗活动具有高风险性，医疗纠纷发生率呈现上升趋势。为此，本书重点突出诊断和治疗处理上临床经验介绍，把有丰富临床经验的高年资医师的临床思维方法和经验介绍给年轻医师，让他们少走弯路。在临床经验介绍中，书中特别强调了如何做好病情告知、医患沟通等方面的问题，帮助年轻医师更好地构筑和谐的医患关系。

本书立足临床实践，内容全面翔实，重点突出，力求深入浅出，方便阅读，是一套实用性很强的关于外科疾病诊断的医学著作。适合外科专业人员及基层医务工作者使用。

在本书编写过程中，得到了多位同道的支持和关怀，他们在繁忙的医疗、教学和科研工作之余参与撰写，在此表示衷心的感谢。

由于编者水平所限，文中不足之处，望广大读者诚恳赐教。

编者

2016 年 8 月

目 录

第一章

神经外科 ◀◉◉◉

第一节　脑 脓 肿

脑脓肿（intracerebral abscess）是化脓性细菌侵入脑内所形成的脓腔，脑组织直接遭受到严重的破坏，是一种严重的颅内感染性疾病。可在任何年龄段发生，以儿童和青壮年多见。发病率占神经外科住院患者 2% 左右，男性与女性比例约 2.5:1。

【诊断】

（一）症状

脑脓肿的形成经过三个阶段：①急性脑炎期，患者出现全身急性感染中毒症状，如高热、头痛、呕吐、嗜睡、全身乏力，颈部抵抗；②化脓阶段，患者全身感染症状好转或消失，此阶段可称潜伏期，潜伏期长短不一，可以数日至数月；③包膜形成阶段，患者突然昏迷，病灶侧或双侧瞳孔散大。呼吸浅表，减缓或停止，脉搏迟缓，血压上升后下降。另一种是脑脓肿破裂，患者突然高热、昏迷、抽搐，末梢血和脑脊液中粒细胞剧增。

（二）体征

1. 全身感染症状。

2. 神经系统受损症状（脓肿部位不同而体征各异），脑膜刺激征及颅内压增高症（视盘水肿）。

3. 头面部慢性感染病灶。

（三）检查

1. 实验室检查 腰穿和脑脊液化验（腰穿应小心操作）：若颅内压明显升高，则不要放液，只留少量脑脊液做常规和生物化学检查。通常脓肿早期，颅内压稍高，包膜形成后颅内压明显升高。脑脊液白细胞计数可增高，包膜形成后白细胞计数可正常，而脑脊液蛋白质可增加到 1～2g/L，若脓肿在脑浅表或脑室壁，脑脊液蛋白质增加更明显。当发生脑疝时，由于椎管梗阻，颅内压不能下传到脊髓蛛网膜下隙，于是颅内压反而不高。

2. 影像学检查

（1）脑超声检查：大脑半球脓肿时，超声检查可发现中线波向对侧移位，可见脓腔的多次反射波。小脑脓肿，超声显示双侧室扩大。

（2）头颅 X 线片检查：耳源性脑脓肿时，同侧中耳和乳突有炎症改变，X 线检查还可发现胆脂瘤和岩骨骨质破坏。鼻源性脑脓肿时，可发现额窦，上颌窦、筛窦、蝶窦不充气，骨质模糊，有液平面。颅内压增高，X 线平片显示指压痕增多和（或）钙化的松果体移位。颅骨骨髓炎引起脑脓肿时，颅骨有炎性改变。创伤脑脓肿时，可发现颅骨碎片和金属异物。

（3）特殊造影：颈总动脉血管造影对幕上脑脓肿可行定位。

（4）电子计算机断层扫描（CT）：是一种既安全又准确的诊断手段。脑脓肿呈高密度环状影像，中心低密度的单房、多房或多发病灶，病灶所在部位，脑室移位情况和脑水肿带宽窄均可显示。反复 CT 扫描可以观察脑脓肿形成三个阶段的组织学影像，穿刺术后可用 CT 观察脓腔演变过程。有条件的地方，CT 检查应作为诊断脑脓肿的首选手段。

（5）磁共振检查：有助于确诊脑脓肿。适合于颅底、脑干部位检查。脓肿表现为一环状高信号带和中心低信号区。磁共振又可用于三方位影像定位。

（四）诊断要点

1. 全身感染症状（急性期）。

2. 头面或远隔部位感染灶。

3. 患者如出现神经系统症状，颅内压增高、局灶性神经症状应考虑颅内感染。

4. CT、MRI 可明确诊断。

（五）鉴别诊断

1. 化脓性脑膜炎 有高热、脉快，脑膜刺激征明显，但无局限神经定位征，脑脊液白细胞和蛋白质增高，脑超声检查、脑血管造影和 CT 扫描均正常。

2. 硬膜外或硬膜下积脓 常与脑脓肿同时存在，很少独立发生。脑血管造影脑表面为一无血管区，CT 发现脑表面有半月形低密度影。

3. 血栓性窦感染 细菌栓子脱落，沿静脉窦扩散所致，表现为周期性脓毒败血症，不规则寒战、弛张热、脉快，末梢血粒细胞增加，但脑脊液无改变，可借助脑超声、脑血管造影和 CT 扫描鉴别。

4. 脑肿瘤 发病缓慢，无感染病史，仅颅内压增高，脑脊液细胞正常，经颅 X 线片、血管造影、CT 扫描不难鉴别。

【治疗】

（一）抗生素治疗

急性脑炎期应用大剂量抗生素可使感染局限，脓肿包膜形成后即可手术治疗，常用舒普深每次 2g，每日 2 次，静脉滴注。

(二) 降低颅内压治疗

20% 甘露醇, 每次 250ml, 每日 1~4 次, 静脉滴注, 也可应用浓缩人体白蛋白每次 10g, 每日 1~2 次, 静脉滴注, 以提高血浆胶体渗透压, 减轻脑组织水肿。在脑脓肿治疗中, 糖皮质激素可作为一种辅助手段, 但必须在有效抗生素应用的前提条件下使用。

(三) 手术治疗

1. 脓腔穿刺法 该方法简单、安全、创伤小, 适用于各部位单发脓肿, 特别适用于脓肿部位较深的或功能区附近的脓肿或年老体弱者。但不适合多房性脓肿或有异物存在的脓肿。方法: 穿刺脓腔, 抽出脓液后, 用含抗生素的生理盐水反复冲洗脓腔, 第一次穿刺应尽可能冲尽脓液, 一般至冲洗液回抽较清或呈浅淡血性, 术后可注入少量抗生素溶液。有的脓肿可一次穿刺治疗成功, 必要时可反复几次穿刺抽脓。

2. 脓肿切除 适应证: ①反复穿刺抽脓不愈; ②非主要功能区且较浅表; ③多房性脑脓肿或脓肿壁坚厚; ④有异物存在; ⑤脓肿破入脑室应立即开颅探查将脓液吸出并用抗生素液冲洗脑室, 术后行脑室持续引流。

【病情观察】

一旦诊断脑脓肿, 在治疗过程中密切观察病情变化, 防止感染进一步扩散, 及早发现暴发性脑脓肿。脑脓肿是实质内的严重病变, 易导致神经功能损害, 应密切观察神经系统体征。观察颌面原发感染灶或原发病病情。注意脓肿复发。

【病历记录】

除详细记录神经系统症状外, 必须尽可能追问病史, 找到原发感染灶, 并记录原发感染灶诊疗情况。脑脓肿是严重的脑实质病变, 急性期病情变化大, 病历记录应及时记录病情变化。

【注意事项】

1. 医患沟通 脑脓肿多继发于头面部感染或身体其他部位的感染，在治疗脑脓肿同时应治疗原发感染灶或先天性心脏病等，医患双方密切配合。

2. 经验指导

（1）典型病例较易诊断，应注意隐匿性脑脓肿病例，CT、MRI 检查一般可明确诊断。尽可能明确病原菌，以便选择有效抗生素。

（2）抗生素应早期、足量、有效使用。糖皮质激素必须在有效抗生素应用的前提下使用。根据具体患者选择合适的手术方式。

第二节 高血压性脑出血

高血压脑出血是指原发于脑实质的非创伤性出血，形成大小不等的脑内血肿，可穿破脑室形成脑室内或蛛网膜下隙出血，是病死率和致残率极高的一种常见病，是高血压中最严重的并发症之一，主要发生于高血压和脑动脉硬化的患者，55 岁以上的中老年人多见，发病率男女相近。临床上按其出血部位分为内囊 - 基底节区出血、脑桥出血和小脑出血三类。其中 80% 发生在内囊 - 基底节区，出血局限于丘脑附近者称内侧型（或丘脑型），局限于壳核、外囊和带状核者称为外侧型（或壳型），出血扩展到内囊的内外两侧，则称为混合型或内囊出血。

【诊断】

（一）症状

1. 内囊 - 基底节区出血 内侧型和混合型出血病情多严重，昏迷、偏瘫、失语呈进行性加重，常出现出血病灶对侧偏瘫、偏身感觉障碍和同向偏盲。

2. 脑桥出血 多数出血累及脑桥双侧,出血后患者很快陷入深昏迷,出现四肢瘫痪、针尖样瞳孔、中枢性高热三种特殊性体征,预后不良,常在几小时内死亡。

3. 小脑出血 出血多在一侧小脑半球,多数患者起病稍缓,出血早期意识清楚,常诉突起枕部头痛、眩晕复视、频繁呕吐,可有眼球震颤和病侧肢体的共济失调。

(二) 体征

1. 一般情况 以55~60岁的高血压患者发病最多,头痛剧烈、频繁呕吐、呼吸深而不规则,收缩压可达180mmHg以上,严重者迅速昏迷,伴大小便失禁。

2. 神经系统检查 神志方面可有不同程度的意识障碍,脑内出血量大、病情重者可出现深昏迷、一侧或双侧瞳孔散大、对光反射迟钝或消失、失语、偏瘫、偏身感觉障碍和同向偏盲;一侧或双侧巴宾斯基征阳性,并发蛛网膜下隙出血时常出现颈项强直等脑膜刺激征。

(三) 检查

1. 实验室检查 血、尿常规,肝、肾功能检查,血糖测定,心电图,脑电图,胸透或胸部 X 线片应适度进行,以免过多地搬动和打扰患者,影响抢救治疗。并发脑室出血或蛛网膜下隙出血时腰穿可见血性脑脊液。

2. 特殊检查

(1) 头颅 CT:为高血压脑出血的首选检查,可在早期准确地检查脑出血灶的部位、数目、出血量和有无脑室、蛛网膜下隙积血。

(2) 头颅 MRI:可选择性应用,特别适用于检出脑桥、小脑等微小出血灶。

(3) DSA 脑血管造影:只在疑有成像术不易显示的脑部病变(如动脉瘤或动静脉畸形)时才可进行。

(四) 诊断要点

1. 既往有高血压病史,自发性颅骨出血的中老年人,临床上突然起病，出现头痛、呕吐、意识障碍，以及对侧偏瘫、偏身感觉障碍和同向偏盲等三偏症状应考虑高血压脑出血。

2. 确诊须行头颅 CT 检查，头颅 MRI 和 DSA 脑血管造影可选择性应用。

（五）鉴别诊断

1. 病毒性或散发性脑炎　患者常较年轻，有感染、精神症状等前驱症状，多无高血压病史。

2. 中毒　在偏瘫等局部脑症状不明显时，要慎重除外一氧化碳、乙醇、药品等急性中毒。应详细询问起病时的环境因素。

3. 创伤性颅内血肿　即使有头部创伤的体征和病史，也要查明脑创伤和脑出血的发病先后和因果关系。

4. 颅内肿瘤出血　卒中前已有进行性加重的头痛，呕吐、视盘水肿等慢性颅内压增高症和肢体无力、麻木、局限性癫痫等局部脑症状或病史。

5. 脑梗死　发病于安静、休息状态中者较多，发病后偏瘫、失语、脑神经麻痹等定位体征明显，而没有或少有意识障碍和颅内压增高。

6. 脑动脉瘤或动静脉畸形伴颅内血肿　DSA 脑血管造影检查能明确诊断出血病变的动脉瘤和畸形血管。

【治疗】

1. 手术治疗的适应证和禁忌证　一般认为，不应单纯以血肿量的多少来决定手术，影响病情更重要的因素是血肿的部位。

（1）对病情为Ⅰ级和Ⅱ级的患者，两侧瞳孔等大者先行内科治疗，但经内科系统性治疗中病情有进行性加重或治疗 24 小时病情无明显好转者，宜争取手术治疗。

（2）对病情为Ⅱ级的患者，已有瞳孔不等大者，应及时争取手术治疗。

（3）大脑皮质下出血，基底节外侧型出血和有脑半球血肿，应及时争取手术治疗。

（4）对病情为Ⅲ级的患者，特别是在发病后 6～7 小时内即出现此险情者，一般不宜手术治疗。

（5）老年患者或有明显心、肺、肝、肾功能障碍或脑干出血急性期者，决定手术时需慎重。

2. 手术时主要的选择

（1）超早期手术：在出血 7 小时内手术，不仅能及时解除血肿对脑组织的压迫，而且能减少血肿周围组织的水肿和坏死，促使神经功能最大限度恢复。

（2）早期手术：在出血后 1～5 日手术。出血后 1 日内自主神经中枢功能紊乱，生命体征多不稳定，而出血数日后，血肿和脑水肿造成的颅内压增高逐渐明显，此时手术效果较好。

（3）晚期手术：在出血 1 周以后，自主神经功能紊乱、脑水肿多已消退，血肿与脑组织分界清楚，此时手术较容易，再出血的机会也减少。

3. 手术方法

（1）开颅清除血肿：分为皮骨瓣成形开颅及钻孔扩大骨窗法。该手术方法须全身麻醉，手术创伤大，但可在直视下清除血肿，立即达到减压目的，止血满意。多用于出血部位不深，出血量大，中线移位严重，术前病情分级在Ⅲ级以上并有脑疝形成，但时间较短的患者。小脑出血多主张采用此法。

（2）穿刺吸除血肿：该方法创伤小、操作简便，目前应用广泛。利用 CT 导向或立体定向技术将穿刺针或吸引管置于血肿中心，首次吸除血肿总量的 60%～70% 即可，剩余部分可分次解决。血凝块可用 CUSA、旋转绞丝、阿基米德钻等，将血肿破碎后再吸除，对残留血肿可注入尿激酶、肝素等进行溶解，以利于引流排出。此法可用于各部位出血，特别是深部出血。

4. 术后处理

（1）保持血压稳定。

（2）控制颅内压增高。

（3）防治并发症。

【病情观察】

（1）观察患者的情绪变化；颅高压症状及瞳孔变化；病程的缓急；有无黑便、呕血及大小便失禁；有无三偏症状，有无对侧偏瘫、中枢性面瘫、失语；呼吸是否通畅。

（2）术后观察：一般情况及生命体征，包括体温、脉搏、血压、呼吸、氧饱和度；神志、瞳孔反应；外引流管中引流液的量和颜色；记录 24 小时的补液量和尿量。

【病历记录】

自发性颅内出血的中老年患者，详细记录突然起病出现的头痛、呕吐、意识障碍，以及对侧偏瘫、偏身感觉障碍和同向偏盲等三偏症状等临床表现，了解过去有无高血压病史，做 CT、MRI 等大型检查需让患者及其家属知情同意。鉴别诊断应考虑颅内肿瘤。脑梗死、脑动脉瘤伴颅内血肿等并做记录。治疗上宜先行保守治疗，如脱水、止血、抗癫痫及支持治疗，如经以上内科处理未能奏效，而尚未出现引起原发的或继发的致命性损害时应积极手术治疗，向患者及其家属反复交代病情，对其风险和预后取得共识，知情同意并签字后方可进行手术治疗。

【注意事项】

1. 医患沟通 术前应与患者及其家属沟通，诊疗全程应与患属多沟通，交代病情，分析预后。让患者及其家理解到高血压脑出血是死亡和致残率极高的一种常见病，在各种非损伤性脑出血的病因中，高血压脑出血占 90% 左右，死于脑血管病的患者中每 4 例中就有 1 例系脑出血的患者，手术治疗的效果因选择病例不同，以及影响疗效因素很多，所以差异甚大。CT 应用前，手术病死率一般多在 50% 左右。目前，由于对血肿准确定位，采用早期手术，病死率已降至 20% 左右。在交代病情时，要让患者及其家属充分理解病情的凶险，同时又要让患者及其家属能坚定信心，配合医方的抢救。对患者的病情不做结论性评价，只解释目前的状况。

2. 经验指导

（1）原有高血压病史，自发性颅内出血的中老年人，应首先考虑高血压脑出血，头颅 CT 结合临床表现便可确诊，同时了解高血压脑出血病灶部位、数量、大小。

（2）高血压性脑出血的治疗是有选择性的，并非所有的高血压脑出血皆需手术治疗，严格把握手术适应证。高血压性脑出血的外科治疗，应在非手术治疗未能奏效而出血尚未引起原发或继发的致命损害时才有价值。手术治疗的目的在于消除血肿、降低颅内压，解除脑疝的发生和发展，改善脑循环，促进受压脑组织的及早恢复。

（3）不同部位的出血处理原则不同。丘脑、脑桥等处的出血手术创伤大，对于血肿量不大的患者应以保守治疗为宜。而对于小脑出血的患者因后颅凹代偿空间小，血肿量增大易导致枕骨大孔疝而危及患者生命，故应积极手术治疗。

第三节 颅内动脉瘤

颅内动脉瘤是脑动脉局部异常扩大，产生的瘤样凸起，是造成蛛网膜下隙出血的首位病因。在脑血管意外中仅次于脑血栓形成及高血压脑出血。位居第三位。其病因主要有先天性因素、动脉硬化和高血压，其次感染、创伤、肿瘤等也是导致颅内动脉瘤形成的原因。

【诊断】

(一) 症状

1. 动脉瘤破裂出血症状 中、小型动脉瘤未破裂出血，临床可无任何症状。动脉瘤一旦破裂出血，临床表现为严重的蛛网膜下隙出血，发病急剧，患者剧烈头痛，形容如"头要炸开"。频繁呕吐，大汗淋漓，体温可升高。颈强直，克氏征阳性。也可能出现意识障碍，甚至昏迷。部分患者出血前有劳累、情绪激动等诱因，也有的无明显诱因或在睡眠中发病。约33%的患者，动脉瘤破裂后因未及时诊治而死亡。

多数动脉瘤破口会被凝血封闭而出血停止，病情逐渐稳定。随着动脉瘤破口周围血块溶解，动脉瘤可能再次破溃出血。二次出血多发生在第一次出血后2周内。部分患者出血可经视神经鞘侵入玻璃体引起视物障碍。

蛛网膜下隙出血后，红细胞破坏产生5-羟色胺、儿茶酚胺等多种血管活性物质作用于脑血管，发生血管痉挛，发生率为21%~62%，多发生在出血后的3~15日。局部血管痉挛只发生在动脉瘤附近，患者症状不明显，只在脑血管造影上显示。广泛脑血管痉挛，会导致脑梗死发生，患者意识障碍、偏瘫，甚至死亡。

2. 局灶症状 取决于动脉瘤的部位、毗邻解剖结构及动脉瘤大小。动眼神经麻痹常见于颈内动脉-后交通动脉瘤和大脑后动脉的动脉瘤，表现为单侧眼睑下垂、瞳孔散大，内收、上视、下视不能，间接光反射消失。有时局灶症状出现在蛛网膜下隙出血之前，被视为动脉瘤出血的前兆症状，如轻微偏头痛、继之出现动眼神经麻痹，此时应警惕随之而来的蛛网膜下隙出血。大脑中动脉的动脉瘤出血如形成血肿或其他部位动脉瘤出血后，导致脑血管痉挛甚至脑梗死，患者可出现偏瘫，运动性或感觉性失语。巨大动脉瘤影响到视路，患者可有视物障碍。

(二) 体征

1. 一般检查 测量血压，心脏检查，注意有无亚急性细菌性心内膜炎等。

2. 神经系统检查 除脑膜刺激体征外，出现相应的定位体征。

（1）颈内 - 后交通动脉：动眼神经麻痹、眼睑下垂、瞳孔散大、眼球外斜；如压迫该侧视神经可引起视力下降，甚至失明。

（2）前交通动脉瘤：易破裂出血形成脑内血肿，产生额叶、丘脑下部及垂体功能受损的症状。有时视物障碍，小便失控。

（3）大脑中动脉动脉瘤：癫痫、轻偏瘫等。

（4）椎 - 基底动脉瘤：不对称性的肢体瘫痪、锥体束征、吞咽困难、声音嘶哑等。

3. 颅内杂音 少数患者在动脉瘤同侧可听到微弱收缩期吹风样杂音，压迫同侧颈动脉杂音消失。

(三) 检查

1. 腰椎穿刺 动脉瘤破裂时脑脊液呈均匀血性，压力正常或增高。有时腰穿可能使病情加重或诱发脑疝及引起动脉瘤再出血，应慎重选用。

2. 头颅 X 线片 少数患者显示动脉瘤圆形或线状钙化或瘤壁压迫造成骨质侵蚀。

3. CT 检查 增强扫描可发现 5mm 以上的动脉瘤。可提示出血范围、血肿部位、大小和有无脑梗死等情况。血肿部位有助于动脉瘤的定位。

4. MRI 检查 可行水平位、冠状位、矢状位成像，显示动脉瘤的全部及其与周围重要解剖结构的细微关系。MRA 可显示整个脑血管系统。

5. 脑血管造影 直接显示出动脉瘤的部位、大小、形态、有无多发等，是最重要的诊断依据。

（四）诊断要点

1. 出血症状最常见。起病急、有剧烈头痛、频繁呕吐、大汗淋漓、颈强直、意识障碍、癫痫样发作等。

2. 局灶症状取决于动脉瘤的部位、大小及毗邻结构。如动眼神经麻痹常见于颈内动脉–后交通动脉瘤和大脑后动脉瘤。有时局灶症状出现在蛛网膜下隙出血之前。大脑中动脉动脉瘤出血形成血肿，可有偏瘫、失语、癫痫等症状。

3. 脑缺血及脑血管痉挛，根据缺血的部位范围和程度，出现不同程度的神经障碍，如偏瘫，失语、精神错乱、记忆力减退等。

4. CT 扫描、MRI 等检查可为本病的诊断提供重要线索和依据，而脑血管造影可为选择治疗方案和手术提供可靠依据。

（五）鉴别诊断

1. 垂体腺瘤出血　出血前多伴有内分泌及视觉方面的症状。通过内分泌检查、头颅 CT、MRI 及 DSA 检查，绝大多数能明确诊断。

2. 脑血管畸形　50% 以上的患者有癫痫病史。因病变多数位于脑皮质下，故在 CT 片上，根据出血部位可以大致判断。再经 CTA、MRA、DSA 脑血管造影检查多能明确诊断。

3. 高血压性脑出血　有高血压病史，因出血部位及出血量不同出现脑实质损害的定位体征。在 CT 片上可见到脑实质内或伴脑室内的高密度影。必要时可行脑血管造影以排除脑动脉瘤出血。

【治疗】

1. 手术治疗

（1）目的：①防止或减少动脉瘤出血的机会；②保证正常的脑血液循环，尽可能不发生脑缺血性神经功能障碍。

（2）手术方式分直接手术与间接手术两类。直接手术：

指开颅显露动脉瘤并对它做各种手术的直接处理。如动脉瘤颈夹闭或结扎术、动脉瘤孤立术及动脉瘤壁加固术，其中动脉瘤颈夹闭或结扎术是最合理最有效治疗动脉瘤的手术方法。此法既能闭塞动脉瘤、防止破裂出血，又能保持载瘤动脉通畅，维持正常脑血液供应，是最理想的治疗方法。

间接手术：指结扎颈部动脉的手术，本法适用于海绵窦内动脉瘤或其他不能夹闭的巨大动脉瘤或梭形动脉瘤，结扎前必须做 Matas 试验与造影，了解颅内前后交通动脉侧支循环情况，只有患者能耐受颈内动脉闭塞，造影证实颅内侧支循环良好时，方可结扎颈动脉，否则会发生脑缺血并发症，甚至死亡。对不能耐受结扎者，可先行颅内外动脉分流术，待其侧支循环建立后，再考虑行颈动脉结扎术。结扎分急性结扎与慢性结扎两种，急性结扎是指在短期内（数分钟至数小时）完全阻断动脉；慢性结扎指采用特制的可调节的颈动脉夹，在较长时间内（数天或十余天）逐渐将动脉阻断。

（3）手术时机的选择：选择恰当的手术时机与手术的成败具有重大关系。

患者术前的情况：根据动脉瘤的分级评定，一般而论，属Ⅰ、Ⅱ级的患者不需等待而尽早手术；Ⅲ级的患者应稍等待至意识较清醒时手术为宜，多在出血1周以后手术；Ⅳ、Ⅴ级患者，除有明显的颅内血肿或脑积水时应先行手术清除颅内血肿或脑脊液分流手术外，一般应行非手术疗法，直到患者好转后再手术。

脑血管造影所见脑血管痉挛情况：尽管多数学者认为有脑血管痉挛时，应推迟手术至血管痉挛消失再作；但 Yasargil 并不主张这样。

颅内压增高的程度：颅内压增高对手术不利，给予相应治疗，待患者情况改善后再手术。

脑血供情况：有脑缺血或脑梗死的患者手术最好推迟。

但对年轻患者虽有偏瘫等神经功能障碍，CT 扫描示有低密度脑梗死，如患者意识比较清醒，认为仍可早期手术。对高龄、高血压、心脏病等患者，手术应延迟进行。脑扫描提示脑血流量低者，应延迟手术。

2. 血管内栓塞术　属于介入治疗方法，采取经皮穿刺股（或颈）动脉，插入导引管，再经导引管插入微导管（如 Magic-BD2L、Tracker-10 或 18）至动脉瘤内或载瘤动脉，经微导管送入栓塞材料（如球囊、微弹簧圈），将动脉瘤或载瘤动脉闭塞的方法。

（1）适应证：①手术探查夹闭失败；②患者全身情况差，不能耐受麻醉或手术；③动脉瘤破裂出血后，一般情况差，手术危险性大；④因动脉瘤解剖部位特殊不能手术（如海绵窦段动脉瘤、基底动脉分叉部动脉瘤）；⑤某些特殊的动脉瘤，如瘤颈宽、瘤壁厚、硬化、巨大动脉瘤、复杂动脉瘤及手术夹闭后又增大的动脉瘤；⑥患者不愿接受手术。

（2）术前准备：①颅内动脉瘤破裂出血后，在等待手术时，应酌情对患者采取降血压、降温、降颅压、抗脑血管痉挛、抗纤溶和脑室外引流等治疗措施，积极创造条件，争取实施血管内栓塞治疗；②其他准备，有癫痫病史者，术前抗癫痫，术前酌情行头颅 CT、MRI、MRA 检查，血、尿常规，出、凝血时间，肝肾功能，胸部透视，心脑电图等检查。术前禁食，行碘过敏试验、穿刺部位备皮及留置导尿。

（3）方法：①弹簧圈栓塞术，系将钨或铂金微弹簧圈，机械解脱钨丝微弹簧圈（MDS）、电解铂金微弹簧圈（GDC），经微导管送入动脉瘤内将动脉瘤闭塞，其中以 MDS、GDC 为最好、安全可靠。②可脱性球囊栓塞术，系将带标记硅胶球囊的 Magic-BD2LPE（或 TE）微导管送入动脉瘤内，在示踪电视监视下，先用每毫升含碘 180mg 的非离子造影剂充盈球囊，经血管造影证实满意闭塞动脉瘤后，抽出造影剂再注入与造影剂等量的永久性栓塞剂——球囊充填剂（HEMA）将动脉瘤永久闭塞。对不能保留载瘤动脉的颅内动脉瘤，如颈内动脉海绵窦段、基动脉主干动脉瘤，经血管造影证实颅内前后交通动脉侧支循环良好，患者又能耐受闭塞试验时，也可用可脱性球囊闭塞载瘤动脉、颈内动脉或基底动脉。

（4）血管内栓塞术后处理：①术后摄头颅正侧位 X 线片，了解球囊与微弹簧圈情况，以便与日后复查比较；②给予钙离子拮抗药尼莫地平防治脑血管痉挛；③应用抗生素防治感染；④应用脱水药（如 20% 甘露醇）及肾上腺皮质激素防治脑水肿；⑤酌情静脉输液，术后 6 小时可进易消化食物。

3. 非手术治疗

（1）适应证：①急性蛛网膜下隙出血的早期，病情的趋向不明确；②病情严重的Ⅳ、Ⅴ、Ⅵ级病例不允许做开颅手术或手术需延迟进行；③动脉瘤位于手术不能达到的部位；④拒绝手术治疗或等待手术治疗的患者。

（2）非手术治疗：①患者应绝对卧床休息，头部可稍抬高；②严密观察患者血压、脉搏、体温、呼吸、瞳孔及意识的变化；③加强护理，预防各种并发症；④用导泻药防止便秘；⑤有蛛网膜下隙出血时按蛛网膜下隙出血治疗进行；⑥血压过高的患者适当用降血压药物，必要时给予控制性低血压药；⑦止血药和抗纤维蛋白酶制药的应用；⑧抗脑血管痉挛的治疗；⑨防治脑积水的措施。

【病情观察】

1. 术前 观察患者对药物及非手术治疗的反应，以及生命体征的变化。

2. 术后 一般情况及生命体征：体温、脉搏、血压、呼吸、氧饱和度；神志、瞳孔对光反射；外引流管中引流液的量和颜色；记录 24 小时的补液量和尿量等。

【病历记录】

详细记录自发性蛛网膜下隙出血、突发性头痛、呕吐、癫痫等，做 CT、MRA 或 DSA 等大型检查需让患者及其家属知情同意。鉴别诊断应考虑脑血管畸形、垂体腺瘤出血和高血压性脑出血等并做记录。手术治疗才是防止动脉瘤出血后再出血的根本治疗手段，应向患者及其家属反复交代病情，对术中风险和预后取得共识、知情同意并签名后方可进行。

【注意事项】

1. 医患沟通　术前应与患者及其家属沟通，至少 3 次谈话，交代病情，分析预后。颅内动脉瘤的治疗方法有手术和非手术两种：非手术治疗只用于颅内动脉瘤破裂出血或作为手术治疗的辅助手段，手术治疗才是防止动脉瘤出血或再出血的根本治疗手段。颅内动脉瘤破裂出血的急性期，特别是Ⅳ、Ⅴ级患者或拒绝手术治疗者，建议行血管内栓塞治疗和内科治疗。颅内动脉瘤经手术治疗的患者有三种后果，即痊愈、不同程度的病残、术后死亡。

2. 经验指导

（1）确定有无蛛网膜下隙出血。出血急性期，CT 确诊 SAH 阳性率极高且安全迅速可靠；出血 1 周后，CT 不易诊断。腰椎穿刺可能诱发动脉瘤破裂出血，故一般不再作为确诊 SAH 的首选。

（2）脑血管造影是确诊颅内动脉瘤必需的方法，对判明动脉瘤的位置、形态、内径、数目、血管痉挛和确定手术方案都十分主要。DSA 是明确诊断的关键检查。经股动脉插管全脑血管造影，可避免遗漏多发动脉瘤。

第四节　自发性蛛网膜下隙出血

蛛网膜下隙出血（subarachnoid hemorrhage, SAH）是指各种原因引起的脑血管突然破裂，血液流至蛛网膜下隙的统称。它并非是一种疾病，而是某些疾病的临床表现，其中

70% ~80% 属于外科范畴。临床将蛛网膜下隙出血分为自发性和创伤性两类。本节仅讲述自发性蛛网膜下隙出血,占急性脑血管意外的 15% 左右。

【诊断】

(一) 症状

1. 出血症状 发病突然,剧烈头痛、畏光、恶心、呕吐、颈项疼痛,50% 患者可出现精神症状,常伴有一过性意识障碍,严重者昏迷,甚至脑疝,20% ~30% 患者出血后并发脑积水。

2. 神经功能损害 6% ~20% 患者可出现同侧动眼神经麻痹,20% 患者出血前后可出现偏瘫。约 30% 患者出血急性期发生癫痫。

3. 其他 1% 患者可出现颅内血管杂音,部分患者出现心律失常。

(二) 体征

1. 脑膜刺激征 发病后数小时至 6 日出现,在起病后 1 ~2 日最多见,颈项强直是特征性体征。

2. 眼底出血 视网膜前 (玻璃体膜下) 片状出血,常具特征性意义,而且在脑脊液消失后仍留有痕迹,故它是诊断蛛网膜下隙出血的主要依据之一。

3. 局灶体征 根据出血量及部位的不同,可有一侧动眼神经麻痹,少数患者可出现偏瘫、锥体束征阳性等征象。

(三) 检查

1. CT 扫描 对急性 SAH 的诊断准确率近 100%,影像学表现为脑沟与脑池密度增高。颈内动脉瘤破裂出血的部位以大脑外侧裂最多,而大脑中动脉瘤破裂血液多积聚于患侧外侧裂,也可流向环池、纵裂池。基底动脉瘤破裂后,血液主要聚于脚间池与环池附近。出血后 1 周内 CT 显示最清晰,1 ~2 周后出血则逐渐吸收。

另外，CT 可见脑（室）内血肿、脑积水、脑梗死和脑水肿，加强 CT 还可显示脑血管畸形和直径大于 1.0cm 的动脉瘤。

2. MRI 检查 发病后 1 周内的急性 SAH 很难经 MRI 获得诊断，可能由于血液被脑脊液稀释，去氧血红蛋白表现为等信号所致。磁共振血管造影（MR angiography，MRA）是一种非创伤性的脑血管成像方法，对头颈及颅内血管性疾病，如颈内动脉狭窄、颅内动静脉畸形、动脉瘤等，可作为诊断的筛选手段。

3. 脑血管造影 是确定 SAH 病因所必需的重要检查手段，对每例 SAH 患者都应常规做此项检查，以防漏诊动脉瘤和动静脉畸形等。尽早做脑血管造影检查，能及时明确动脉瘤的大小，部位，单发或多发，有无血管痉挛，动静脉畸形的供应动脉和引流静脉，以及侧支循环情况。怀疑脊髓动静脉畸形者还应行脊髓动脉造影。

数字减影血管造影（digital substraction angiography，DSA）是一种减去颅骨骨影的血管造影诊断技术，可获得清晰的脑血管影像，对脑血管病有较高的诊断价值。

4. 腰椎穿刺 CT 已确诊的 SAH 不再需要腰椎穿刺检查，因为对伴有颅内压增高的 SAH，腰椎穿刺可能诱发脑疝。再者，如是动脉瘤破裂造成的 SAH，腰椎穿刺给患者带来的疼痛刺激及精神紧张，还可能导致动脉瘤再次破裂出血。

（四）诊断要点

首先应明确有无蛛网膜下隙出血。

1. 突然发作头痛，可伴意识障碍。

2. 出现脑膜刺激征及相应神经功能损害症状。

3. 头颅 CT 一般可确诊。必要时做腰穿，但有一定风险。

（五）鉴别诊断

蛛网膜下隙出血出现先兆性头痛，应与良性头痛（偏头痛、紧张性头痛)、高血压头痛鉴别,前者是新发生的剧痛,而后者是长期存在、反复发作性头痛。一旦出现典型的症状及脑膜刺激征结合 CT 检查一般较易鉴别。

【治疗】

(一) 病因治疗

及早找出原发病变,必要时行开颅手术或介入处理原发病。如行开颅手术治疗,术中应尽量冲洗颅底积血区,以减少血管痉挛的诱因。

(二) 一般治疗

绝对卧床休息 4~6 周。

(三) 药物治疗

1. 应用止血药物。

2. 镇静、降低颅内压、通便、镇痛等。

3. 应用防治血管痉挛药物。

4. 如已去除病因,可用"扩容、升压、血液稀释"治疗,以防止脑血管痉挛的发生。

【病情观察】

1. 开颅手术治疗后应观察①患者生命体征,神志、瞳孔、血氧饱和度等;②观察记录神经功能症状与体征;③观察术后引流量与引流物的性状。

2. 介入治疗后应观察有无脑血管痉挛征象,如有神志改变、神经定位症状等应考虑脑血管痉挛的可能。

3. 因颅内动脉瘤破裂出现的蛛网膜下隙出血行保守治疗者,易在出血后 1~2 周再次出血,要注意密切观察。

【病历记录】

1. 急诊接诊后应及时检查记录患者相应的病史、症状、体征,定时观察记录其变化,特别注意观察记录神志变化。

2. 记录医患双方沟通情况和患者及其家属对治疗方案的选择意见。

【注意事项】

1. 医患沟通　应让患者及其家属了解：①蛛网膜下隙出血在短期可再次发生，死亡率、并发症的发生率高；②最终病因诊断必须行脑血管造影术，绝大部分是由于颅内动脉瘤出血引起；③颅内动脉瘤的治疗主要包括开颅手术夹闭和介入栓塞，两种治疗方法的利弊、风险应详细交代，由医患双方共同选择治疗方案。

2. 经验指导

（1）突发剧烈痛的急诊患者应考虑蛛网膜下隙出血的可能，如出现明显的脑膜刺激征，排除感染可能，可做出临床诊断，CT可确定诊断。但蛛网膜下隙出血仅是一病症，必须在条件允许情况下及早行脑血管造影以明确病因，针对病因治疗。

（2）保守治疗者，应观察、控制血压，保持患者安静，消除引发颅内压波动因素，预防再次出血，应尽早做病因检查，及时实施去除病因的治疗。

（3）随着医疗技术发展，蛛网膜下隙出血已不能视作一个病来治疗，而应作为某个疾病过程中的一个阶段来治疗。必须尽早行病因诊断，尽早针对病因治疗，防止蛛网膜下隙出血再发，减少死亡率。

第五节　胶质瘤

　　胶质瘤（glioma）或神经上皮组织肿瘤是指神经外胚叶组织发生的肿瘤。脑肿瘤中胶质细胞瘤发病率最高，约占40.49%，综合发病年龄高峰在30~40岁或10~20岁。大脑半球发生的胶质瘤约占全部胶质瘤的51.4%，以星形细胞瘤为最多，其次是胶质细胞瘤和少突胶质细胞瘤，脑室系统也是胶质瘤较多的发生部位，占胶质瘤总数的23.9%，主要为室管膜瘤，髓母细胞瘤，星形细胞瘤，小脑胶质瘤占胶质瘤总数的 13%，主要为星形细胞瘤。

【诊断】

（一）症状

颅内压增高：大多数患者出现颅内压增高。这一类症状具有共性，是脑瘤扩张生长的结果。头痛、恶心呕吐与视力减退是脑瘤引起颅内压增高的三种主要表现，可引起精神障碍、癫痫、头昏与眩晕、复视或斜视和生命体征的变化。

（二）体征

1. 星形细胞瘤 一般症状为颅内压增高表现，头痛、呕吐、视神经盘水肿、视力和视野改变、癫痫、复视、颅增大（儿童期）和生命体征改变等。局部症状依肿瘤生长位置不同而异。

（1）大脑半球星形细胞瘤：约 33% 患者以癫痫为首发症状，约 60% 患者发生癫痫。

（2）小脑星形细胞瘤：患侧肢体共济失调，动作笨拙，持物不稳，肌张力和腱反射低下等。

（3）丘脑星形细胞瘤：病变对侧肢体轻瘫，感觉障碍及半身自发性疼痛，患侧肢体共济运动失调、舞蹈样运动，亦可表现为精神障碍，内分泌障碍，健侧同向偏盲，上视障碍及听力障碍等。

（4）视神经星形细胞瘤：主要表现为视力损害和眼球位置异常。

（5）第三脑室星形细胞瘤：因梗阻性脑积水患者常表现为剧烈的发作性头痛，可出现突然的意识丧失，精神障碍，记忆力减退等。

（6）脑干星形细胞瘤：中枢肿瘤常表现为眼球运动障碍，脑桥肿瘤多表现为眼球外展受限，面神经及三叉神经受累，延髓肿瘤常表现为吞咽障碍及生命体征改变。

2. 胶质母细胞瘤　肿瘤高度恶性，生长快，病程短，自出现症状至就诊多数在 3 个月之内，高颅压症状明显，33% 患者有癫痫发作，20% 患者表现淡漠、痴呆、智力减退等精神症状，患者可出现不同程度的偏瘫，偏身感觉障碍、失语和偏盲等。

少突胶质细胞瘤及间变（恶性）少突胶质细胞瘤：癫痫常为首发症状，精神症状以情感异常和痴呆为主，侵犯运动、感觉区可产生偏瘫，偏身感觉障碍及失语等，高颅压症状出现较晚。

3. 髓母细胞瘤　①肿瘤生长快，高颅压症状明显；②小脑功能损害表现为步态蹒跚、步态不稳等；③复视、面瘫、头颅增大（儿童）、呛咳等；④肿瘤转移是髓母细胞瘤的重要特征。

4. 室管膜瘤　①颅内压增高症状；②脑干受压症状（呕吐、呛咳、吞咽困难、声嘶、呼吸困难）、小脑症状（步态不稳、眼球震颤等）、偏瘫、眼球上运动障碍等；③手术后复发率约 100%，易发生椎管内转移。

5. 脉络丛乳头状瘤

（1）脑积水及肿瘤占位引起高颅压症状，儿童常见头颅增大；神志淡漠，嗜睡或易激惹。

（2）肿瘤位于侧脑室者有对侧锥体束征；位于后颅凹者走路不稳，眼球震颤，共济运动失调，第三脑室者为双眼上视困难。

6. 松果体细胞瘤　颅内压增高；听力及眼球运动障碍，影响视力后，表现为尿崩症、嗜睡和肥胖等，内分泌症状表现为第二性征发育停滞或不发育；部分患者可出现癫痫发作及意识障碍。

（三）检查

1. 实验室检查　脑脊液常规、生化及细胞学检查有助于确定诊断，但有颅内压增高时应慎用，确有必要时在有经验的上级医师指导下进行。

2. 特殊检查

（1）CT 检查低密度为主的混合密度病灶，增强扫描肿瘤为高密度效应，病变周围常伴有水肿带。

（2）MRI 检查可进一步明确诊断，可显示肿瘤与周围组织的解剖关系，不仅有助于诊断，而且有助于手术。增强扫描可提供更多的诊断资料，可明确肿瘤血供状态。

（四）诊断要点

1. 颅内压增高症状。

2. 脑局部受损症状，如肢体感觉运动异常，共济失调症状及脑神经症状等。

3. 影像学检查可明确有无肿瘤，达到定位诊断，亦可做定性诊断。

（五）鉴别诊断

1. 颅内其他肿瘤 胶质瘤为脑实质内肿瘤，临床上脑实质外肿瘤在神经系统症状与体征方面有时具有特征性，如听神经瘤常有明显听力异常，三叉神经肿瘤常有支配区域的感觉异常等。影像学检查可较好区分脑实质内和外的肿瘤，颅内转移瘤常可发现原发病灶，脑内病灶常为多发性，周围水肿明显，病灶发展迅速。

2. 颅内感染性病灶

（1）脑脓肿有感染病史或原发性感染病灶，急性期有发热、白细胞计数升高等感染症状，脑脓肿主要为颅内压增高症状与局限性神经症，在影像学上常可与脑胶质瘤鉴别。

（2）脑结核球有颅外结核病或有结核接触史，CT 可发现均质性增强而中心有透亮区，环形中心有钙化（靶征）。

（3）其他感染灶，如脑寄生虫感染，经流行病学史及病原抗原、抗体检查，结合影像学检查一般可以鉴别。

3. 脑内血管畸形　常以癫痫或颅内出血为首发症状，CTA 和（或）DSA 脑血管造影可以鉴别。

【治疗】

1. 手术治疗　基于胶质瘤的生长特点，理论上手术不可能完全切除，生长在脑干等重要部位的肿瘤有的则根本不能手术，所以手术的治疗目的只能局限于 5 个方面：①明确病理诊断；②减少肿瘤体积，降低肿瘤细胞数量；③改善症状缓解高颅内压症状；④延长生命并为随后的其他综合治疗创造时机；⑤获得肿瘤细胞动力学资料，为寻找有效治疗提供依据。

2. 放射治疗　几乎是各型胶质瘤的常规治疗，但疗效评价不一，除髓母细胞瘤对放射治疗高度敏感，室管膜瘤中度敏感外，其他类型对放射治疗均不敏感，有学者观察认为放射治疗与非放射治疗者预后相同。此外射线引起的放射性坏死对于脑功能的影响亦不可低估。X-刀、γ-刀均属放射治疗范畴，因肿瘤的部位、瘤体大小（一般限于 3cm 以下）及瘤体对射线的敏感程度，治疗范畴局限，目前认为胶质瘤，特别是性质为恶性的星形 Ⅲ～Ⅳ 级或胶质母细胞瘤均不适合采用 γ-刀治疗。

3. 化疗　由于血 - 脑屏障的存在，脑胶质瘤化疗时必须考虑药物血 - 脑屏障的通透性。脑胶质瘤化疗常用 CCNU、BCNU 及 MeCCNU 等。临床研究表明，恶性胶质瘤全身化疗效果不理想。国外曾有报道两组髓母细胞瘤化疗结果，患者生存期无明显提高。

恶性胶质瘤的化疗方法如下。

（1）间质内化疗：间质内化疗跨越了血 - 脑屏障，直接将药物送达靶点（肿瘤）。通过应用持续释放或灌注技术，较全身化疗作用时间更长、肿瘤内药物浓度更高，可提高化疗效果。

（2）肿瘤供血动脉内化疗：可以提高肿瘤所在区域的血药浓度，减少药物引起的全身性毒性、不良反应，但目前临床效果仍不理想，为提高肿瘤内化疗药物的浓度，可用高渗甘露醇暂时开放血-脑屏障，再经同侧动脉化疗，可使局部药物浓度提高 50～100 倍。临床报道可提高疗效。

（3）其他：高剂量化疗联合自身骨髓移植或应用粒巨细胞克隆刺激因子。

4. 基因治疗 胶质瘤的发生、发展是多种癌基因和抑癌基因共同作用结果，与机体免疫状态密切相关。针对这些因素，目前常用基因治疗策略有自杀基因、分子免疫基因、反义基因、抑癌基因治疗及抑制血管生成及抗肿瘤浸润及转移的基因治疗等。

【病情观察】

1. 术前全面体检，治疗和纠正某些重要脏器功能障碍，观察记录颅内压，术前应用药物降低颅内压，改善患者一般情况，反复呕吐患者及时调整水电解质，为手术做准备。详细全面的神经系统检查，观察记录神经功能状况：①观察记录颅压；②观察患者呕吐情况，了解水电解质平衡情况；③观察神经功能情况。

2. 术后生命体征监测：神志、瞳孔、体温、脉搏、呼吸、血压、血氧饱和度等，观察记录神经功能症状，注意与术前比较瘤腔或手术区引流的量与性质，及时发现并发症并处理。

【病历记录】

详细记录术前术后的症状与体征及治疗方法与治疗过程，特别是放疗剂量（超量放疗可导致放射性脑炎）。

【注意事项】

1. 医患沟通

（1）应使患者及其家属充分了解脑皮质瘤的病理特性，特别是恶性度高的胶质瘤，易在术后短期内复发，应早期进行放疗。

（2）手术可能发生癫痫，脑功能区及功能区周围的脑胶质瘤手术易发生相应功能区功能损害，其可能的严重程度必须向患者及其家属交代清楚，达到医患密切合作，共同战胜疾病。

（3）放射治疗过程可使原有脑水肿加重，而使原有神经症状加重或颅内压增高。

（4）化疗易发生呕吐，治疗前应用适当镇吐药并让患者有一定的心理准备可提高治疗的依从性。

2. 经验指导

（1）不明原因长期或反复头痛者，应注意有无颅内压增高，新近发生的癫痫应高度怀疑颅内病变的可能，全面细致的神经系统检查是临床诊断的基础，影像学是确定诊断的基本手段。

（2）手术是治疗脑胶质瘤的基础，但即使手术"全切"也不可能避免胶质瘤的复发，故目前仍强调综合治疗，治疗方法主要包括手术、放射治疗、化疗等。

第六节　脑　膜　瘤

脑膜瘤（meningoma）占颅内原发性肿瘤的 1.4% ～19.0%，仅次于脑胶质瘤。发病高峰年龄为 30～50 岁，20 岁以下青少年和 60 岁以上老年人发病较少。女性略多于男性（1.8:1）。按其病理学特点分为：内皮型或纤维型、血管型、砂粒型、混合型或移行性、恶性脑膜瘤，脑膜肉瘤一般将前 5 种归类于良性脑膜瘤的范畴，以血管型脑膜瘤最常发生恶变，多次复发者亦应考虑恶变可能。

【诊断】

（一）症状

患者往往以头痛和癫痫为首发症状，依肿瘤部位不同，可以出现视力、视野、嗅觉或听觉障碍及肢体运动障碍等。老年患者以癫痫为首发症状者多见。

（二）体征

除常规各系统检查外，特别注意神经系统的检查，注意有无神经定位症状与颅压增高症，有时可有头部肿块，为脑膜瘤使局部颅骨增生或侵蚀所致。

（三）检查

1. 颅骨 X 线片 30% ～60% 的脑膜瘤患者颅骨 X 线片可显示脑膜间接征象：局部颅骨增生、破坏或隆起；脑膜动脉沟增宽、增多；肿瘤钙化；局部骨质变薄等。

2. 头颅 CT 或 MRI 扫描 可以明确诊断。CT 平扫时可出现一边界清楚的等密度成稍高密度的占位病灶。增强扫描时呈现均匀一致的明显的增强肿块。MRI 扫描：T_1 像呈现与灰质信号相同或低信号；T_2 像为等信号或高信号的占位病灶，肿块可有明显增强，可出现特征性的"脑膜尾征"（MRI 如不增强，约 10% 脑膜瘤难以诊断）。

3. DSA 脑血管造影 对某些深部脑膜瘤、脑血管造影仍是必要的。血管造影可了解肿瘤的供血来源、回流渠道，这对制订手术入路和手术方法都有重要价值。同时，还可选择性地栓塞供血的颈外动脉分支，以减少术中出血。

（四）诊断要点

1. 新近出现的癫痫或局灶性神经功能损伤。

2. 不明原因的精神症状、视力或视野改变情况需要考虑颅内脑膜瘤的可能。

3. CT、MRI 影像学检查可明确诊断。

（五）鉴别诊断

1. 脑膜肉瘤 多见于 10 岁以下儿童，病情发展快，浸润性生长，形状不规则边界不清，术后迅速发展，可见远处转移。脑膜瘤依据部位不同，其特殊临床表现亦不同：大脑凸面脑膜瘤，病史一般较长，主要表现为不同程度的头痛，精神障碍，肢体动动障碍及视力、视野的改变，约60%患者6个月后可出现颅内压增高症状，部分患者可出现局部癫痫，面部及手抽搐，大发作不常见。

2. 矢状窦旁脑膜瘤 瘤体生长缓慢，一般患者出现症状时，瘤体多已很大。癫痫是本病的首发症状，为局部或大发作，精神障碍表现为痴呆，情感淡漠或欣快，患者出现性格改变，位于枕叶的矢状窦旁脑膜瘤可出现视野障碍。

3. 蝶骨嵴脑膜瘤 肿瘤起源为前床突，可出现视力下降，甚至失明；向眶内或眶上侵犯，可出现眼球突出，眼球运动障碍，瞳孔散大；癫痫、精神症状、嗅觉障碍等。

4. 小脑桥角脑膜瘤 此部位肿瘤以听神经瘤多见，占70%~80%，脑膜瘤仅占6%~8%，胆脂瘤占4%~5%，临床表现为听力下降、耳鸣、面部麻木、感觉减退等。损害表现为步态不稳、粗大水平震颤、患侧共济失调。

5. 脑室内脑膜瘤 因在脑室内生长，早期神经系统功能损害不明显，就诊时肿瘤多已较大，常表现为头痛、视盘水肿、癫痫、同向性偏盲、对侧肢体偏瘫。

6. 中颅窝脑膜瘤 表现为三叉神经痛、眼球活动障碍、眼睑下垂、复视、视力下降、同向性偏盲等。

7. 小脑幕脑膜瘤 患侧粗大水平震颤及共济失调、视野障碍等。

8. 海绵窦旁脑膜瘤 表现为头痛、视力和视野改变、眼肌麻痹、三叉神经一二支分布区域疼痛。

9. 枕骨大孔脑膜瘤 早期表现为颈部疼痛、手和上肢麻木，易被误诊。

【治疗】

（一）手术治疗

手术切除脑膜瘤是最有效、最基本的治疗方法。应在最大限度地保护神经功能的基础上，尽量争取"全切"，以达到治愈的目的。脑膜瘤属良性肿瘤，但研究表明，在脑膜瘤周边外侧2cm至数厘米以内可发现脑膜瘤细胞，故手术主张切除一定范围的瘤周脑膜，再行修补，以减少复发概率。

（二）放射治疗

用于手术残余的脑膜瘤和恶性脑膜瘤术后的辅助治疗，但也有学者反对脑膜瘤术后放射治疗，因为脑膜瘤对放射治疗不敏感。

立体定向放射治疗，伽马刀（γ刀）使病灶短时间内获取大量伽马射线，从而达到破坏病灶而不增加放疗不良反应的目的。伽马刀适用于肿瘤直径 < 3.0cm、深部脑膜瘤的治疗，可抑制肿瘤生长，延长复发时间。

【病情观察】

一旦出现脑膜瘤，主张尽早手术切除，术后（围术期）主要观察：①生命体征，神志、瞳孔、血氧饱和度等；②观察记录神经功能症状与体征；③观察手术后引流液的性状。

【病历记录】

全面检查记录患者的术前、术后症状体征，特别是神经系统症状，如癫痫，即使阴性也应记录在案，以比较病情。

【注意事项】

1. 医患沟通

（1）脑膜瘤病理属良性，但生长在颅内可引起严重的神经功能障碍。

（2）如肿瘤位于功能区，术后可出现（或原有）神经功能障碍加重，但因肿瘤起于脑实质外，术后经康复治疗常可恢复。

（3）脑膜瘤细胞可达远离肿瘤边缘的脑膜组织内，即使"全切"也有一定的复发率，需定期复查。

2. 经验指导

（1）不明原因的长期或反复头痛，新近发生的癫痫应排除颅内病变。

（2）脑膜瘤的最有效治疗是手术切除。特殊部位，如手术难以切除、术后并发症严重者应慎重选择手术，因绝大部分脑膜瘤生长缓慢，单纯放射治疗存在争议，γ-刀术后常出现难以控制的水肿。

第七节　垂体腺瘤

垂体腺瘤是起源于垂体前叶细胞的腺瘤，是常见的良性肿瘤。病因不明，可能与垂体细胞本身的缺陷或下丘脑激素分泌功能紊乱有关。垂体肿瘤约占颅内肿瘤的10%，多见于20～50岁者，是垂体前叶功能亢进或低减的重要原因之一。

垂体腺瘤按肿瘤大小分类，小于10mm者为微腺瘤，大于10mm者为大腺瘤；按细胞染色及形态可分为嗜酸性、嗜碱性、嫌色性及混合性腺瘤；按分泌激素的功能和种类可分为功能性或无功能性腺瘤，以及某种激素分泌瘤；按性质可分为良性或恶性，以良性者为多见。

【诊断】

（一）症状

临床表现与患者的性别、年龄、肿瘤大小和扩展方向及分泌激素的类型有关，包括以下4组症状。①垂体瘤分泌激素过多引起的症状和体征，常见者为肢端肥大症、库欣综合征及催乳激素瘤。②垂体本身受压症候群，主要是垂体促激素分泌减少，一般首先影响生长激素GH，其次为促黄体素、促卵泡素，最后为促肾上腺皮质激素、促甲状腺素。少数可伴有尿崩症。③垂体周围组织受压症候群，包括头痛、视力下降、视野缺损、下丘脑综合征、海绵窦症候群和脑脊液鼻漏等。④垂体卒中，指垂体腺瘤和（或）垂体本身梗死、坏死或出血，临床上可迅速出现压迫症状及脑膜刺激症状，垂体功能亢进的临床表现可消失或减轻，甚至出现垂体前叶功能低减。

（二）体征

1. 注意有无肢端肥大，肥胖，皮肤萎黄、细腻，胡须、腋毛、阴毛减少，生殖器缩小等。

2. 注意血压、脉搏情况。

3. 查视力、视野及眼底是否有血管变细、视盘苍白等。

（三）检查

1. 磁共振影像（MRI） 是诊断此病的较好检查。磁共振能区别微小的组织差异，对垂体及肿瘤成像好，而对蝶鞍致密骨质不敏感。因垂体腺瘤在鞍内，常为短 T_1 及长 T_2，海绵窦、视神经、视交叉、脑实质和鞍上池、脑脊液等组织结构清晰可见。MRI（1.5Tesla）增强薄层断层扫描，对 <5mm 微腺瘤发现率为 50%～60%。但要了解蝶鞍区骨质的改变，不如 CT 和 X 线片。

2. 内分泌学检查 应用内分泌放射免疫超微量法直接测定脑垂体的生长激素、催乳素、促肾上腺皮质激素、甲状腺刺激素、黑色素刺激素、滤泡刺激素、黄体生成激素等，对垂体腺瘤的早期诊断有很大帮助。

（四）诊断要点

1. 女性患者不明原因的闭经、溢乳、不育。

2. 视力、视野障碍，特别是不明原因的进行性视力下降。

3. 肢端肥大或巨人症。

4. 尿崩、持续性头痛、库欣综合征。

5. 结合内分泌学检查、影像学检查可明确诊断。

（五）鉴别诊断

1. 颅咽管瘤 颅咽管瘤常与垂体腺瘤相混，多发生在鞍内，常向第三脑室内、鞍后或鞍旁发展。典型颅咽管瘤不难鉴别，多发生在儿童期或青春前期，表现为垂体内分泌功能低下，发育停滞，50% 呈侏儒型或矮小症。约 33% 患者患有尿崩症。蝶鞍可正常或扩大，有时候床突破坏，附近骨质侵蚀，70% 的患者鞍上和（或）鞍内呈现钙化斑块，肿瘤多呈囊性，有时囊壁钙化呈特有的蛋壳形。CT 扫描为鞍上低密度囊性区。边界清楚、圆形、卵圆形或分叶状，实体肿瘤 CT 扫描表现为均匀的密度增高区，囊壁呈壳样钙化是颅咽管瘤的特点，有助于诊断和鉴别诊断。注射造影剂，实体肿瘤为均匀增强；囊性肿瘤为环形囊壁增强。MRI 显示鞍上、鞍内的囊性肿物，可为长 T_1、T_2，也可为短 T_1、T_2 信号。手术时见肿瘤内为绿色液体，有时囊液稠如机油，内含胆固醇结晶。成年人，颅咽管瘤多为实质性，可有视力、视野障碍，内分泌功能减退等，难与垂体腺瘤鉴别，有时取瘤组织做病理检查，才能确定诊断。

2. 脑膜瘤 颅底脑膜瘤有时发生在鞍结节、鞍旁、海绵窦、蝶嵴或视交叉鞍膈处，多见于成年人。可有双眼或单眼颞侧偏盲，视神经盘原发性萎缩，肿瘤多呈不规则形状，也可有其他脑神经的损害，蝶鞍一般正常，但鞍结节部位可出现骨质增生。内分泌症状多不明显，垂体内分泌素测定正常，如病程较久常致单眼或双眼失明。CT 扫描多为实性呈均匀高密度影像，很少有囊性。MRI 显示 T_1 像呈较为均匀的信号，稍稍低于脑组织，但长 T_2 的肿瘤内常因有低信号区（斑块样的）并不均匀，这是该处血液丰富的结果。

3. 异位松果体瘤 异位松果体瘤可长在鞍上、垂体柄或下丘脑处，多发生于儿童期及青春期，表现为垂体前叶及后叶功能障碍，特别是后叶症状比较突出，尿崩症常为首发及长期的唯一症状。青春期前患者可致发育停滞，多出现颞侧偏盲及视神经原发性萎缩。蝶鞍多正常。垂体内分泌激素测定正常或低下。CT扫描可见鞍区类圆形高密度区，边界清楚，内有散在钙化点，注射造影剂后高密度区明显均匀增强。MRI显示为长 T_1 和长 T_2 信号。有时手术前与垂体腺瘤很难鉴别，需要手术探查和病理组织切片检查才能证实诊断。

4. 脊索瘤 脊索瘤系先天性肿瘤，少见，多发生在成年人。常位于颅底中央部，如斜坡，向鞍区侵犯，有多发脑神经麻痹症状，头痛，视力减退，双颞侧偏盲，视神经原发萎缩。没有内分泌素分泌过多症状，颅底X线片可见骨质破坏，垂体内分泌素测定多为正常或低下。

5. 上皮样囊肿 为非炎症性胆脂瘤，多生长在颅底或鞍旁，可有不同程度的第Ⅲ、Ⅳ、Ⅵ对脑神经或第Ⅴ对脑神经受侵犯的症状，垂体内分泌测定多为正常，颅底X线片偶可见颅底有骨质破坏，CT扫描呈低密度影像。

6. 神经鞘瘤 神经鞘瘤大多数发生在感觉神经，运动神经发生者很少。侵及鞍区以三叉神经鞘瘤最多。有三叉神经鞘瘤的初发症状，疼痛、感觉麻木、迟钝、灼热感等。

【治疗】

1. 手术治疗 对早期只有几毫米的垂体微腺瘤，视力、视野尚未受到影响就能诊断出来。在手术显微镜下，做到全部切除肿瘤，保留垂体功能，已有病例报道。随着术者经验的增多不但切除鞍内肿瘤，即使肿瘤向鞍上伸展的大腺瘤，甚至巨大垂体腺瘤亦可安全进行切除。目前，经蝶窦显微外科切除垂体腺瘤已为国内外神经外科医师相继广为采用，并在不断向前发展，然而对那些向鞍旁发展或累及中颅窝的垂体瘤依然须开颅手术。为达到消除肿瘤，进行视通路减压和恢复垂体功能的目的，目前主要有经颅手术和经蝶窦手术两大类。此外，还有立体定向手术（经颅或经蝶窦）、体内植入同位素金（^{180}Au），铱（^{90}Ir），放射外科（γ-刀和χ-刀）等。

2. 放射治疗 放射治疗适于手术不彻底或可能复发的垂

体腺瘤及原发腺瘤或转移瘤患者。一般来说，放射治疗有一定效果以实质性者较有囊变者敏感。它可以控制肿瘤发展，有时使肿瘤缩小，使视力、视野有所改进，但是不能根本治愈。年老体弱不适于手术者或手术切除不彻底者可以采用。在放射治疗过程中，有时瘤内坏死出血，视力急剧下降，甚至失明，应立即中断放射治疗并采用手术挽救视力。晚期较大垂体瘤视神经受压较重，其血液供给非常差，放射治疗有时可使仅有的一点视力丧失，但能控制肿瘤的发展，对患者仍有一定好处。由于垂体瘤性质不一样。肿瘤受压的反应和内分泌功能影响不同，放疗的影响亦不同。

3. 药物治疗 包括溴隐亭治疗 PRL 腺瘤、GH 腺瘤和 ACTH 腺瘤。后长抑制素或雌激素治疗 GH 腺瘤。赛庚啶和双苯二氯乙烷、氨基格鲁米特、甲吡酮、依托米酯治疗 ACTH 腺瘤。无功能腺瘤及垂体功能低下者。采用各种激素替代治疗。

【病情观察】

1. 术前 动态观察内分泌激素剂内分泌症状，检测并调整血糖，检测视力、视野，观察尿量。血电解质，GH 腺瘤患者需评定心肺功能，ACTH 腺瘤观察调整血压、水电解质，TSH 腺瘤术前应调整甲状腺功能。经鼻－蝶窦手术者，术前排除或治疗鼻腔及鼻窦炎症，垂体瘤术前 3 日补充糖皮质激素，经蝶窦手术术前三日抗生素滴鼻。

2. 术后 生命体征监测：神志、瞳孔、体温、脉搏、呼吸、血压、血氧饱和度，鞍区手术后易发生意识障碍，必须连续动态观察比较，一旦意识异常应及早查明原有及时治疗处理；记录尿量，有尿崩时监测血、尿电解质；有糖代谢异常者术后定时监测调整血糖；观察记录引流量及颜色；观察有无脑脊液漏；观察视力视野改变；注意有无消化道症状，鞍区肿瘤开颅手术易发生消化道出血。

【病历记录】

建立系统、连续的病历是认识分析每例患者的基础，具体病例第一次就诊必须有全面的记录，特别是相关症状与体征，如视力、视野，即使正常也必须记录在案。

【注意事项】

1. 医患沟通

（1）让患者了解垂体瘤的病理性质及危害，特别是功能性腺瘤对全身多系统的影响。

（2）明了现有诊疗方法各自的优缺点，实现个体化诊疗方案。

（3）垂休瘤现在治疗方法仍有较大风险，特别是手术治疗，有一定的复发率。

2. 经验指导

（1）及早发现、认识垂体瘤的早期临床症状，必要时行相应的内分泌学检查和影像学检查。已有的诊断技术几乎可发现全部垂体瘤，不及时的诊断通常是临床认识与经验不足所致。

（2）一旦垂体瘤诊断确定，原则上应行去除肿瘤的治疗。由于手术技术与疗效的提高，手术是目前首选的方法。γ-刀可治愈部分患者，也可作为手术禁忌证患者的主要治疗方法，但青年患者，特别是未生育患者应慎用，避免不必要的垂体功能减退。服药治疗仅能控制或改善症状，应避免突然停药而引起的并发症。

第八节　帕金森病

帕金森病（pardinson disease，PD）旧称震颤麻痹（paralysis agitans），是发生于中年以上的中枢神经系统慢性进行性变性疾病，病因至今不明。多缓慢起病，逐渐加重。病变主要在黑质和纹状体。其他疾病累及锥体外系统也可引起同样的临床表现者，则称为震颤麻痹综合征或帕金森综合征。由James Parkinson（1817 年）首先描述。65 岁以上人群患病率为 1000/10 万，随年龄增长，男性稍多于女性。

【诊断】

（一）症状

1. 震颤 肢体和头面部不自主地抖动，这种抖动在精神紧张时和安静时尤为明显，病情严重时抖动呈持续性，只有在睡眠后消失。

2. 肌肉僵直及肌张力增高 表现手指伸直，掌指关节屈曲，拇指内收，腕关节伸直，头前倾，躯干俯屈，髋关节和膝关节屈曲等特殊姿势。

3. 运动障碍 运动减少，动作缓慢，写字越写越小，精细动作不能完成，开步困难，慌张步态（festination）、走路前冲，呈碎步，面部缺乏表情。

4. 其他症状 多汗、便秘、油脂脸，直立性低血压，精神抑郁症状等，部分患者伴有智力减退。

（二）体征

1. 震颤 检查可发现静止性、姿势性震颤，手部可有搓丸样（pill-roll-ing）动作。

2. 肌强直 患肢肌张力增高，可因均匀的阻力而出现"铅管样强直"，如伴有震颤则似齿轮样转动，称为"齿轮样强直"。四肢躯干颈部和面部肌肉受累出现僵直，患者出现特殊姿态。

3. 运动障碍 平衡反射、姿势反射和翻正反射等障碍及肌强直导致的一系列运动障碍，写字过小症（micrographia）及慌张步态等。

4. 自主神经系统体征 仅限于震颤一侧的大量出汗和皮脂腺分泌增加等体征，食管、胃及小肠的功能障碍导致吞咽困难和食管反流，以及顽固性便秘等。

（三）检查

1. 生化检测 采用高效液相色谱（HPLC）可检出脑脊液

HVA 含量减少。

2. 脑电图 部分患者脑电图见有异常，多呈弥漫性波活动的广泛性轻至中度异常。

3. 脑 CT 颅脑 CT 除脑沟增宽、脑室扩大外，无其他特征性改变。

4. 脑脊液检查 在少数患者中可有轻微蛋白升高。

5. MRI 唯一的改变为在 T_2 相上呈低信号的红核和黑质网状带间的间隔变窄。

6. 功能影像学检测 PET 可检出纹状体摄取功能下降，其中又以壳核明显，尾状核相对较轻，即使症状仅见于单侧的患者也可查出双侧纹状体摄取功能降低。尚无明确症状的患者，PET 若检出纹状体的摄取功能轻度下降或处于正常下界，以后均发病。

（四）诊断要点

1. 中老年发病，慢性进行性病程。

2. 四项主征（静止性震颤、肌强直、运动迟缓、姿势步态障碍）中至少具备两项，前两项至少具备其中之一，症状不对称。

3. 左旋多巴治疗有效。

4. 患者无眼外肌麻痹、小脑体征、直立性低血压、锥体束损害和肌萎缩等。

帕金森病临床诊断与死后病理证实符合率为 75% ~ 80%。在早期的患者，诊断有时比较困难。凡是中年以后出现原因不明、逐渐出现的动作缓慢、表情淡漠、肌张力增高及行走时上肢的前后摆动减少或消失者，则需考虑本病的可能。

（五）鉴别诊断

1. 脑炎后帕金森综合征 通常所说的昏睡性脑炎所致帕金森综合征，已近 70 年鲜见报道，因此该脑炎所致脑炎后帕金森综合征也随之消失。近年报道，病毒性脑炎患者可有帕金森样症状，但本病有明显感染症状，可伴有颅神经麻痹、肢体瘫痪、抽搐、昏迷等神经系统损害的症状，脑脊液可有细胞数轻（中）度增高、蛋白增高、糖降低等。病情缓解后其帕金森样症状随之缓解，可与帕金森病鉴别。

2. 肝豆状核变性 隐性遗传性疾病、约33%有家族史、青少年发病、可有肢体肌张力增高、震颤、面具样脸、扭转痉挛等锥体外系症状。具有肝脏损害，角膜 K-F 环及血清铜蓝蛋白降低等特征性表现。可与帕金森鉴别。

3. 特发性震颤 属显性遗传病，表现为头、下颌、肢体不自主震颤，震颤频率可高可低，高频率者甚似甲状腺功能亢进；低频率者甚似帕金森震颤。本病无运动减少、肌张力增高及姿势反射障碍，于饮酒后消失，普萘洛尔治疗有效等可与原发性帕金森病鉴别。

4. 进行性核上性麻痹 本病也多发于中老年，临床症状可有肌强直、震颤等锥体外系症状。但本病有眼球突出、凝视障碍、肌强直以躯干为重、肢体肌肉受累轻而较好的保持了肢体的灵活性、颈部伸肌张力增高致颈项过伸与帕金森病颈项屈曲显然不同，均可与帕金森病鉴别。

5. Shy-Drager 综合征 临床常有锥体外系症状，但因有突出的自主神经症状，如晕厥、直立性低血压、性功能及膀胱功能障碍、左旋多巴制剂治疗无效等，可与帕金森病鉴别。

6. 药物性帕金森综合征 过量服用利舍平、氯丙嗪、氟哌啶醇及其他抗抑郁药物均可引起锥体外系症状，因有明显的服药史，并于停药后减轻可资鉴别。

7. 良性震颤 指没有脑器质性病变的生理性震颤（肉眼不易觉察）和功能性震颤。功能性震颤：①生理性震颤加强（肉眼可见），多呈姿势性震颤，与肾上腺素能的调节反应增强有关；也见于某些内分泌疾病，如嗜铬细胞瘤、低血糖、甲状腺功能亢进。②可卡因和乙醇中毒及一些药物的不良反应；癔病性震颤，多有心因性诱因，分散注意力可缓解震颤。③其他，情绪紧张时和做精细动作时出现的震颤。良性震颤临床上无肌强直、运动减少和姿势异常等帕金森病的特征性表现。

【治疗】

（一）一般治疗

因本病的临床表现为震颤、强直、运动障碍、便秘和生活不能自理，故患者家属及医务人员应鼓励帕金森病早期患者多做主动运动，尽量继续工作，培养业余爱好，多食入蔬菜、水果或蜂蜜，防止摔跤，避免刺激性食物和烟酒。对晚期卧床患者，应勤翻身，多在床上做被动运动，以防发生关节固定、压疮及坠积性肺炎。

（二）药物治疗

帕金森病宜首选内科治疗，多数患者可通过内科药物治疗缓解症状。各种药物治疗虽能使患者的症状在一定时期内获得一定程度的好转，但皆不能阻止本病的自然发展。药物治疗必须长期坚持，而长期服药则药效减退和不良反应难以避免。虽然有相当一部分患者通过药物治疗可获得症状改善，但即使目前认为效果较好的左旋多巴或复方多巴［苄丝肼/左旋多巴（美多芭）及卡比多巴/左旋多巴（信尼麦）］，也有15%左右患者根本无效。用于治疗本病的药物种类繁多，现今最常用者仍为抗胆碱能药和多巴胺替代疗法。

1. 抗胆碱能药物 该类药物最早用于帕金森病的治疗，常用者为苯海索2mg，每日3次，口服，可酌情增加；东莨菪碱0.2mg，每日3~4次，口服；苯甲托品2~4mg，每日1~3次，口服等，因苯甲托品对周围副交感神经的阻滞作用，不良反应多，应用越来越少。

2. 多巴胺替代疗法 此类药物主要补充多巴胺的不足，使乙酰胆碱-多巴胺系统重获平衡而改善症状。最早使用的是左旋多巴，但其可刺激外周多巴胺受体，引起多方面的外周不良反应，如恶心、呕吐、厌食等消化道症状和血压降低、心律失常等心血管症状。目前不主张单用左旋多巴治疗，用它与苄丝肼或甲基多巴肼的复合制剂。常用的药物有苄丝肼/左旋多巴、卡比多巴/左旋多巴（息宁，帕金宁）。

（1）苄丝肼/左旋多巴［美多芭（Madopar）］：是左旋多巴和苄丝肼4:1配方的混合剂。对病变早期的患者，开始剂量可用62.5mg，每日口服3次。如患者开始治疗时症状显著，则开始剂量可为125mg，每日3次；如效果不满意，可在第2周每日增加125mg，第3周每日再增加125mg。如果患者的情况仍不满意，则应每隔1周每日再增加125mg。如果苄丝肼/左旋多巴的每日剂量 >1000mg，需再增加剂量只能每个月增加1次。该药明显减少了左旋多巴的外周不良反应，但却不能改善其中枢不良反应。

（2）卡比多巴/左旋多巴［息宁（Sinemet）］：是左旋多巴和甲基多巴肼10:1的复合物，开始剂量可用125mg，日服2次，以后根据病情逐渐加量。其加药的原则和苄丝肼/左旋多巴的加药原则是一致的。卡比多巴/左旋多巴是左旋多巴和甲基多巴肼10:1的复合物的控释片，它可使左旋多巴血浓度更稳定并达6小时以上，有利于减少左旋多巴的剂末现象、开始现象和剂量高峰多动现象。但是，控释片也有一些缺陷，如起效慢并且由于在体内释放缓慢，有可能在体内产生蓄积作用，反而有时出现异动症的现象，改用苄丝肼/左旋多巴后消失。

3. 多巴胺受体激动药　多巴胺受体激动药能直接激动多巴胺能神经细胞突触受体，刺激多巴胺释放。

（1）溴隐亭：最常用，对震颤疗效好，对运动减少和强直均不及左旋多巴，常用剂量维持量为每日15~40mg。

（2）培高利特（协良行）：患者使用时应逐步增加剂量，

以达到不出现或少出现不良反应的目的。一般来讲，增加到每日 0.3mg 是比较理想的剂量，但对于个别早期的患者，可能并不需要增加到这个剂量，那么可以在医师认为合适的剂量长期服用而不再增加。如果效果不理想，还可以根据病情的需要及对药物的耐受情况，每隔 5 日增加 0.025mg 或 0.05mg。

（3）吡贝地尔（泰舒达）：使用剂量是每日 100～200mg。可以从小剂量每日 50mg 开始，可逐渐增加剂量。在帕金森病的早期，可以单独使用吡贝地尔治疗帕金森病，剂量最大可增加至每日 150mg。如果和左旋多巴合并使用，剂量可以维持在每日 50～150mg。一般每使用 250mg 左旋多巴，可考虑合并使用吡贝地尔 50mg 左右。

（三）外科手术治疗

1. 立体定向手术治疗　立体定向手术包括脑内核团毁损、慢性电刺激和神经组织移植。

（1）脑内核团毁损：①第一次手术适应证，长期服药治疗无效或药物治疗不良反应严重者；疾病进行性缓慢发展已超过 3 年以上；年龄在 70 岁以下；工作能力和生活能力受到明显限制（按 Hoehn 和 Yahr 分级为 Ⅱ～Ⅳ级）；术后短期复发，同侧靶点再手术。②第二次对侧靶点毁损手术适应证，第一次手术效果好，术后震颤僵直基本消失，无任何并发症者；手术近期疗效满意并保持在 12 个月以上；年龄在 70 岁以下；两次手术间隔时间要 1 年；目前无明显自主神经功能紊乱症状或严重精神症状，病情仍维持在 Ⅱ～Ⅳ级。

禁忌证：症状很轻，仍在工作者；年高体弱；出现严重关节挛缩或有明显精神障碍；严重的心、肝、肾功能不全，高血压脑动脉硬化者或有其他手术禁忌者。

（2）慢性电刺激（DBS）：目前 DBS 最常用的神经核团为丘脑腹中间核（VIM）、丘脑底核（STN）和苍白球腹后部

（PVP）。

　　慢性刺激术控制震颤的效果优于丘脑腹外侧核毁损术，后者发生并发症也常影响手术的成功。通过改变刺激参数可减少不必要的不良反应，远期疗效可靠。该法尚可用于非帕金森性震颤，如多发硬化和创伤后震颤。

　　丘脑底核（STN）也是刺激术时选用的靶点。Benabid 等（1994 年）报道，应用此方法观察治疗 1 例运动不能的 PD 患者。靶点定位方法为脑室造影，参照立体定向脑图谱，同时根据慢性电刺激和电生理记录进行调整。发现神经元活动自发增多的区域位于 AC-PC 平面下 2 ~ 4mm，AC-PC 线中点旁 10mm。对该处进行 130Hz 刺激，可立即缓解运动不能症状（主要在对侧肢体），但不诱发半身舞蹈症等运动障碍。观察表明，对 STN 进行慢性电刺激可用于治疗运动严重障碍的 PD 患者。

　　神经组织移植：帕金森病脑细胞移植术和基因治疗已在动物实验上取得很大成功，但临床研究显示，胚胎脑移植只能轻微改善 60 岁以下患者的症状，并且 50% 的患者在手术后出现不随意运动的不良反应。因此，目前此手术还不宜普遍采用。基因治疗还停留在实验阶段。

【病情观察】

　　治疗前后应注意观察患者的症状有无改善，有无各种并发症的发生，老年术后的患者应注意生命体征的监测，注意患者的营养状况。

【病历记录】

　　1. 应及时、详细地记录患者的有关病史、体征、诊疗经过、病情恢复情况、向患者及其家属交代病情的情况、患者及其家属的要求与态度，需要患者及其家属签名同意的要有详细的记录。

　　2. 药物治疗的患者要详细地记录患者药物治疗的使用情

况，药物治疗后病情的改善情况，患者的配合情况。

3. 手术治疗的患者应记录术前、术后患者的病情恢复情况，有无并发症的有关症状与体征。

【注意事项】

1. 医患沟通

(1) 该类患者一般思想负担重，虽求医心切，但好多沟通有些困难，应与患者多交流，建立相互的信任关系。

(2) 治疗方案应向患者及其家属交代清楚，取得患者的配合，尤其在药物治疗中，应向患者充分说明使用方法，剂量控制要严格，以求药物治疗的长久性。

(3) 该病一般呈进行性进展，应向患者说明，以取得患者及其家属对病情复发及其加重的理解。

2. 经验指导

(1) 帕金森病实验室检查及影像学检查多无特殊异常，临床诊断主要依赖发病年龄、典型临床症状及治疗性诊断（即应用左旋多巴有效）。

(2) 帕金森病诊断明确后，还须进行 UPDRS 评分及分级，来评判帕金森病的严重程度并指导下步治疗。

(3) 并非所有的帕金森病患者皆需手术治疗。药物治疗是帕金森病最基本的治疗手段。早期患者及症状较轻的患者通过药物能基本控制症状，此类患者暂时无须手术。

(4) 术后患者应继续药物治疗，相应调整剂量，康复治疗可改善症状，更好地促进康复。

第二章

胸外科

第一节　胸骨骨折

胸骨骨折占胸创伤的 1.5%～4%，常见于严重交通事故中的驾驶员，即所谓的方向盘综合征（steering wheel syndrome），偶见于胸骨局部的暴力伤。骨折往往在胸骨柄和胸骨体交界处或为胸骨体中部的横断性骨折。由于胸骨是胸壁骨骼中比较坚固的扁骨，很少单独发生骨折；在解剖上胸骨又和两侧的肋骨相连，因此胸骨骨折往往伴有肋骨骨折及胸腔脏器的损伤，尤其是伴有心脏和大血管创伤的死亡率高达 50%（各地统计的差异较大，18%～91%）。反之，前胸壁严重创伤造成两侧肋骨骨折时也应排除胸骨骨折的可能。

【诊断】

（一）症状

胸骨局部疼痛。前胸壁皮肤及软组织有破损、淤血、肿胀，甚至有前胸壁的畸形。患者出现呼吸困难的症状。

（二）体征

1. 一般情况

（1）四项生命体征（T、P、R、BP）的测量对胸创伤患者尤其重要，应该在病史采集前就测量或同时进行，以获得宝贵的抢救时间。呼吸检查除了记录患者的呼吸频率外，还应注意呼吸的深浅度及呼吸的节律。

（2）患者神志是否清醒，有无贫血貌、唇周发绀及呼吸性鼻翼扇动。头颈部有无出血点及颈静脉是否怒张，在胸部挤压伤和爆震伤所致的创伤性窒息病例中常可见。

（3）四肢检查主要是上肢的活动情况，在肩胛骨骨折和锁骨骨折时上肢活动均受到限制。

（4）腹部检查主要排除并发的腹腔脏器的损伤，这在下胸（背）部损伤时尤其应该进行详细的检查。

2. 专科检查

（1）胸骨骨折往往有创伤后的前胸壁畸形，胸壁软组织也有损伤，严重时可有浮动胸壁出现。

（2）随着呼吸运动可在前胸壁听见骨擦音或扪及骨擦感。

（3）心脏听诊可出现心律失常和（或）心音遥远，前者说明心肌有挫伤，出现后者应排除心包压塞征。

（4）主动脉瓣区听到反流性的舒张期杂音或二尖瓣区听到吹风样的收缩期杂音，结合过去史可以考虑有创伤性主动脉瓣破裂或二尖瓣腱索断裂。

（5）如果患者有严重的皮下气肿或纵隔气肿，应排除气管断裂或肺撕裂伤的可能，可急诊做纤维支气管镜检查确定。

（6）听诊呼吸音消失、气管移位说明可能有气胸和（或）血胸存在。

（7）胸骨骨折往往伴有肋骨骨折，因此也有肋骨骨折的体征。

（三）检查

1. 实验室检查　在紧急情况下应首先查血常规、血型并备血，然后在适当时候检查肝肾功能、血电解质、尿常规和粪常规。

2. X 线检查　胸部 X 线片是胸壁损伤最常用、最有效的辅助检查，在病情允许的情况下，最好能够拍 X 线正、侧位胸片，最理想的摄片体位依次为站立位→端坐位→半坐位→平卧位。X 线检查的真正目的并非仅仅为了肋骨骨折的诊断，而是主要为了以下目的：①胸腔内脏器是否有损伤；②是否伴有气、血胸，如果有血、气胸，程度如何；③肺实质是否有损伤；④为了病情的进一步发展和进一步诊断提供基础，有的患者在受伤早期 X 线片并无明显的变化，但数小时后 X 线片即有明显的改变并且变化迅速。因此，对于重症胸外伤患者在首次摄 X 线片后 12～24 小时必须复查 X 线胸片，以便尽早发现并治疗 ARDS。CT 和 MRI 只有在怀疑有急性创伤性主动脉瘤时才做，通常情况下不做。

3. MRI　主要为了排除创伤性胸主动脉瘤的诊断并确定胸主动脉瘤病变的程度，以便选择治疗方案。此外，还可了解胸骨骨折移位及心脏受压的情况。

4. UCG　可确定主动脉瓣破裂或二尖瓣腱索断裂的诊断及胸主动脉瘤的诊断，如用食管探头检查对胸主动脉瘤的诊断价值很大。

（四）诊断要点

1. 有明确的前胸壁暴力创伤史。

2. 胸骨局部疼痛。

3. 前胸壁皮肤及软组织有破损、淤血、肿胀，甚至有前胸壁的畸形。

4. 体格检查可听到骨擦音或在胸骨部扪及骨擦感，胸骨局部有明显的压痛并伴有肋骨骨折的体征。

5. 胸部 X 线片，尤其是侧位胸片或胸骨斜位片可清楚显示骨折情况。

（五）鉴别诊断

1. 肋骨骨折　单纯性肋骨前部骨折与胸骨骨折的压痛点不同，所受的暴力程度不同，胸部 X 线片显示骨折部位不同。

但胸骨骨折时往往伴有肋骨骨折，需注意诊断。

2. 胸壁软组织挫伤 胸壁创伤程度较轻微，胸壁软组织虽有破损、淤血、肿胀，但无骨擦音（感），往往可以做深呼吸运动和咳嗽动作，胸廓挤压试验阴性。

3. 必须排除胸腔脏器的损伤 尤其是心脏和大血管的创伤，在胸骨骨折患者中极为常见。

【治疗】

（一）一般治疗

单纯性胸骨骨折无移位、无内脏损伤时治疗与肋骨骨折相同，以镇痛和休息为主。

（二）药物治疗

1. 对于开放性肋骨骨折并且伴有开放性气胸的患者而言，应尽快地用尽可能干净的物体封闭胸壁创口，然后再采取其他抢救措施。

2. 重症闭合性胸创伤常需要用双向呼吸道正压通气（PAP）或气管插管辅助机械通气，用正压通气进行胸廓的内固定并改善机体缺氧状况。应用正压通气的患者必须排除气胸或肺有破裂伤，否则在无胸腔引流管的情况下，正压通气1~2分钟患者即会因为严重的张力性气胸而立即死亡。因此，这类患者最好用高频射流通气或负压通气。

3. 安插胸腔闭式引流管，可将胸腔内的积气、积液排出，恢复肺膨胀、改善呼吸；还可根据引流液的量来决定是否需要急诊开胸手术。

4. 肋间神经封闭。无浮动胸壁的肋骨骨折仅肋间神经封闭、辅以口服镇痛药并卧床休息即可，无须任何固定；肋间神经封闭对于肋骨骨折引起的胸痛有很好的镇痛效果，由于胸痛的减轻，加深了呼吸的幅度，可使机体的缺氧也得到改善。通常用1%利多卡因或0.5%布比卡因做肋间神经封闭（包括断肋骨上、下方各1根肋骨）和局部痛点封闭，为了延长镇痛效果，可在每 20ml 药液中加入 0.05ml 肾上腺素（有高血压史的老年患者不用）。患者侧卧位，在距棘突 6~10cm 处的肋骨下缘进针（紧贴肋骨），针尖触到肋骨后稍退出些再向肋骨下缘进针 1.5~2cm，回抽无血即可注入 3~5ml 的封闭液，每 7~9 小时重复 1 次。

5. 胸壁固定分外固定和内固定，最常用的是胸壁外固定。内固定主要是指手术固定，现将呼气末正压（PEEP）机械通气也作为胸壁内固定的一种方法。胸壁外固定主要用于浮动胸壁，常用的有胸带加压固定和巾钳沙袋固定法，以往常用的胶布固定法近十多年已经淘汰不用了。

6. 在有效的镇痛后应鼓励患者经常做深呼吸和咳嗽排痰动作，辅以超声雾化吸入以预防发生肺部并发症。

7. 胸部理疗包括胸背部的叩击及胸部超短波（伤后 48 小时），均有助于胸壁损伤的康复和防止肺部并发症的发生。

（三）外科治疗

1. 骨折局部用 1% 利多卡因或 0.5% 布比卡因封闭镇痛。

2. 胸骨骨折有移位但无胸腔脏器损伤时，可采用手法闭式骨折复位（仅适于胸骨横断骨折）。

3. 由于胸骨骨折及两侧连接的肋骨骨折形成的浮动胸壁，可以进行手术治疗，经胸骨正中切口将折断的胸骨复位后用钢丝固定即可；也可以用保守的方法进行悬吊外固定。是否手术治疗主要根据创伤的严重程度及并发胸腔脏器损伤与否而定。

4. 对于有浮动胸壁的患者也可用机械通气。用正压通气进行胸廓的内固定并改善机体缺氧状况。应用正压通气的患者必须排除气胸或肺有破裂伤，否则在无胸腔引流管的情况下，正压通气 1~2 分钟患者即会因为严重的张力性气胸而立即死亡。

5. 预防性应用抗生素防止肺部感染。

6. 胸部理疗及护理防止肺部并发症。尽早应用激素、尽早应用有效的抗生素、尽早应用机械通气改善缺氧并避免大量输注晶体溶液是治疗的四大原则（"三早一少"原则）。

【病情观察】

非手术治疗情况下主要观察患者呼吸、心律、心率和血压基本生命体征，防止胸腔脏器损伤引起的并发症，尤其是肺部并发症及迟发性出血。因此，即使是病情较轻的胸骨骨折患者，也必须观察 48 小时并经过详细地检查，排除胸腔脏器损伤后才可嘱咐患者门诊随访。

【病历记录】

病历不仅要记录阳性体征，阴性体征也要记录。对于一些重要检查结果及其处理方案在病历中要记录。

【注意事项】

1. 医患沟通

（1）胸骨骨折往往有程度不同的胸壁畸形，因此必须向患者及其家属交代清楚。

（2）重症患者常会损伤胸腔脏器并危及生命，应尽早向患者及其家属交代病情并签发病重或病危通知书。

（3）任何治疗或抢救性手术必须征得患者及其家属书面同意后才可施行。

（4）对于可能出现的迟发性并发症，如 ARDS、迟发性出血等也应向患者及其家属交代。

2. 经验指导

（1）根据临床表现通常不会误诊，诊断的重点应放在排除胸腔脏器的损伤上，尤其是重症的胸骨骨折患者。

（2）较轻的胸骨骨折并无特殊治疗，主要是镇痛、休息和防止肺部并发症；重症患者应根据所发生的并发症进行治疗，尤其应注意 ARDS 的治疗。

（3）严重的胸骨骨折患者有浮动胸壁时，应尽早应用机械通气。用正压通气进行胸廓的内固定并改善机体缺氧状况。

应用正压通气的患者必须排除气胸或肺有破裂伤，否则在无胸腔引流管的情况下，正压通气 1~2 分钟患者即会因为严重的张力性气胸而立即死亡。

（4）有气、血胸应安插胸腔引流管，根据引流液的多少决定是否行开胸探查术。开胸探查的手术指征：①胸腔内有大血管损伤，胸腔引流管一次血性引流液 >400ml 或连续 3 小时每小时引流液 >200ml；②气管、支气管断裂；③肺叶严重损伤；④心脏和大血管损伤有心包压塞征出现；⑤膈肌破裂；⑥食管破裂；⑦胸内有异物；⑧胸腔充分引流后纵隔偏移仍未恢复，有凝固性血胸存在时；⑨开放性肋骨骨折胸腔内有严重污染。不同的病情开胸探查手术切口不同，通常采用对胸骨骨折并有心包压塞、疑有心血管损伤时选择胸部正中切口，其他胸腔脏器损伤可采用胸部后外侧切口或前外侧切口进行探查手术。

第二节 创伤性血胸、气胸

人体胸膜腔是由胸膜脏层和壁层围成的具有负压和少量浆液的密闭腔隙，如果胸膜破坏导致气体（血液）进入这一腔隙，即为气胸（血胸）或血气胸。

【诊断】

（一）症状

1. 气胸 中等量气胸一般可无症状或仅有轻度气促。大量气胸可胸闷、气急、呼吸困难、血压下降，甚至休克。

2. 血胸

（1）少量血胸：指胸腔积血量在 500ml 以下，患者无明显症状和体征。

（2）中量血胸：指胸腔积血量 500~1500ml，患者可有内出血的症状，如面色苍白、呼吸困难、脉细而弱、血压下降等。

（3）大量血胸：指胸腔积血量在1500ml以上，患者表现有较严重的呼吸与循环功能障碍和休克症状，常有出现躁动不安、面色苍白、口渴、出冷汗、呼吸困难、脉搏细数和血压下降等。

（4）血胸并发感染：有高热、寒战、疲乏、出汗、血白细胞计数升高等表现。

（二）体征

1. 一般检查

（1）四项生命体征（T、P、R、BP）的测量对胸创伤患者尤其重要，应该在病史采集前就测量或同时进行，以获得宝贵的抢救时间。呼吸检查除了记录患者的呼吸频率外，还应注意呼吸的深浅度及呼吸的节律。

（2）患者是否神志清醒，有无贫血貌、唇周发绀及呼吸性鼻翼扇动。头颈部有无出血点及颈静脉是否怒张，此症在胸部挤压伤和爆震伤所致的创伤性窒息患者中常可见到。

（3）四肢检查主要是上肢的活动情况，在肩胛骨骨折和锁骨骨折时上肢活动均受到限制。

（4）腹部检查主要排除并发的腹腔脏器损伤，这在下胸（背）部损伤时尤其应该进行详细的检查。

2. 专科检查

（1）胸壁有无与胸腔相通的伤口，伤道（或弹道）的方向和深度，必要时可用探针或血管钳探明。

（2）三指法检查气管有无向健侧偏移，同时患侧胸腔叩诊为浊音、鼓音或过轻音；在有血气胸存在时，胸廓上部叩诊为鼓音而下部为浊音。

（3）胸部叩诊浊音界在锁骨中线第4肋间以上（坐位）时，应行诊断性胸腔穿刺。

（4）听诊伤侧肺呼吸音消失，肋间隙饱满，心界可向健侧移位。

（5）开放性气胸可听到随呼吸出现的"咝咝"声；而张力性气胸患者可表现为严重的吸气性呼吸困难，患者可有张口呼吸、"三凹征"和缺氧的临床表现。

（6）严重的气胸伴有皮下气肿，皮肤有捻发感（音）。

（三）检查

1. 实验室检查　血常规和尿常规必须急诊检查，成年患者如果 Hb <80g/L，出血量至少 >1000ml；尿常规检查排除肾挫伤引起的血尿。出凝血时间测定、血型、血交叉和备血均须同时进行，以免延误抢救时机。

2. 特殊检查

（1）X 线检查：胸部 X 线片是胸壁损伤最常用、最有效的辅助检查，在病情允许的情况下，最好能够拍正、侧位胸片，最理想的摄片体位依次为站立位→端坐位→半坐位→平卧位。X 线检查的真正目的并非仅仅为了肋骨骨折的诊断，而是主要为了以下目的：①胸腔内脏器是否有损伤；②是否伴有气、血胸，如果有气、血胸，程度如何；③肺实质是否有损伤；④为了解病情的进一步发展，为进一步诊断提供基础。有的患者在受伤早期 X 线片并无明显的变化，但数小时后 X 线片即有明显改变并且变化迅速。因此，对于重症胸部创伤患者在首次摄 X 线片后 12~24 小时必须复查 X 线胸片，以便尽早发现并治疗。

（2）MRI 或 CT 检查：主要为了排除创伤性胸主动脉瘤的诊断并确定胸主动脉瘤病变的程度，以便选择治疗方案。此外，还可了解胸骨骨折移位及心脏受压的情况。CT 和 MRI 检查只有怀疑有急性创伤性主动脉瘤时才做，通常情况下不做。

（3）超声检查：主要为了排除胸腔积液或心包积液，对于驾驶员机动车所致的胸创伤必须排除急性创伤性主动脉瘤的可能。此外，超声检查对胸腔积液的多少及穿刺点的定位也有帮助。

（4）纤维支气管镜检查：在怀疑有气管或支气管断裂时，这一检查可明确病变的部位及伤口的大小。

（5）诊断性胸腔穿刺：气胸患者可在锁骨中线、第 2 肋间穿刺（患者取坐位），血胸患者在第 5 肋间、腋中线（患者卧位）或第 6 肋间、腋后线（患者坐位）穿刺，对于胸腔积血、积气较少的患者，胸腔穿刺将少量的积气积血抽出即可达到治疗的目的。

（6）胸腔镜检查：可了解胸腔内创伤的情况并可进行适当地治疗。

（四）诊断要点

1. 气胸 ①有外伤病史；②胸壁有开放性伤口（开放性气胸）并可听到特有的随呼吸出现的"咝咝"声；③胸部叩诊为鼓音、气管向健侧移位；④肺呼吸音减弱或消失；⑤X 线胸片显示肺有压缩，肺压缩 <30% 或 >60% 分别为轻度、重度气胸，介于二者之间为中度气胸；⑥胸腔穿刺可抽出气体；⑦张力性气胸往往合并有皮下气肿。

2. 损伤性血胸

（1）出血量少者，多无明显症状。出血量大时可有面色苍白、呼吸急促、心悸、胸闷、咯血等。

（2）体征：脉搏细速，血压下降，肋间隙饱满，气管移位，叩诊呈浊音，呼吸音减弱或消失等。

（3）X 线片可见胸膜腔内积液阴影、纵隔移向健侧，如合并气胸则可见气液平面。如患者无法站立时，应行 CT 检查，CT 可见胸内积液阴影。据报道，平卧位摄 X 线片时，如积液量小于 800ml，X 线胸片可无异常发现。

（4）在血胸的诊断中，进行性血胸的判断至关重要。其诊断标准：①症状加重，脉搏加快，血压下降，经输血补液无好转，或好转后又迅速下降者；②连续监测血红蛋白、红细胞计数、红细胞比容持续下降；③胸腔穿刺因血液凝固抽不出液体或抽出的血液迅速凝固，提示出血多而急；④胸部X线片胸内积液阴影不断增大或超声显示液体暗区范围不断扩大；⑤胸腔闭式引流后，连续引流3小时，每小时超过200ml或连续3小时总量超过500ml。

（五）鉴别诊断

1. 肺不张　主要和血胸相鉴别：①通常肺不张无创伤史，即使创伤性肺不张也往往发生在创伤后期；②肺不张时气管偏向患侧；③胸部浊音界不随体位变化；④胸部X线片有特征改变，胸腔无气液面。

2. 自发性气胸　最主要的特点是无创伤史而突然发生，患者常为瘦高体型，有的患者有反复发作的既往史。老年慢性支气管炎患者有肺大疱者也常易发生自发性气胸。

3. 肺包虫病　常常在西北地区流行疫区高发，包囊直径可在10～20cm，包囊破溃后可引起液气胸，患者有密切的动物接触史，往往无创伤史，有咳嗽、发热病史，包囊虫皮试阳性，嗜酸粒细胞明显增高。胸部X线片可见肺部有大小不等的多发性病变，并且有特征性的"新月征"表现。

【治疗】

（一）一般治疗

吸氧、镇痛、防止肺部并发症是胸创伤治疗的常规方法。

（二）药物治疗

通常用1%利多卡因或0.5%布比卡因（bupivacaine）做肋间神经封闭（包括断肋骨上、下方各1根肋骨）和局部痛点封闭，为了延长镇痛效果，可在每20ml药液中加入0.05ml肾上腺素（有高血压史的老年患者不用）。患者侧卧位，在距棘突6～10cm处的肋骨下缘进针（紧贴肋骨），针尖触到肋骨后稍稍退出些再向肋骨下缘进针1.5～2cm，回抽无血即可注入3～5ml的封闭液，每7～9小时重复1次。

（三）外科治疗

1. 开放性气胸的抢救　开放性气胸，尤其是胸壁伤口直径大于气管直径时，会很快造成呼吸、循环衰竭，因此一旦诊断为开放性气胸，医师立即用干净的物体迅速堵塞开放的伤口，使开放性气胸变为闭合性气胸，然后再做其他抢救措施。

2. 张力性气胸的抢救　与开放性气胸一样，张力性气胸对呼吸、循环的影响也很大，一经诊断也必须迅速处理。常用的方法是用 F18 针头在后面绑一安全套（或塑胶指套），安全套末端斜向剪开约 1.0cm 的豁口。将针头在锁骨中线第 2 肋间插入胸腔即可。然后再采取其他抢救措施。

3. 胸腔穿刺术　血、气胸的一种诊断方法，也是一种治疗手段。胸腔穿刺术是胸外科住院医师必须熟练掌握的最重要、最常用的两项基本操作之一（另一项是胸腔闭式引流术）。轻度的气、血胸只须将胸腔内少量的气体或血液抽出并注入广谱抗生素即可。气胸患者通常取端坐位或半坐位，在锁骨中线外第 2 肋间、肋骨上缘进针穿刺抽气；血胸患者在第 5、6 肋间、腋中线（患者平卧位）或第 7 肋间、腋中线或腋后线（患者坐位）穿刺。

4. 胸腔闭式引流术　胸腔闭式引流管分为引流胸腔积气的上方管和引流胸腔积液的下方管。对于成年胸部创伤患者，引流管的内径应 >10mm；尤其是怀疑有气管、支气管断裂的患者或气胸患者须用呼吸机时，胸腔引流管的内径不应小于同侧主支气管的内径，否则，胸腔引流管过细仍然会造成张力性气胸，危及生命。在第 4 肋间、腋前线、胸大肌外缘作切口，引流管插入胸壁后，在胸大肌后方潜行，向内、向上经第 2 肋间插入胸腔，这样可始终保持引流管尖端始终向上在胸腔顶部。下方引流管通常在腋中线、第 5 或第 6 肋间安插。引流管安放后可接水封瓶引流。必要时可用低负压（-30 ~ -50mmHg）持续吸引。

5. 开胸探查术　开胸探查的手术指征：①胸腔内有大血管损伤，胸腔引流液＞400ml 或连续 3 小时每小时引流液＞200ml；②气管、支气管断裂；③肺叶严重损伤；④心脏和大血管损伤有心包压塞征出现；⑤膈肌破裂；⑥食管破裂；⑦胸内有异物；⑧胸腔充分引流后纵隔偏移仍未恢复，有凝固性血胸存在；⑨开放性肋骨骨折胸腔内有严重污染。不同的病情开胸探查手术切口不同，通常采用对胸骨骨折伴有心包压塞、疑有心血管损伤时选择胸部正中切口，其他胸腔脏器损伤可采用胸部后外侧切口或前外侧切口进行探查手术。

【病情观察】

1. 一般情况的监测　由于胸外伤对患者的呼吸和循环影响较大，因此对患者四项基本生命体征（T、P、R、BP）的监测极为重要，对重症胸外伤患者这种监测应是 24 小时连续进行的。

2. 实验室监测　每日检查三大常规，尤其是血红蛋白或血细胞比容在伤后 24 小时内可根据病情反复检查，以及时了解患者感染和失血的情况。

3. 胸部 X 线检查　重症患者在伤后 72 小时内应每日复查 X 线胸片，对气胸患者了解肺膨胀的情况及肺部有无实质性浸润病变，尤其须注意肺透光度的改变，结合临床病情尽早发现并治疗可能出现的并发症 ARDS。

4. 胸腔引流管　密切观察胸外伤患者的引流管对外科住院医师极为重要，首先要观察引流管是否通畅，引流管内液面是否随着呼吸上下运动；引流管有无气体或液体排出；是否有大量的气体或液体排出；引流管排出的血性胸液有无血凝块；有无开胸探查的手术指征。

5. 循环和呼吸　血气胸极易造成患者严重的休克，因此对重症血气胸患者应尽早采取措施防止其发生和发展。应密切观察患者四项基本生命体征和脉压，此外还需观察末梢循环状况、尿量、呼吸的深度和患者胸闷的感觉有无加重。

【病历记录】

1. 对患者的病情观察要及时、及时处理、及时记录。

2. 对患者的病情现状、分析、应对措施、可能的后果亦要及时记录。

3. 尽快完成补充抢救患者时未及时记录的情况。

【注意事项】

1. 医患沟通

（1）根据胸外伤程度的不同，如实向患者及其家属交代病情。

（2）严重血气胸患者必须及时签发病重或病危通知书并交家属，当面向家属交代可能发生的最坏结果。

（3）向家属介绍已经或准备采取的诊断检查、治疗及抢救措施，对治疗的后果、病情发展可能出现的情况及针对性的治疗方案做详细的介绍。任何治疗或抢救性手术必须征得患者家属书面同意后才可施行。

（4）对于可能出现的迟发性并发症，如猝死、ARDS、迟发性出血、脓胸等也应向家属交代。

2. 经验指导

（1）在胸部创伤中血气胸实际上是一种表象，而不是一个能单独成立的诊断，这些都是住院医师必须进一步考虑的，也是进一步治疗的基础。在闭合性胸外伤中，气胸的气体可来源于肺、气管（包括支气管）和食管三方面；血胸的血液可来自胸壁和胸腔的各器官，如心脏、心包、大血管、胸导管、肺、气管、食管、胸腺和膈肌等。有时内脏脏器损伤的诊断在急诊室难以很快地做出，有的甚至在探查手术后才能做出诊断，但医师在初诊时应该考虑到这些情况。

（2）血、气胸的治疗非常简单，即采用穿刺或胸腔闭式引流的方法排出胸腔内积存的气体和（或）液体；但治疗的重点应在于引起血、气胸的组织、器官损伤及这些损伤引发的 ARDS，因为在严重胸部创伤所致的晚期死亡患者中，有 50% ~70% 是由于 ARDS 造成的。

第三节　肺创伤

胸部创伤引起的肺创伤主要包括肺挫伤、肺撕裂伤、肺爆震伤和化学性肺损伤，由较为严重的胸创伤所致，往往伴有机体其他部位的损伤，必须指出的是，前两者肺组织的损伤范围有一定的局限性，在和平时期较常见，30% ~75% 的胸部创伤患者均伴有程度不同的肺挫伤；后两者肺组织的损伤是双侧弥漫性的，是由于爆炸后的冲击波和吸入性的有毒气体（如芥子气、氯气等）所致，在战时常见而在和平时期较少发生。如果肺损伤的范围较大，很容易发生 ARDS 导致呼吸衰竭，预后较差，病死率高。

【诊断】

（一）症状

由于肺挫伤的严重程度和范围大小不同，临床表现有很大的差异。轻者仅有胸痛、胸闷、气促、咳嗽和血痰等，听诊有散在啰音。严重者则有明显呼吸困难、发绀、血性泡沫痰、心动过速和血压下降等。

（二）体征

1. 一般检查

（1）四项生命体征（T、P、R、BP）的测量对胸部创伤患者尤其重要，应该在病史采集前就测量或同时进行，以获得宝贵的抢救时间。呼吸检查除了记录患者的呼吸频率外，还应注意呼吸的深浅度及呼吸的节律。

（2）患者神志是否清醒，有无贫血貌、唇周发绀及呼吸性鼻翼扇动。头颈部有无出血点及颈静脉是否怒张，此症在胸部挤压伤和爆震伤所致的创伤性窒息患者中常可见到。

(3) 四肢检查主要是上肢的活动情况，在肩胛骨骨折和锁骨骨折时上肢活动均受到限制。

(4) 腹部检查主要排除并发的腹腔脏器的损伤，这在下胸（背）部损伤时尤其应该进行详细的检查。

2. 专科检查　患者主要表现为呼吸频率加快、缺氧性发绀、咯血，严重时可出现呼吸性碱中毒，听诊可有吸气性细啰音，根据肺损伤的范围不同，啰音可以是局限性或弥漫性的，常伴有气、血胸的临床表现。在肺撕裂口形成活瓣时，还可造成张力性气胸。严重的肺爆震伤和化学性肺损伤可造成患者出现难治的急性肺水肿，病死率极高，此外，化学性肺损伤还损伤患者神经系统和循环系统，后期患者的造血系统也会出现异常。

（三）检查

1. 实验室检查　主要是血气分析的变化，PaO_2 和 $PaCO_2$ 降低，$D_A\text{-}a\text{-}O_2$ 增大。血常规和尿常规必须急诊检查，成年患者如果 Hb < 80g/L，失血量至少 > 1000ml；尿常规检查可排除肾挫伤引起的血尿。出凝血时间测定、血型、血交叉和备血均须同时进行，以免抢救时因此延误时机。

2. 特殊检查

(1) 胸部 X 线片：可见肺野有斑片状浸润阴影或全肺较均匀的透光度降低，往往合并有气血胸的表现。

(2) CT 检查：可显示肺实质损伤的病灶和肺撕裂伤的部位。

(3) 胸腔镜检查：可了解肺撕裂的部位及出血部位，可进行适当地治疗。

（四）诊断要点

1. 病史：①往往有较严重的胸外伤史；②咯血和咳泡沫痰；③在爆炸环境或特殊气体环境下受伤。

2. 常合并有气、血胸。

3. 临床表现以缺血和呼吸困难为主，甚至出现满肺湿啰音、咳泡沫痰的急性肺水肿临床征象。

4. 胸部 X 线片显示斑片状浸润阴影或弥漫性磨玻璃样改变。

（五）鉴别诊断

1. 气管和支气管断裂　往往伴有气、血胸和肺损伤，但气胸较严重，并且有明显的纵隔气肿和咯血；胸部 X 线片可见出血吸入肺内引起的肺叶或一侧肺实变。纤维支气管镜检查可看到伤口多在隆突上下 2cm 内。如同时并发肺撕裂伤则两者较难鉴别。

2. 膈肌损伤　常为胸腹联合伤所致，创伤性膈肌破裂多发于左侧，致腹腔脏器胃、脾、结肠和小肠突入胸内造成呼吸困难和血胸，在胸部 X 线片可见下胸部有"肺实变"阴影和肠型，应注意鉴别。

【治疗】

（一）一般治疗

吸氧、镇痛、防止肺部感染，必要时应用呼吸机辅助呼吸。常需要 BiPAP（双向呼吸道正压通气）或气管插管辅助机械通气，用正压通气进行胸廓的内固定并改善机体缺氧状况。应用正压通气的患者必须排除气胸或肺有破裂伤，否则在无胸腔引流管的情况下，正压通气 1～2 分钟患者即会因为严重的张力性气胸而立即死亡。因此，这类患者最好用高频射流通气或负压通气。

（二）药物治疗

通常用 1% 利多卡因或 0.5% 布比卡因做肋间神经封闭（包括断肋骨上、下方各 1 根肋骨）和局部痛点封闭，为了延长镇痛效果，可在每 20ml 药液中加入 0.05ml 肾上腺素（有高血压史的老年患者不用）。患者侧卧位，在距棘突 6～10cm

处的肋骨下缘进针（紧贴肋骨），针尖触到肋骨后稍稍退出些再向肋骨下缘进针 1.5~2cm，回抽无血即可注入 3~5ml 的封闭液，每 7~9 小时重复 1 次。

（三）外科治疗

1. 胸腔闭式引流术 安插胸腔闭式引流管，可将胸腔内的积气、积液排出恢复肺膨胀、改善呼吸；还可根据引流液的量来决定是否需要急诊开胸手术。

2. 开胸探查 手术修补撕裂的肺组织并止血。

3. 严重缺氧 采用其他治疗方法无效时，可考虑采用"体外膜肺氧合"（ECMO）或"静脉内氧合"（IVCO）的方法进行抢救，但技术要求较高、费用昂贵。

【病情观察】

1. 生命基本体征的观察 尤其是呼吸和心律的监测，注意血氧饱和度（SpO_2）的变化。

2. 胸腔闭式引流管 经常挤压引流管以保持其通畅，注意引流管内液面的波动情况、引流出的气体量和引流液的量及形状。如果引流管有大量气体或血性液体流出，应考虑开胸探查手术。

3. X 线胸片 必须定期复查胸部 X 线片，对重症患者至少每日复查 1 次。如果胸部 X 线片肺浸润阴影由斑片状变为片状或肺透光度降低，应结合临床考虑 ARDS 的诊断。

4. 血气分析 注意血气氧、CO_2 和酸碱平衡的变化并及时调整。

5. 血常规 监测血常规的变化，及时治疗肺和胸腔可能发生的感染。

【病历记录】

1. 对患者的病情要及时观察、及时处理、及时记录。

2. 对患者的病情现状、分析、应对措施、可能的后果亦要及时记录。

3. 尽快完成补充抢救患者时未及时记录的情况。

【注意事项】

1. 医患沟通

(1) 根据胸外伤程度的不同，如实向患者家属交代病情。

(2) 严重患者必须签发病重或病危通知书并面交家属，当面向家属交代可能发生的最坏结果。

(3) 向家属介绍依据或准备采取的诊断检查、治疗及抢救措施，对治疗的后果、病情发展可能出现的情况及针对性的治疗方案做详细的介绍。任何治疗或抢救性手术必须征得患者家属书面同意后才可施行。

(4) 对于可能出现的迟发性并发症，如猝死、ARDS、迟发性出血、脓胸等也应向家属交代。

2. 经验指导

(1) 在胸部创伤所致的肺损伤中，肺挫伤是最容易被忽视的，往往容易引发 ARDS 而导致严重的后果，尤其是较严重的胸创伤患者必须格外注意肺挫伤。其他类型的肺损伤表现比较典型，不易误诊。

(2) 严重胸部创伤患者有时往往是多个脏器同时损伤，不要强行用单个脏器损伤来解释所有的症状和体征，例如左下胸部的严重撞击伤，有可能造成左胸部肋骨骨折、左肺挫伤和撕裂伤、左膈肌损伤及左肾损伤。在诊断中暂时不能排除的诊断可作为疑似诊断，以便进一步检查排除。

(3) 在严重胸创伤引起的肺损伤中，除了肺撕裂伤需要手术治疗外，其他的肺损伤只需保守治疗即可。治疗的主要目的应放在防止 ARDS 的发生上，在 ARDS 早期尽早进行治疗。ARDS 是重症胸部创伤引起的后果最严重的并发症，也是胸部创伤引起死亡的最常见原因。根据患者受伤程度的不同，常在伤后 6～72 小时发生 ARDS，患者最主要的表现是给氧治疗无效的进行性缺氧和肺部 X 线片透光度进行性降低。治疗的主要原则是尽早应用机械通气、防止或治疗肺部感染及对SIRS（全身性炎性反应综合征）的预防和治疗。

（4）对肺爆震伤和化学性肺损伤的治疗主要是支持疗法，目前尚无有效的方法进行治疗，重症患者病死率极高。

（5）ECMO 和 IVCO，只有在其他改善缺氧的治疗方法无效时才用这两种方法，在做 ECMO 时应尽量肝素涂层的管道及氧合器，这样可减少机体的肝素用量，避免外伤伤口出血加重。

第四节　闭合性膈肌破裂

创伤性膈肌破裂是指体外暴力所致的膈肌突然撕裂。因此，医源性膈肌破裂和生物源的膈肌破裂不在本列。由于解剖学的原因，创伤性膈肌破裂多发于左侧，伤后进入胸腔的腹腔脏器最常见的依次为胃、脾脏、横结肠和小肠。交通事故是最常见的致伤原因（约70%），病情往往合并身体其他部位的创伤；其次是刀、火器伤（15%～20%）。右侧膈肌损伤病例中绝大多数是刀、火器伤直接损伤所致，闭合性创伤损及右侧膈肌的患者极为罕见。

【诊断】

（一）症状

由于破裂膈肌的运动功能丧失、肺受压萎陷和纵隔移位，可引起严重呼吸和循环功能障碍，甚至呼吸衰竭和休克。进入胸腔的胃或肠管遭受膈肌破口的压迫，可出现胃肠梗阻症状，甚至发生绞窄。并发胃肠破裂时可引起胸腹腔感染。

（二）体征

查体时可发现一侧胸廓膨隆、活动受限、叩之浊音或鼓音，听诊呼吸音减弱或消失或可听到肠鸣音，而腹部常明显凹陷，有时肠鸣音亢进。

（三）检查

1. 实验室检查　血常规和尿常规必须急诊检查，成年患者如果 Hb < 80g/L，出血量至少 > 1000ml；尿常规检查可排除肾挫伤引起的血尿。出凝血时间测定、血型、血交叉和备血均须同时进行，以免抢救时因此延误时机。

2. 特殊检查

（1）胸部 X 线片可见膈肌明显"抬高"，胸腔内有特殊的气泡和气液面，典型的患者可见肠形。

（2）口服造影药后患者取头低足高位 10 分钟胸透，可见胸腔内有造影剂或胃肠的轮廓。

（3）CT 和 MRI 可见腹腔脏器疝入胸腔。

（4）超声检查不仅可探查有多少腹腔脏器疝入胸腔，还可了解有无腹腔和胸腔的出血及出血量。

（5）胸腔镜检查通过胸腔镜可在直视下确诊，对于较轻的病变可以直接治疗处理。

（四）诊断要点

1. 胸和（或）腹部外伤病史，尤其是挤压伤、刃器伤和火器伤。

2. 患者出现恶心、呕吐等肠梗阻症状。

3. 典型阳性体征。纵隔移位向健侧，肺受压萎陷致呼吸困难、发绀，患侧胸呼吸音消失并有肠鸣音，严重者甚至有低血压。

4. 辅助检查，尤其胸部 X 线片和 CT 等检查可明确诊断。

【治疗】

（一）一般治疗

吸氧和镇痛是对所有胸外伤患者首先采取的简单而有效的治疗措施，单纯性肋骨骨折仅需镇痛、休息即可；重症，应立即建立 1~2 根静脉输液通道；如为伤口污染的开放性肋骨骨折，应预防性的应用广谱抗生素、TAT 等。

（二）药物治疗

通常用1%利多卡因或 0.5% 布比卡因（bupivacaine）做

肋间神经封闭（包括断肋骨上、下方各 1 根肋骨）和局部痛点封闭，为了延长镇痛效果，可在每 20ml 药液中加入 0.05ml 肾上腺素（有高血压史的老年患者不用）。患者侧卧位，在距棘突 6~10cm 处的肋骨下缘进针（紧贴肋骨），针尖触到肋骨后稍稍退出些再向肋骨下缘进针 1.5~2cm 左右，回抽无血即可注入 3~5ml 的封闭液，每 7~9 小时重复 1 次。

（三）外科治疗

创伤性膈肌破裂一经诊断必须手术治疗，患者是否需急诊手术应根据病情而定，在病情较轻，疝入胸腔脏器无绞窄、患者全身情况允许时可在充分的准备后施行手术；对于创伤严重并且出现肠梗阻症状的患者应急诊手术，手术前应尽可能进行抗休克治疗，矫正重症患者的缺氧、酸碱紊乱和低血压状况，对有污染的创伤预防性应用抗生素。如果胸腔和腹腔均有污染时，手术中必须彻底冲洗、充分引流，必要时在手术清创后可将破裂的结肠外置，待病情稳定后行二期手术。

【病情观察】

1. 注意观察患者呼吸及循环状况，因为病情严重时往往造成呼吸、循环衰竭，尤其是出现用其他胸外伤不能解释的循环衰竭。

2. 有无恶心呕吐、脉搏增快、胸骨后疼痛等胃肠绞窄的症状出现。

3. 有无胸腔、腹腔大出血的征象，有无急诊手术的指征。

4. 注意合并损伤，尤其是肝、脾、肾、肠系膜和颅脑等部位的创伤。

5. 应定时复查胸部 X 线片、超声或其他辅助检查，尤其是外伤早期怀疑有膈肌外伤而未确诊的患者。

【病历记录】

详细记录受伤暴力性质、时间、受伤后主要症状。病情的动态变化、过程及医师的应时处理措施应详细记录。

【注意事项】

1. 医患沟通

（1）创伤性膈肌破裂是较严重的胸外伤，重症患者有较高的病死率，在抢救治疗中应根据胸外伤程度的不同如实向患者家属交代病情。

（2）严重血气胸患者必须签发病重或病危通知书并面交家属，当面向家属交代可能发生的最坏结果。

（3）向家属介绍已经或准备采取的诊断检查、治疗及抢救措施，对治疗的后果、病情发展可能出现的情况及针对性的治疗方案做详细的介绍。任何治疗或抢救性手术必须征得患者家属书面同意后才可施行。

（4）对于可能出现的迟发性并发症，如猝死、ARDS、迟发性出血、脓胸等也应向家属交代。

2. 经验指导

（1）由于膈肌破裂的临床表现复杂，常不典型且并发伤多，有33%～50%患者是在开胸或开腹探查手术中才发现。因此，医师应对其提高警惕，术中注意探查。

（2）对仍不能确诊的患者，由鼻腔下胃管后胸透或拍片，可见胃管出现于胸腔内，经胃管注入造影剂（碘剂），更能证实诊断。怀疑右侧膈肌破裂时可注入 CO_2，人工气腹200～300ml，立体拍片若见气体未在腹腔而在胸腔则可确诊。闭合性膈肌破裂大多有并发伤，最多者为肋骨骨折和其他部位骨折，其次为脾或肝破裂、胃肠破裂，以及颅脑损伤等。

（3）病情严重的患者缺氧和低血压等休克状况是由于大量腹腔脏器疝入胸腔所致，这种情况下抗休克治疗往往难以奏效。因此，必须边抗休克边准备急诊手术，尽快回复胸腔内的腹腔脏器是一切治疗的关键。

（4）手术径路应根据病情不同而异，如以腹腔脏器损伤为主时应经腹部切口修补膈肌，否则应取胸部切口，在无法确定时可采用胸腹联合切口。由于胸腹联合切口必须切断肋弓，会影响胸廓的稳定性和呼吸功能，因此对肺功能欠佳的患者应慎用，可用胸部和腹部分别切口取代之。

第五节　原发性纵隔肿瘤

原发性纵隔肿瘤以良性为主，恶性纵隔肿瘤为 20% ~ 25%，其中以恶性胸腺瘤为主，恶性畸胎瘤和恶性神经性肿瘤居次。良性纵隔肿瘤包括胸内甲状腺肿、胸腺瘤、皮样囊肿、神经节和鞘瘤、神经纤维瘤、食管囊肿、平滑肌瘤、心包囊肿和脂肪瘤等。恶性纵隔肿瘤有恶性淋巴瘤（包括 Hodgkin 病）、胸膜瘤、恶性畸胎瘤、甲状腺癌、神经纤维肉瘤、恶性神经鞘瘤等。

【诊断】

（一）症状

临床上常无症状，但若肿瘤生长过大、破溃、感染或恶变均可引起临床症状。如压迫神经可引起喉返神经麻痹（致声嘶）、膈神经麻痹、交感神经麻痹［致霍纳（Hornor）综合征］，压迫臂丛神经可引起帕金森（Pancoast）综合征、迷走神经麻痹致胃肠功能紊乱等。肿瘤过大或恶性纵隔肿瘤可压迫或直接侵犯周围组织器官而造成咳嗽、胸闷、呼吸困难、吞咽困难、上腔静脉梗阻综合征和心律失常等。恶性肿瘤侵犯血管可造成乳糜胸、乳糜心包、咯血甚至是致死性的大出血。神经源性的纵隔肿瘤有时可分泌加压素而出现高血压的一系列症状，或分泌胰岛素样物质引起突发性的低血糖［（德格-波特）Doege-Potter 综合征］。

（二）体征

1. 一般情况　较小的良性纵隔肿瘤常无阳性体征，有时会有高血压出现。如果是恶性肿瘤可出现消瘦、贫血。

2. 专科检查　根据上述压迫周围器官和神经的不同情况检查相应的体征。

(三) 检查

1. 胸部 X 线检查　是诊断纵隔肿瘤的重要手段。透视检查可观察肿块是否随吞咽上下移动，是否随呼吸有形态改变以及有无搏动等。正位和侧位胸部 X 线片可显示肿瘤的部位、密度、外形、边缘清晰光滑度、有无钙化或骨影等。断层摄片、CT 或磁共振检查更能进一步显示肿瘤与邻近组织器官的关系。必要时行心血管造影或支气管造影，能进一步鉴别肿瘤的相通部位及与心大血管或支气管、肺等的关系，提高确诊率。

2. 超声扫描　有助于鉴别实质性、血管性或囊性肿瘤。

3. 放射性核素^{131}I 扫描　可协助诊断胸骨后甲状腺肿。

4. 颈部肿大淋巴结活检　有助于鉴别淋巴源性肿瘤或其他恶性肿瘤。

5. 纤维支气管镜、食管镜、纵隔镜等检查　有助于鉴别诊断，但应用较少。

6. 其他　诊断性放射治疗（小剂量 10～30Gy），在短期内能否缩小，有助于鉴别对放射性敏感的肿瘤，如恶性淋巴瘤等。

(四) 诊断要点

1. 根据肿块在纵隔所处的部位。良性肿瘤由于生长缓慢，向胸腔方向生长，可生长到相当大的程度尚无症状或很轻微。相反，恶性肿瘤侵犯程度高，进展迅速，故肿瘤较小时已经出现症状。

2. 根据肿瘤压迫或侵犯邻近神经、器官出现的临床症状。

3. 特异性症状对诊断意义较大，如随吞咽运动上下为胸骨后甲状腺肿，咳出头发样细毛或豆腐渣样皮脂为破入肺内的畸胎瘤，伴重症肌无力为胸腺瘤等。

4. 除了临床表现对诊断有重要意义外，影像学检查有助于诊断。

（五）鉴别诊断

1. 甲状腺疾病 分为胸廓内甲状腺肿、胸廓内甲状腺囊肿或腺瘤及胸廓内迷走甲状腺，肿块通常在上纵隔，通常无明显临床症状，偶见有甲状腺功能亢进症状，CT 和 MRI 检查可见纵隔肿块与颈部甲状腺有连续，同位素碘扫描可见胸腔内有甲状腺。

2. 胸主动脉瘤 巨大的升主动脉和主动脉弓部动脉瘤也可压迫上腔静脉和喉返神经造成上腔静脉综合征；胸降主动脉的动脉瘤在 X 线片上与神经源性的纵隔肿瘤相似，但在透视下可见瘤体有明显的搏动，CT 和 MRI 检查可明确诊断。

3. 肺动脉瘤 先天性肺动脉瘤样扩张在临床上较少见，常位于主动脉弓下方，临床听诊在胸骨左缘有明显的收缩期杂音。CT、MRI 和心血管造影检查均可明确诊断。

4. 食管憩室 患者往往有较长期的消化道症状，有时患者的症状与体位有关并可呕吐出宿食，在伴有憩室炎的情况下可有发热和胸骨后疼痛。上消化道钡餐可见钡剂进入憩室形成壁龛或挂袋状改变。食管镜检查也可明确诊断。

5. 双主动脉弓 这是一种先天性血管畸形，主动脉弓分为前后两部分将食管夹于其中，食管钡餐可见有食管腔外的压迫症状，患者有进食梗阻感，胸部 X 线片可见食管后有肿块，但 CT、MRI 或血管造影检查可明确诊断。

【治疗】

除恶性淋巴源性肿瘤适用放射治疗外，绝大多数原发性纵隔肿瘤只要无其他禁忌证，均应外科治疗。即使良性肿瘤或囊肿毫无症状，由于会逐渐长大，压迫毗邻器官，甚至出现恶变或继发感染，因而均以采取手术为宜。恶性纵隔肿瘤若已侵入邻近器官无法切除或已有远处转移，则禁忌手术，可根据病理性质给予放射或化学药物治疗。

（一）一般治疗

良性纵隔肿瘤的一般治疗通常是以改善患者全身情况而为进一步手术做好充分准备为目的，如术前有高血压、低血糖（Doege-Potter 综合征）、肺部炎症等时，可应用适当药物治疗并调整机体到最佳状态后进行手术治疗。

（二）外科治疗

1. 良性原发性纵隔肿瘤的手术相对较为简单，根据肿瘤所在的部位，采取不同的切口手术摘除肿瘤即可。

2. 对于恶性的纵隔肿瘤，除了手术摘除肿瘤外，还须注意局部淋巴结的清扫并在肿瘤部位用钛夹做出标记，以便术后放疗定位。在晚期恶性肿瘤无法切除时，可做姑息性的手术治疗，如采用无名静脉 – 右心房分流缓解上腔静脉综合征。

【病情观察】

1. 常规的术后观察：注意血压、心率、体温和呼吸，观察有无出血、感染等并发症。

2. 对于术前有高血压、低血糖的患者，在手术摘除肿瘤后应特别注意血压和血糖情况并采取相应的预防措施，以免出现危象。

3. 对于术前有心力衰竭、心律失常的患者应在术后监测患者的心功能和心律。

【病历记录】

记录病程中胸痛、胸闷、咳嗽症状出现的时间及动态变化过程。记录各项检查结果并分析。

【注意事项】

1. 医患沟通 患者病情重，手术并发症多，所以要做好患者的心理沟通，树立患者战胜疾病的信心。对患者的病情，尽量做客观性的描述，尽量少做肯定或否定的回答。

2. 经验指导

（1）原发性纵隔肿瘤可产生一些激素从而导致全身的症

状，同样在全身出现这些症状时也应该考虑有纵隔肿瘤的可能（表2-1）。

表2-1　原发性纵隔肿瘤症状

全身症状	纵隔肿瘤
高血压	嗜铬细胞瘤、化学感受器瘤、神经节瘤、神经母细胞瘤
低血糖	间质细胞瘤、畸胎瘤、纤维肉瘤、神经肉瘤
腹泻	神经节瘤、神经母细胞瘤、神经纤维瘤
高钙血症	甲状旁腺瘤/肉瘤、霍奇金病
甲状腺毒血症	甲状旁腺瘤/肉瘤
男性乳房女性化	非精原细胞性干细胞肿瘤
青春期性早熟	非精原细胞性干细胞肿瘤

（2）良性纵隔肿瘤应尽量手术摘除，在摘除神经性肿瘤手术时应注意勿向椎间孔内掏挖，以免损伤脊髓而致截瘫。

（3）恶性纵隔肿瘤对化疗不敏感，因此通常不用全身的化疗或介入治疗。

（4）对于良性的胸腺瘤无论术前有无重症肌无力，不能仅仅摘除瘤体，在手术中应将所有胸腺彻底切除并清除心包前的脂肪，以免手术后发生重症肌无力。

第六节　肺　　癌

肺癌（lung cancer）大多数起源于支气管黏膜上皮，因此也称支气管肺癌（bronch-opulmonary carcinoma），是肺部最常见的恶性肿瘤。肺癌的发生与环境的污染及吸烟密切相关，肺部慢性疾病，人体免疫功能低下，遗传因素等对肺癌的发生也有一定影响。根据肺癌的生物学行为及治疗特点，将肺癌分为小细胞肺癌、鳞状细胞癌、腺癌、大细胞癌。根据肿瘤的位置分为中心型肺癌及周边型肺癌。肺癌转移途径有直接蔓延、淋巴道转移、血道转移及种植性转移。

【诊断】

（一）症状

肺癌的临床症状根据病变的部位、肿瘤侵犯的范围、是否有转移及肺癌副癌综合征全身表现不同而异，最常见的症状是咳嗽、咯血、气短、胸痛和消瘦，其中以咳嗽和咯血最常见，咳嗽的特征往往为刺激性咳嗽，无痰；咯血以痰中夹血丝或混有粉红色的血性痰液为特征，少数患者咯血可出现整口的鲜血；肺癌在胸腔内扩散侵犯周围结构可引起声嘶、霍纳（Horner）综合征、吞咽困难和肩部疼痛。当肺癌侵犯胸膜和心包时可能表现为胸腔积液和心包积液；由于肿瘤阻塞支气管可引起阻塞性肺炎而发热；上腔静脉综合征往往是肿瘤或转移的淋巴结压迫上腔静脉所致。小细胞肺癌常见的副癌综合征主要表现为恶病质、高血钙和肺性骨关节病或非恶病质患者蛋白倒置、高血糖和肌肉分解代谢增加等。

（二）体征

1. 一般情况　以消瘦和低热为常见。

2. 专科检查　肺癌的体征根据其病变的部位、肿瘤侵犯的范围、是否有转移及副癌综合征全身表现不同而异。肿瘤阻塞支气管可致一侧或一叶肺不张而使该侧肺呼吸音消失或减弱；肿瘤阻塞支气管可继发肺炎出现发热和肺部啰音；肿瘤侵犯胸膜或心包造成胸腔或心包积液出现相应的体征；肿瘤淋巴转移可出现锁骨上、腋下淋巴结肿大。

（三）检查

1. 实验室检查　痰涂片检查找癌细胞是肺癌诊断最简单、最经济、最安全的检查，由于肺癌细胞的检出阳性率较低，因此往往需要反复多次的检查，标本最好是清晨首次痰液并立即检查。肺癌的其他实验室检查往往是非特异性的。

2. 特殊检查

(1) X 线片：可见肺内球形灶，有分叶征、边缘毛刺状，密度不均匀，部分患者见胸膜凹陷征（兔耳征），厚壁偏心空洞，肺内感染、肺不张等。

(2) CT 检查：已成为常规诊断手段，特别是对位于肺尖部、心后区、脊柱旁、隔后等隐蔽部位的肿瘤的发现有益。

(3) MRI 检查：在于分辨纵隔及肺门血管，显示隐蔽部的淋巴结，但不作为首选。

(4) 痰细胞学：痰细胞学检查阳性率可达 80%，一般早晨血性痰涂片阳性率高，至少需连查 3 次以上。

(5) 纤维支气管镜检查：可直接观察气管，主支气管，各叶、段管壁及开口处病变，可活检或刷检取分泌物进行病理学诊断，对手术范围及术式的确定有帮助。

(6) 其他：①经皮肺穿刺活检，适用于周围型肺内占位性病变的诊断，可引起血胸、气胸等并发症；②对于有胸腔积液者，可经胸腔穿刺抽液离心检查，寻找癌细胞；③PET，对于肺癌鉴别诊断及有无远处转移的判断准确率可达 90%，但目前价格昂贵；④其他诊断方法，如放射核素扫描、淋巴结活检、胸腔镜下活检术等，可根据病情及条件酌情采用。

（四）诊断要点

1. 有咳嗽、咯血、低热和消瘦的病史和长期吸烟史；晚期患者可出现声嘶，胸腔积液及锁骨淋巴结大。

2. 影像学检查有肺部肿块并具有恶性肿瘤的影像学特征。

3. 病理学检查发现癌细胞。

（五）鉴别诊断

1. 肺结核

(1) 肺结核球：易与周围型肺癌混淆。肺结核球多见于青年，一般病程较长，发展缓慢。病变常位于上叶尖后段或下叶背段。在 X 线片上肿块影密度不均匀，可见到稀疏透光区和钙化点，肺内常另有散在性结核病灶。

（2）粟粒性肺结核：易与弥漫型细支气管肺泡癌混淆。粟粒性肺结核常见于青年，全身毒性症状明显，抗结核药物治疗可改善症状，病灶逐渐吸收。

（3）肺门淋巴结结核：在 X 线片上肺门肿块影可能误诊为中心型肺癌。肺门淋巴结结核多见于青少年，常有结核感染症状，很少有咯血。

2. 肺部炎症

（1）支气管肺炎：早期肺癌产生的阻塞性肺炎，易被误诊为支气管肺炎。支气管肺炎发病较急，感染症状比较明显。X 线片上表现为边界模糊的片状或斑点状阴影，密度不均匀，不局限于一个肺段或肺叶。经抗菌药物治疗后，症状迅速消失，肺部病变吸收也较快。

（2）肺脓肿：肺癌中央部分坏死液化形成癌性空洞时，X 线片上表现易与肺脓肿混淆。肺脓肿在急性期有明显感染症状，痰量多，呈脓性，X 线片上空洞壁较薄，内壁光滑，常有液平面，脓肿周围的肺组织或胸膜常有炎性变。支气管造影空洞多可充盈，常伴有支气管扩张。

3. 肺部其他肿瘤

（1）肺部良性肿瘤：如错构瘤、纤维瘤、软骨瘤等有时需与周围型肺癌鉴别。一般良性肿瘤病程较长，生长缓慢，临床上大多没有症状。X 线片上呈现接近圆形的块影，密度均匀，可以有钙化点，轮廓整齐，多无分叶状。

（2）支气管腺瘤：是一种低度恶性肿瘤。发病年龄比肺癌轻，女性发病率较高。临床表现与肺癌相似，常反复咯血。X 线片上的表现，有时也与肺癌相似。经纤维支气管镜检查，诊断未能明确者宜尽早开胸探查。

4. 纵隔淋巴肉瘤　可与中心型肺癌混淆。纵隔淋巴肉瘤生长迅速。临床上常有发热和其他部位浅表淋巴结大。在 X

线片上表现为两侧气管旁和肺门淋巴结大。对放射疗法高度敏感，小剂量照射后即可见到肿块影缩小。纵隔镜检查亦有助于明确诊断。

【治疗】

治疗肺癌的方法主要有外科手术治疗、放射治疗、化学药物治疗、中医中药治疗及免疫治疗等。尽管80%的肺癌的患者在明确诊断时已失去手术机会，但手术治疗仍然是肺癌最重要和最有效的治疗手段。然而，目前所有的各种治疗肺癌的方法效果均不能令人满意，必须适当地联合应用，进行综合治疗以提高肺癌的治疗效果。具体的治疗方案应根据肺癌的分期和TNM分类、病理细胞类型、患者的心肺功能和全身情况及其他有关因素等，进行认真详细的综合分析后再做决定。

1. 手术治疗 手术疗法的目的，是彻底切除肺部原发癌肿病灶和局部及纵隔淋巴结，尽可能保留健康的肺组织。肺切除术的范围，决定于病变的部位和大小。对周围型肺癌，一般施行肺叶切除术；对中心型肺癌，一般施行肺叶或一侧全肺切除术。有的患者，癌变位于一个肺叶内，但已侵及局部主支气管或中间支气管，为了保留正常的邻近肺叶，避免行一侧全肺切除术，可以切除病变的肺叶及一段受累的支气管，再吻合支气管上下切端，临床上称为支气管袖状肺叶切除术。如果相伴的肺动脉局部受侵，也可同时做部分切除，端端吻合，称为支气管袖状肺动脉袖状肺叶切除术。

手术治疗结果：非小细胞肺癌，T_1 或 $T_2N_0M_0$ 患者经手术治疗后，约有50%的患者能获得长期生存，有的报道其5年生存率可达70%以上。II期及III期患者生存率则较低。据统计，我国目前肺癌手术的切除率为85% ~97%，术后30日病死率在2%以下，总的5年生存率为30% ~40%。

手术禁忌证：①远处转移，如脑、骨、肝等器官转移

（即 M_1 病例）；②心、肺、肝、肾功能不全，全身情况差的患者；③广泛肺门、纵隔淋巴结转移，无法清除者；④严重侵犯周围器官及组织，估计切除困难者；⑤胸外淋巴结转移，如锁骨上（N_3）等，肺切除术应慎重考虑。

2. 放射治疗　放射治疗是局部消灭肺癌病灶的一种手段。临床上使用的主要放射疗法设备有 ^{60} 钴治疗机和加速器等。

在各种类型的肺癌中，小细胞癌对放射疗法敏感性较高，鳞状细胞癌次之，腺癌和细支气管肺泡癌最低。通常是将放射疗法、手术与药物疗法综合应用，以提高治愈率。临床上常采用的是手术后放射疗法。对癌肿或肺门转移病灶未能彻底切除的患者，于手术中在残留癌灶区放置小的金属环或金属夹作为标记，便于术后放射疗法时准确定位。一般在术后 1 个月左右患者健康情况改善后开始放射疗法，剂量为 40～60Gy，疗程约 6 周。为了提高肺癌病灶的切除率，有的患者可手术前进行放射治疗。晚期肺癌患者，有阻塞性肺炎、肺不张、上腔静脉阻塞综合征或骨转移引起剧烈疼痛者及癌肿复发的患者，也可进行姑息性放射疗法，以减轻症状。

放射疗法可引起倦乏、食欲减退、低热、骨髓造血功能抑制、放射性肺炎、肺纤维化和癌肿坏死液化空洞形成等放射反应和并发症，应给予相应处理。

下列情况一般不宜施行放射治疗：①健康情况不佳，呈现恶病质者；②高度肺气肿放射治疗后将引起呼吸功能代偿不全者；③全身或胸膜、肺广泛转移者；④癌变范围广泛，放射治疗后将引起广泛肺纤维化和呼吸功能代偿不全者；⑤癌性空洞或巨大肿瘤，后者放射治疗将促进空洞形成。

对于肺癌脑转移病例，若颅内病灶较局限，可采用 γ-刀放射治疗，有一定的缓解率。

3. 化学治疗　有些分化程度低的肺癌，特别是小细胞癌，疗效较好。化学疗法作用遍及全身，临床上可以单独应用于晚期肺癌患者，以缓解症状，与手术、放射等疗法综合应用，以防止癌肿转移复发，提高治愈率。

常用于治疗肺癌的化学药物：环磷酰胺、氟尿嘧啶、丝裂霉素、阿霉素、表柔比星，丙卡巴肼（甲基苄肼）、长春碱、甲氨蝶呤、洛莫司汀（环己亚硝脲）、顺铂、卡铂、紫杉醇等。应根据肺癌的类型和患者的全身情况合理选用药物，根据单纯化疗还是辅助化疗选择给药方法、决定疗程的长短，以及哪几种药物联合应用、间歇给药等，以提高化疗的疗效。

注意：目前化学药物对肺癌疗效仍然较低，症状缓解期较短，不良反应较多。临床应用时，要掌握药物的性能和剂量，密切观察不良反应。出现骨髓造血功能抑制、严重胃肠道反应等情况时要及时调整药物剂量或暂缓给药。

4. 中医中药治疗 按患者临床症状、脉象、舌苔等表现，应用辨证论治法则治疗肺癌，一部分患者的症状得到改善，生存期延长。

5. 免疫治疗 近年来，通过实验研究和临床观察，发现人体的免疫功能状态与癌肿的生长发展有一定关系，从而促使免疫治疗的应用。免疫治疗的具体措施如下。

（1）特异性免疫疗法：用经过处理的自体肿瘤细胞或加用佐剂后，皮下接种进行治疗。此外，尚可应用各种白细胞介素、肿瘤坏死因子、肿瘤核糖核酸等生物制品。

（2）非特异性免疫疗法：用卡介苗、短小棒状杆菌、转移因子、干扰素、胸腺素等生物制品或左旋咪唑等药物以激发和增强人体免疫功能。

当前肺癌的治疗效果仍不能令人满意。由于治疗对象多属晚期，其远期生存率低，预后较差。因此，必须研究和开展以下方面的工作，以提高肺癌治疗的总体效果：①积极宣传，普及肺癌知识，提高肺癌诊断的警惕性，研究和探索早期诊断方法，提高早期发现率和诊断率；②进一步研究和开发新的有效药物，改进综合治疗方法；③改进手术技术，进一步提高根治性切除的程度和同时最大限度地保存正常肺组织的技术；④研究和开发分子生物学技术，探索肺癌的基因治疗技术，使之能有效地为临床服务。

【病情观察】

1. 肺癌手术后的观察内容与其他病变的肺切除一样。

2. 在术前或术后化疗或放射治疗中应定期复查患者的血常规和肝肾功能，防止化疗药物对机体造成严重的损伤。

3. 术后应定期复查胸部 X 线片或胸部 CT，以尽早发现癌肿复发或转移的迹象，尽早治疗。

【病历记录】

记录患者的临床症状、阳性体征，对于阴性体征也要做必要的记录。对辅助检查结果要有记录，要有分析及其处理意见。记录鉴别诊断的依据。

【注意事项】

1. 医患沟通 要多做患者的心理疏导，消除患者悲观、消极的情绪。全程与患者沟通，针对患者的现状、病情变化及手术情况进行交流，倾听患者的想法，让患者共同参与到疾病的诊治过程中来。

2. 经验指导

（1）在肺癌治疗未明显突破的目前，早期诊断、尽早治疗是争取最好疗效的唯一方法，对于肺癌高危人群定期体检是发现早期肺癌患者的有效方法。

（2）根据 40 岁以上，尤其男性出现刺激性咳嗽、久咳不愈、痰中带血、胸痛、胸闷等症状；可伴锁骨上或颈部淋巴大；胸部 X 线片、CT 等其他辅助检查获得阳性结果则不难做出诊断。但肺癌病例按肿瘤发生部位、病理类型和病程早晚等不同情况，在临床上可以有多种表现。

（3）首选手术治疗，肺癌手术切除最小肺单位是肺叶，对于肺功能较差的患者可应用胸腔镜手术以减少对呼吸功能的影响。

（4）对于中晚期肺癌患者强调包括手术在内的联合治疗，其效果优于单一治疗。

（5）适当地化疗有两层意思：①并非所有的肺癌患者均须化疗，对于早期发现、病灶较小、手术较彻底、病理上无淋巴转移且细胞分化较好的患者，可以不做或少做化疗。②应根据患者身体的具体情况选用化疗方案，在实施方案的过程中随时调整，反对片面追求方案的完整性。总之，应选择适当的患者进行适当的化疗。

第七节　食　管　癌

食管癌（carci noma of csophagus）是常见的消化道恶性肿瘤，目前原因不明，与炎症、真菌感染、亚硝胺类化合物摄入、微量元素及维生素缺乏有关。其主要病理类型为鳞状细胞癌（90%），少部分为腺癌、肉瘤及小细胞癌等。可分为髓质型、缩窄型、蕈伞型、溃疡型。食管癌以胸中段食管癌较多见，下段次之，上段较少。食管癌发生于食管黏膜上皮的基底细胞，绝大多数是鳞状上皮癌（95%），腺癌起源于食管者甚为少见，多位于食管末端。贲门癌多为腺癌，贲门部腺癌可向上延伸累及食管下段。主要通过淋巴转移，血行转移发生较晚。

【诊断】

（一）症状

1. 早期　常无明显症状，仅在吞咽粗硬食物时有不同程度的不适感：①咽下食物哽噎感，常因进食固体食物引起，第一次出现哽噎感后，不经治疗而自行消失，隔数日或数月再次出现；②胸骨后疼痛，常在咽下食物后发生，进食粗糙热食或刺激性食物时加重；③食物通过缓慢并有滞留感；④剑突下烧灼样刺痛，轻重不等，多在下咽食物时出现，食后减轻或消失；⑤咽部干燥与紧缩感，食物吞下不畅，有轻微疼痛；⑥胸骨后闷胀不适，症状时轻时重，进展缓慢。

2. 中晚期

(1) 吞咽困难：进行性吞咽困难是食管癌的主要症状。初起时进食固体食物有哽噎感，以后逐渐呈进行性加重，甚至流食亦不能咽下。吞咽困难的严重程度除与病期有关外，与肿瘤的类型亦有关系。缩窄型出现梗阻症状早而严重，溃疡型及腔内型出现梗阻症状较晚。

(2) 疼痛和呕吐：见于严重吞咽困难患者，多将刚进食的食物伴同唾液呕出，呈黏液状。疼痛亦为常见症状，多位于胸骨后、肩胛间区，早期多呈间歇性，出现持续而严重的胸痛或背痛，须用镇痛药镇痛者，为晚期肿瘤外侵的征象。

(3) 贲门癌：可出现便血、贫血。

(4) 体重下降及恶病质：因长期吞咽困难，引起营养障碍，体重明显下降，消瘦明显。出现恶病质是肿瘤晚期的表现。

(5) 邻近器官受累的症状：肿瘤侵及邻近器官可引起相应的症状。癌肿侵犯喉返神经，可发生声嘶；侵入主动脉，溃烂破裂，可引起大量呕血；侵入气管，可形成食管气管瘘；高度阻塞可致食物反流，引起进食时呛咳及肺部感染；持续胸痛或背痛为晚期症状，表示癌肿已侵犯食管外组织。

(二) 体征

1. 一般情况 以消瘦为主，甚至出现恶病质，有的患者有贫血和低蛋白血症的表现。

2. 专科检查 病变早期并无阳性体征；病变晚期可扪及锁骨上转移的淋巴结或上腹部有包块，有压痛。

(三) 检查

1. 实验室检查 主要表现为低 Hb、低血浆蛋白，有的患者可有粪便隐血试验阳性。

2. 特殊检查

(1) 钡餐检查：是食管癌诊断最常用、最有效、最安全的方法，可了解病灶的部位及范围，此外还可了解胃部和十二指肠的情况，供手术设计参考；在钡餐检查时应采取正位、侧位和斜位不同的体位并应用双重造影技术仔细观察食管黏膜形态及食管运动的状况，以免漏诊早期病变。根据钡餐检查的形态将食管癌分为溃疡型（以食管壁不规则缺损的壁龛影为主）、蕈伞型（病灶如菌状或息肉状突入食管腔）、缩窄型（病变以环状狭窄为主，往往较早出现症状）和髓质型（病变以黏膜下肌层侵犯为主，此型病变呈外侵性生长，瘤体往往较大）。又根据食管癌发生的部位将其分为上段（主动脉弓上缘水平以上的食管段）、中段和下段（左下肺静脉下缘至贲门的食管）食管癌。由于能提取组织做病理定性，因此钡餐与食管镜是不能相互取代的检查；由于钡剂可覆盖的病灶表面造成假象，故钡餐检查最好在组织学检查后再进行。

(2) 食管镜检查：可在直视下观察病灶的形态和大小，采取活体组织做出病理学诊断，对病灶不明显但可疑的部位可用刷取脱落细胞检查。

(3) 食管拉网检查：是我国学者发明的极其简便、有效、安全、经济的检查方法，尤其适用于大规模普查及早期食管癌的诊断，其诊断学的灵敏度，甚至高于依靠肉眼观察定位的食管镜检查；分段食管拉网结合钡餐检查还可确定病变的部位。

(4) CT 和 MRI 检查：可了解食管癌纵隔淋巴转移的情况及是否侵及胸主动脉、气管后壁。

(5) 纤维支气管镜检查：主要观察气管膜部是否受到食管癌侵犯，必要时可做双镜检查（即同时加做食管镜检查）。

(6) 内镜式食管超声（endoscopic esophageal ultrasound,

EEU）引导下细针穿刺活检（fine-needle aspiration，FNA）：是少数患者在其他方法不能明确诊断但又高度怀疑食管恶性病变时可做此检查，用细针刺入食管壁抽吸少量组织病理检查以明确诊断。

（7）超声检查：主要了解肿瘤有无腹腔转移，尤其是食管下段肿瘤容易造成胃小弯、胰腺及肝脏的转移，对于这样的患者应避免外科手术并及时进行非手术治疗。

（四）诊断要点

1. 进食时有梗阻感或呛咳、咽部干燥紧束感，进行性吞咽困难等症状。

2. 有消瘦、乏力、贫血、脱水、营养不良等恶病质表现。

3. 中晚期患者可出现锁骨上淋巴结大，肝转移性肿块、腹水等。

4. 纤维食管癌、食管吞钡 X 线造影等检查结果能明确诊断。

（五）鉴别诊断

1. 食管平滑肌瘤　常见的食管平滑肌瘤可出现类似食管癌下咽困难的症状，通常有症状时间较长但无消瘦；在钡餐检查中可见肿块较圆滑突向食管腔，黏膜无损伤，有特殊的"八字胡"征；食管拉网及食管镜检查均无癌细胞发现。

2. 食管良性狭窄　通常有吞服强酸、强碱液病史，化学性灼伤常造成全食管或食管节段性狭窄，发病以儿童和女性患者多见，根据病史不难鉴别。

3. 外压性食管梗阻　食管外的某些异常，如巨大的纵隔肿瘤、纵隔淋巴结、胸骨后甲状腺肿等均可压迫食管造成节段性狭窄致吞咽困难，但通常钡餐检查可见食管黏膜正常，拉网及食管镜检查也无病理学证据。

4. 贲门失弛缓症　病史较长，病情可有缓解期，常有呕吐宿食史，有特征性的食管钡餐表现，亚硝酸异戊酯试验阳性，病理学活检无食管癌的证据。

5. 食管静脉曲张 常发生在食管中下段，吞咽困难较轻，往往伴有门静脉高压，常见于肝硬化、布－加综合征等。钡餐检查可见食管黏膜紊乱，食管镜下可见黏膜下曲张的静脉，但黏膜表面完整无破坏。绝对禁止活检，以免造成大出血。

【治疗】

一般对较早期病变宜采用手术治疗；对较晚期病变，仍应争取手术治疗。位于中、上段的晚期病变，而年龄较高或有手术禁忌证者，则以放射治疗为佳。

1. 手术疗法 手术是食管癌首选的治疗方法。早期切除常可达到根治效果。手术方法应根据病变大小、部位、病理分型及全身情况而定手术，原则上应切除食管大部分。中、晚期食管癌常浸润至黏膜下，食管切除范围应在距离癌瘤5~8cm。因此，食管下段癌，与代食管器官吻合多在主动脉弓上，而食管中段或上段癌则应吻合在颈部。代食管器官常用的是胃，有时用结肠或空肠。

（1）适应证：对病变的大小和部位、病理类型，以及患者的全身情况进行全面分析在下列情况时，可以考虑外科手术治疗。①早期食管癌（0期及Ⅰ期）患者一般情况允许，应积极争取手术治疗；②中期内的Ⅱ、Ⅲ期患者，患者情况许可，无明显远处转移，条件允许时均应采用术前放射与手术切除或手术切除与术后放射治疗的综合治疗；③放射治疗后复发、穿孔者，病变范围不大，无远处癌转移，周身情况良好，也应争取手术治疗；④食管癌高度梗阻，无明显远处转移，患者周身情况允许，应积极争取开胸手术，不能切除者，可行分流吻合术，然后辅以放疗和化疗。

（2）禁忌证：随着手术技巧、围术期处理及癌症综合治疗观念的建立和发展某些手术禁忌证已得以改变。

①食管癌伴有锁骨上淋巴结转移的治疗：上段及颈段食

管癌的锁骨上淋巴结转移实为局部淋巴结转移，在患者周身情况允许，无其他脏器转移，原发病灶可以切除的情况下，应行病灶切除及淋巴结切除术。术后辅以放射治疗、化疗。

②并发有其他脏器功能不全或损害的患者：只要病灶能够切除，患者能够耐受剖胸术，均应手术治疗。

（3）影响切除率的因素

①食管癌病变长度：一般超过 5cm，大都说明肿瘤较为晚期。但早期食管癌要除外，早期食管癌，病灶表浅，有时范围较长。发现食管癌伴有巨大阴影或突出阴影，多数患者已外侵食管周围脏器并发生粘连。食管癌局部有软组织肿块，亦可说明肿瘤外侵。X 线检查，有该现象出现，可以判断手术切除率较低。

②胸背疼痛：胸骨后或背部肩胛区持续性钝痛常揭示肿瘤已有外侵，引起食管周围炎、纵隔炎，也可以是食管深层癌性溃疡所致。下段肿瘤引起的疼痛可以发生在上腹部。疼痛严重不能入睡或伴有发热者，不但手术切除的可能性较小，而且应注意肿瘤穿孔的可能。

③出血：有时患者也会因呕血或黑便就诊。肿瘤可浸润大血管特别是胸主动脉而造成致命性大出血。对于有穿透性溃疡患者，特别是 CT 检查显示肿瘤侵犯胸主动脉者，应注意出血的可能。

④声嘶：常是肿瘤直接侵犯或转移性淋巴结压迫喉返神经所致。有时也可以是吸入性炎症引起的喉炎所致，间接纤维支气管镜检查有助于鉴别。提示肿瘤外侵及转移严重。

⑤手术径路：常用左胸切口，中、上段食管癌切除术有用右胸切口者。经食管裂孔剥除食管癌法可用于心肺功能差，不能耐受开胸手术者。此法可并发喉返神经麻痹及食管床大出血，应掌握适应证。

对于晚期食管癌，不能根治或放射治疗，进食较困难者，可做姑息性减状手术：食管腔内置管术、胃造瘘术、食管胃转流或食管结肠转流吻合术。这些减轻症状手术，可能发生并发症，故应严格掌握适应证。

2. 放射治疗 食管癌放射治疗包括根治性和姑息性两大类，单独放射治疗食管癌疗效差，故放射治疗一般仅作为综合治疗的一部分。照射方法包括放射和腔内放射、术前放射和术后放射。治疗方案的选择，需根据病变部位、范围、食管梗阻程度和患者的全身状况而定。颈段和上胸段食管癌手术的创伤大，并发症发生率高，而放射治疗损伤小，疗效优于手术，应以放射治疗为首选。凡患者全身状况尚可、能进半流食或顺利进流食、胸段食管癌而无锁骨上淋巴结转移及远处转移，无气管侵犯、无食管穿孔和出血征象、病灶长度 <7~8cm 而无内科禁忌证者，均可做根治性放射治疗。其他患者则可进行旨在缓解食管梗阻、改善进食困难、减轻疼痛、提高患者生命质量和延长患者生存期的姑息性放疗。放疗源的选择可采取以下原则：颈段及上胸段食管癌选用 ^{60}Co 或 4~8mV 的 X 线，中胸及下胸段食管癌选用 18mV 或 18mV 以上 X 线照射，也可选用 ^{60}Co 远距离外照射。根治性放射治疗每周照射 5 次，每次 1.8~2.0Gy，总剂量为（60~70）Gy/（7~8）周。姑息性放射治疗也尽量给予根治量或接近根治量。术前放射治疗主要适用于食管癌已有外侵，临床估计单纯手术切除有困难，但肿瘤在放射治疗后获得部分退缩可望切除者。术前照射能使癌肿及转移的淋巴结缩小，癌肿周围小血管和淋巴管闭塞，可提高切除率，减少术中癌的播散。术前放射治疗的剂量为（30~70）Gy/（4~8）周，放射治疗后 4~6 周再做手术切除。对姑息性切除后肿瘤有残留、术后病理检查发现食管切端有癌浸润，手术切缘过于狭窄，肿瘤基本切除但临床估计可能有亚临床病灶残留者，应进行术后放疗，以提高 5 年生存率。但是，对术中切除不完全的病变，

局部可留置银夹标记，术后 2～4 周再做放射治疗。能否提高 5 年生存率尚有争论。术后放射治疗剂量为 50～70Gy。有学者建议，采用食管癌体外三野照射法、超分割分段放疗，以及采用 ^{60}Co、^{137}Cs、^{192}Yb 食管腔内近距离放射治疗，以减少肺组织及脊髓所受的放射剂量而减轻放射损伤，提高放射治疗的疗效。

3. 药物治疗 由于全身性扩散是食管癌的特征，应用化疗是合乎逻辑的。然而化疗在永久控制此症的效果方面尚未得到证实。显效率在 5%～50%，取决于选用的药物或药物之间的搭配，目前多为数种作用机制不同药物的联合用药。常用方法为 DMP、DBV、PMD 等。但病情改善比较短暂且大多数有效的药物均有毒性。目前临床上常用联合化疗方案有 DDP-BLM、BLMADM、DDP-VDS-BLM 及 DDP-ADM-氟尿嘧啶等。临床观察发现，DDP、氟尿嘧啶和 BLM 等化疗药物具有放射增敏作用。近 10 年来将此类化疗药物作为增敏剂与放射治疗联合应用治疗食管癌，取得了令人鼓舞的疗效。

4. 综合治疗

（1）新辅助化疗：又称诱导化疗或术前化疗。目的：①控制原发病灶，增加完全性手术切除的机会，也可减少术中肿瘤的播散；②肿瘤血供完整，允许更有效的化疗药物的输送；③早期的全身治疗可以消灭微小的转移病灶；④术前化疗允许更为客观的评价肿瘤反应情况，从而确定有效的化疗药物。

（2）食管癌的术后化疗：食管癌的术后化疗，即辅助化疗，研究较少，但现有资料显示可能明显提高术后生存率。

（3）食管癌的术前化疗和放射治疗：一般是选用 1 种或数种化疗药物附加术前放射治疗，3～4 周后手术切除。有些患者局部病灶可以完全消失。术前化疗加术前放疗目前有逐渐增加的趋势。

（4）术前放射治疗：该方法能使癌肿及转移的淋巴结缩小，癌肿周围小血管和淋巴管闭塞，可提高切除率，减少术中癌的播散。对术中切除不完全的病变，局部可留置银夹标记，术后 2～4 周再进行放射治疗。能否提高 5 年生存率尚有争论。

（5）食管支架或人工贲门：采用记忆合金做的人工支架可将癌瘤所致的狭窄食管腔撑开，可姑息性地解决患者的进食和营养；用高分子材料做的人工贲门可扩开食管下端贲门癌所致的狭窄，有一定的抗反流作用。

（6）食管癌激光切割术：为姑息性治疗食管癌，用激光在食管腔内切割腔内生长的癌瘤，解决患者的进食和营养问题。

【病情观察】

1. 非手术治疗 ①放射治疗患者应该注意有无放射性肺炎，气管－食管瘘或食管穿孔发生，尤其是癌肿病变在胸主动脉附近时，要注意患者有无突然呕血、便血增加或有血性胸腔积液出现，以便及时停止照射，防止主动脉穿孔发生。②监测患者的血常规，无论放射治疗还是化疗均对患者的造血系统有抑制，因此在治疗过程中每周至少查两次血常规。③生物制剂治疗应注意药物的不良反应和变态反应。④对癌肿的大小应定期复查，以了解非手术治疗的效果并制订下一步治疗方案。

2. 肿瘤切除性手术治疗 ①注意观察有无出血和感染这两项手术后早期的常见并发症。②吻合口漏是食管癌手术后最常见、后果最严重的并发症，术后早期较少发生，通常易将术后早期的残胃漏误诊为吻合口漏；吻合口漏常在术后 6～10 日发生，主要表现为突然发热、胸痛、有胸腔积液和血白细胞增多，口服 60% 泛影葡胺或稀钡剂造影可明确诊断。

3. 姑息性治疗 如行激光切割手术须注意发生食管穿孔，可表现为突然发生纵隔气肿或气胸并伴有发热和胸腔积液。

食管支架或人工贲门在置入后可出现脱落，患者可恢复手术前的症状，应注意检查确认置入物在位。

【病历记录】

食管癌患者预后较差，手术风险大，并发症多，所以术前与患者交代时要详细记录有关谈话。与患者的全程沟通也应记录。

【注意事项】

1. 医患沟通　①术前与患者沟通，要树立患者战胜疾病的信心，积极配合医师的治疗；②同时让患者及其家属理解手术风险；③对患者病情变化应及时向患者及其家属交代，就医师的措施进行解释；④术后的沟通应鼓励患者坚持配合医师的治疗。

2. 经验指导

（1）对于肿瘤侵犯邻近何种组织器官及侵犯的程度如何，在诊断中必须清楚，否则无法确定手术方案。

（2）X线钡餐检查对食管癌的诊断极为重要，但食管癌的确诊绝不能仅仅依靠影像学，只有病理学依据才是诊断的金标准。约30%的颈段及贲门部的食管癌无法仅仅通过钡餐检查明确诊断，因此必须结合食管镜或食管拉网检查，可明显地减少漏诊。

（3）有些病变较长的食管癌，在放射治疗后病灶可缩小，可进行手术治疗切除肿瘤病灶，但须注意由于放射性炎症，食管周围粘连较重，分离较困难。

（4）食管癌的治疗在具有手术指征的情况下应尽量手术切除肿瘤病灶，对无手术指征的患者应首选放射治疗，其次选择化疗和中医中药治疗，免疫治疗可作为所有治疗方法和补充；到目前为止，单独应用免疫方法治疗食管癌的疗效不好。

（5）患者应该注意有无放射性肺炎、气管–食管瘘或食管穿孔发生,尤其是癌肿病变在胸主动脉附近时,要注意患者有无突然呕血、便血增加或有血性胸腔积液出现,以便及时停止照射,防止主动脉穿孔发生。

第八节 贲门失弛缓症

贲门失弛缓症(achalasia of cardia)是食管蠕动减弱或消失导致贲门无法开放,造成食物淤积,食管肥厚扩张,出现黏膜充血、水肿,甚至溃疡形成。恶变率为 2% ~ 4%。其基本病理改变为食管壁肌间神经节变性或数量的减少。多见于 20 ~ 50 岁,女性稍多。

【诊断】

(一)症状

1. 吞咽困难,早期为间歇性,暴饮、暴食或食入过冷、过热食物后容易发作。随着病程增长,由间歇性可变作持续性。其显著的特点是下咽费力,每餐进食时间明显延长。

2. 70% 的患者有进食后呕吐、反流现象。

3. 60% 的患者出现与饮食无关的胸骨后或剑突下绞痛,有的发生在夜间,有的在吞咽时出现,因此该病是食管源性胸痛的一个重要原因。大多数青壮年患者虽有下咽困难,病程持续数年,但全身情况不受影响,此点与食管癌患者迥然不同。

4. 幼儿或少数患者因梗阻严重、呕吐剧烈,可引起营养障碍,影响发育,体重下降。

(二)体征

1. 一般情况 患者往往因长期营养不良较为消瘦,少数和病情严重的患者可出现恶病质征象。如为儿童患者可影响发育。

2. 专科检查 有的患者大量宿食存积形成巨食管时可压

迫左肺而发生左下肺部的细湿啰音，其他并无特殊阳性体征。

（三）检查

1. 实验室检查　将呕吐的宿食化验，绝大多数 pH3.8 且酸性成分多为发酵产生乳酸。

2. X 线检查　常规 X 线胸片在病变早期多为正常，随着病变的发展，巨食管形成，可在纵隔看到气液面（尤其在侧位 X 线胸片上），有的患者还有吸入性肺炎的表现，左上腹部的胃泡影常消失。

3. 钡餐　食管钡餐可见典型的"鸟嘴征"（bird's beak），其特征是食管明显扩张增粗而下端靠贲门处逐渐变细，形似鸟喙状；患者吸入亚硝酸异戊酯后痉挛的食管下端括约肌可松弛，"鸟嘴征"消失，此即亚硝酸异戊酯试验阳性。对于肿瘤侵及食管下段括约肌所致的假性贲门失弛缓症则亚硝酸异戊酯试验阴性。

4. 内镜检查　可见食管扩张及腐败宿食引起的食管炎，内镜通过食管下端有明显的阻力，但通常均能通过；如果阻力太大而内镜无法通过时，应注意假性贲门失弛缓症的可能，应做组织活检以确诊。

5. 食管压力图　典型的压力图表现为吞咽后食管下段括约肌松弛不全而形成的高压（＞26mmHg），食管体的蠕动消失而出现同步等压波。但并非所有患者均有典型的食管压力图。

（四）诊断要点

1. 有长期进食困难病史，消瘦和呕吐宿食。

2. 钡餐检查有特征性的"鸟嘴征"并且亚硝酸异戊酯试验阳性。

3. 食管压力图检查见吞咽后食管下段括约肌部位的高压（＞26mmHg），食管体蠕动压力波消失，出现同步等压波。

（五）鉴别诊断

1. 假性贲门失弛缓症　是由于肿瘤侵及食管下段括约肌，

致使后者痉挛引起吞咽困难，钡餐表现与贲门失弛缓症相似，但亚硝酸异戊酯试验阴性，食管压力图显示食管体仍有蠕动而无同步等压波，内镜检查活检可明确诊断。

2. 食管裂孔疝 如有嵌顿可出现剧烈的腹痛；如为滑动性疝则与体位有关，钡餐显示无"鸟嘴征"，头低位时可见部分钡剂充填的胃位于膈肌上。

3. 食管憩室 巨大的食管憩室可存留较多的宿食并腐败发酵引起憩室炎，也可出现呕吐宿食现象。但患者往往无吞咽困难和消瘦，钡餐可立即明确诊断。

4. 食管运动性疾病 如皮肌炎、重症肌无力、糖尿病等，许多全身性疾病的晚期可致食管肌肉运动障碍，是由于食管体的蠕动障碍不能将食物向下输送而造成的吞咽困难，并非食管下段括约肌痉挛所致，因此在站立位钡餐可见钡剂由于重力的关系顺利通过食管进入胃内；这些患者全身其他部位的病变较早、较明显地已经表现出来，因此不难鉴别。

【治疗】

（一）一般治疗

主要是饮食上的治疗，以进食流食为主。

（二）药物治疗

1. 钙通道阻滞药 可部分改善患者的临床症状。

2. 硝酸盐类药物 应用长效制剂可缓解 LES 压力，改善大部分患者吞咽困难，但有明显的头痛不良反应。

3. β受体拮抗药 可很快降低 LES 压力，但临床长期效果如何还不清楚。

（三）外科治疗

1. 食管贲门肌层切开术（改良 Heller 手术） 是外科手术治疗贲门失弛缓症最常用的方法，由 Heller 在 1913 年首先报道经腹腔施行该种手术，后经过多种改良，目前的方法是经胸腔手术切开 LES 并将胃底折叠在食管下端形成抗反流活瓣。

2. 胸腔镜下改良 Heller 手术　经胸腔镜行食管贲门肌层切开，具有创伤小、精确度高的优点，目前较流行。

3. 贲门部分切除、食管 – 胃弓下吻合术　通常情况下无须做此手术，但在食管下端有可疑的恶性病变时、在行 Heller 手术切破了黏膜时或食管下端同时合并食管憩室时均可做此种手术，可解决贲门痉挛及合并病变。

（四）其他治疗

1. 采用气囊和扩张器　通过狭小的贲门口扩张，可暂时缓解病变、改善症状，仍为姑息性的治疗。我国学者创造性地应用碘水注入气囊进行扩张，可在透视下直接观察到球囊安放的部位和扩张的大小，是我国目前常用的保守治疗方法。

2. 肉毒素注射　将 80 ~ 100U 的肉毒素（Botox）经食管镜直接注射到 LES，使局部痉挛的肌肉坏死松弛而达到治疗的目的，约 65% 的患者经首次注射后可出现症状缓解，但在 1 年内需要重复注射 1 次。主要不良反应是容易造成食管穿孔和轻度至中度的疼痛，远期疗效尚不知，故目前尚未推广。

【病情观察】

1. 贲门肌层切开术（Heller 手术）后除了常规注意出血外，主要注意有无食管穿孔发生，可观察体温及胸腔引流，患者开始进食后有无突然胸痛加剧、引流液增多的情况，可采取口服亚甲蓝或口服碘造影剂，如胸腔引流管有亚甲蓝流出或 X 线下见到有造影剂外溢则可能为食管穿孔。

2. 进食后应询问患者进食吞咽的状况，如 Heller 手术做得不彻底，术后患者进食仍有梗阻感。

3. 在球囊扩张及 Heller 手术成功后，患者晚期可有出血、泛酸和胃烧灼样上腹部疼痛，内镜可见食管下端有糜烂，甚至溃疡，即胃酸侵蚀性发生的反流行食管炎。

【病历记录】

记录患者的主要症状、精神及心理因素。病历中要有与其他疾病的鉴别，特别是和恶性肿瘤的鉴别。对诊断和治疗有效的检查结果及与患者的术前谈话也要记录。

【注意事项】

1. 医患沟通

(1) 有关手术的常见的危险，如出血、感染、麻醉意外和心搏呼吸骤停等，均需在术前向患者家属交代清楚并有家属的书面同意。

(2) 保守治疗有其局限性和反复性，因此在初次治疗时应向患者交代清楚。

(3) 反流性食管炎时改良 Heller 手术最主要的并发症，目前尚无根治方法，这点也必须在手术前向患者及其家属交代。

2. 经验指导

(1) 首先需要鉴别良性病变和恶性病变，尤其对于病史较短的患者应注意排除恶性贲门失弛缓症，对于全身性疾病所致的贲门失弛缓症应加强全身治疗，切勿贸然手术。

(2) 注意和弥漫性食管痉挛 (DES) 相区别，在钡餐和食管压力图均可有明显的区别。

(3) 球囊扩张目前已作为贲门失弛缓症首选的一线治疗方法，可以口服药物辅助治疗。

(4) Heller 手术后除了常规注意出血外，主要注意有无食管穿孔发生，可观察体温及胸腔引流，患者开始进食后有无突然胸痛加剧、引流液增多的情况，可采取口服亚甲蓝或口服碘造影剂，如胸腔引流管有亚甲蓝流出或 X 线下见到有造影剂外溢则可能为食管穿孔。

(5) 如果发生食管穿孔，则需急诊等贲门部分切除、食管 – 胃弓下吻合术，此外必须彻底冲洗胸腔并充分引流。

(6) 手术中注意勿切破黏膜，以免造成术后食管 – 胸膜瘘。

第三章

心脏外科

第一节 房间隔缺损

房间隔缺损（afrial spetal defects，ASD）可分为原发孔和继发孔缺损两类，后者最为常见。继发孔缺损绝大多数为单发，也可见多发或筛状者，按其部位将其分为上腔型、卵圆孔型、下腔型及混合型。原发孔缺损，缺损位于冠状窦口前下方，常伴二尖瓣裂缺。房间隔缺损将使左心房血向右心房分流，随年龄增长，分流量加大孔缺损，对存有二尖瓣大瓣裂损者，二尖瓣反流使左向右分流量增高，肺动脉高压出现较早。

【诊断】

（一）症状

有中等量分流的儿童患者症状不多，常在 5~10 岁体检时被发现心脏杂音。大量分流患者出现劳累后气促、心悸、易疲乏及呼吸道感染。有时有右心衰竭，心律失常。有肺动脉高压的患者，有呼吸困难、发绀、咯血及左右心衰竭的症状。原发性房间隔缺损患者临床上症状出现早而重，体格发育迟缓。听诊在心前区可听到粗糙而响亮的收缩期杂音，心尖部可闻及收缩期杂音，第二心音固定分裂。

（1）单纯型原发孔房间隔缺损：大多数患者早期无症状，长大后出现症状，如劳累后心悸气急，易疲劳，频发呼吸道感染，右心衰竭等。

（2）部分型房室通道：在婴儿和儿童期即出现症状，病程进展快，早期出现明显的心脏扩大和严重的肺充血及心力衰竭。患儿的生长发育较差。

（3）完全型房室通道：多数患儿由于心内大量的左向右分流和房室瓣反流，临床上较早出现反复呼吸道感染和充血性心力衰竭，进行性加重。少数患儿在病变早期即出现发绀，常在早年死亡。

（4）单心房型：此类型患儿，由于左、右心房血混合，临床上产生轻度发绀。

（二）体征

1. 一般情况　房间隔缺损较大患儿主要有发育不良的现象。

2. 专科检查　婴儿常可在胸骨左缘第 2、3 肋间听到柔和的收缩中期杂音，P2 增强或亢进并有固定性分裂，缺损较大可在剑突下听到三尖瓣有舒张期的隆隆样杂音。在伴有二尖瓣脱垂时可在心尖部听到全收缩期或收缩晚期杂音，向左腋下传导。成年患者可因严重肺动脉高压在肺动脉听诊区听到舒张期杂音。

（三）检查

1. 心电图检查　继发孔缺损呈电轴右偏，不完全性或完全性右束支传导阻滞、右心室增大、P 波高大。原发孔缺损则常呈电轴左偏和 P-R 间期延长，可有左心室高电压、肥大。

2. X 线检查　右心房、右心室增大，肺动脉圆锥突出，主动脉弓缩小，肺门阴影增大，肺野血管影纹增多。原发孔缺损可呈现左心室增大，肺门血管增大较显著。

3. 超声心动图　右心房、右心室增大，室间隔与左心室后壁同向运动。剑突下四心腔切面，继发孔型可见心房间隔中部连续中断，原发孔型则在心内膜垫处。彩色多普勒检查证实左右心房间有分流。伴有二尖瓣裂缺者可见二尖瓣前叶分叉状，彩色多普勒检查显示反流。

4. 右心导管检查　右心房血液氧含量超过腔静脉平均血氧含量1.9容积百分比以上，右心导管也可经过缺损进入左心房。右心导管检查可计算肺循环与体循环血流量，确定心内分流情况和测量肺动脉压。

（四）诊断要点

1. 青春期主要表现为劳累后气急、心悸，可伴有上呼吸道感染，随肺动脉压升高，逐渐出现咳嗽、咯血、右心衰竭症状，甚至艾森曼格（Eisenmenger）综合征，原发性房间隔缺损症状出现较早，儿童期即可出现活动气急、心悸、易上呼吸道感染，出现发育迟缓。

2. 典型体征为胸骨左缘第2、3肋间喷射性或吹风样收缩期杂音。肺动脉第2音亢进分裂。当肺动脉压升高时，肺动脉瓣区收缩期杂音减弱，第2音更加亢进分裂。左侧胸廓隆起，可扪及心脏搏动增强及震颤。

3. X线胸片示肺充血，右心房、右心室大，肺动脉突出、肺门阴影大，透视可见肺门"舞蹈"。

4. 心电图检查示电轴右偏，伴有不完全或完全性右束支传导阻滞，右心室大。原发孔缺损者还可出现左心室高电压，电轴左偏，Ⅰ度房室传导阻滞。

5. 超声心动图右心房、右心室内径增大，房间隔回声中断，可显示心房水平左向右分流。原发孔缺损可见与二尖瓣根部相连。

6. 右心导管检查及造影可显示右心房血氧含量高于上、下腔静脉血氧含量，心导管可经缺损入右心房。

（五）鉴别诊断

1. 原发孔型ASD　这种ASD往往较大且伴有二尖瓣的反

流，临床症状比继发孔 ASD 重，常在 2 岁以内就形成较严重的肺动脉高压，在治疗上应尽早手术。常见胸骨左缘隆起并有明显的心脏搏动，在心尖部可闻及二尖瓣反流性的 SM 和瓣区 DM；UCG 可以清楚地显示 ASD 的部位；ECG 显示电轴左偏、P-R 间期延长和左心室肥厚等继发孔 ASD 所没有的特征。

2. 肺动脉狭窄 儿童患者往往无临床症状，在胸骨左缘第 2、3 肋间可听到全收缩期杂音，P2 明显减弱甚至听不到。ECG 显示右心室肥厚，胸部 X 线片显示肺血减少，UCG 可见动脉狭窄的部位及程度，彩色多普勒检查可见肺动脉主干有湍流形成。

3. 部分性肺静脉异位引流 往往同时并发有 ASD 和（或）VSD，在临床症状和体征上很难与单纯性 ASD 区别，UCG 检查有很大的诊断价值，必要时可做心导管检查甚至造影检查。

【治疗】

原发孔房间隔缺损病变复杂、手术时间长，必须在体外循环下进行矫正手术。由于缺损边缘，尤其是缺损下缘比较固定，靠近房室传导束，不宜牵拉缝合，一般需要借助补片进行修补。

1. 治疗原则 原发孔房间隔缺损患者的外科治疗，原则上是闭合房、室间隔缺损，恢复房室瓣功能，避免房室结和传导束损伤。

2. 手术适应证 继发孔缺损患者，如诊断明确，心电图示右束支传导阻滞或右心室肥大，X 线片显示心影扩大，肺门血管充血，即使无症状，也应施行手术。不典型患者经心导管检查，肺循环血流量为体循环的 1.5 倍以上亦可考虑手术。肺动脉高压仍有左向右分流者，应争取手术。50 岁以上高龄患者如有症状，甚至出现心房纤颤、心力衰竭，经内科治疗控制后亦应手术治疗。原发孔缺损更应争取早日手术。肺动脉高压已呈逆向分流则是手术的禁忌证。

3. 手术方法 正中胸骨切口或右前胸切口。切开心包，用手指探查右心房，明确缺损部位、大小和解剖关系。建立体外循环阻断心脏血流，心脏停搏后，切开右心房壁，间断或连续缝合缺损。大缺损或上腔静脉型者用心包或涤纶织片缝补。筛状多孔先给予剪除，再缝合或缝补缺损。伴有异位静脉引流者，可将缺损内侧边缘缝于肺静脉开口前方右心房壁上，关闭缺损，同时纠正异位引流。

原发孔缺损在切开右心房壁后辨明心内畸形。先间断缝合大瓣裂缺，再用心包或补片缝补房间隔缺损；缝合缺损下缘时，应缝于瓣叶基底处，避开传导束，以免损伤并发Ⅲ度房室传导阻滞。

近年来对缺损不大的中央型继发孔缺损开展应用心导管将塑料伞推送到房间隔，覆盖缺损固定于缺损边缘的非开胸介入性疗法。

【病情观察】

1. 体外循环手术后应注意有无出血，复查 ACT 以明确鱼精蛋白用量是否足够。

2. ASD 手术后应注意监测 CVP，避免容量过多而致左心功能不全、肺水肿。

3. 保持水电解质和酸碱平衡。

4. 注意监测 ECG，及时发现并处理房性和室上性心律失常。

【病历记录】

记录疾病的动态情况，有助于判别疾病的进展情况。听取患者的描述对鉴别其他心脏疾病有帮助。

【注意事项】

1. 医患沟通

（1）先天性心脏病是一种出生后就存在解剖学异常和血

流动力学异常的心脏病，在治疗上分为解剖学矫治和血流动力学矫治，理论上讲两者应一致，这也是医师所追求的目标，但临床实际有时却达不到或不能达到，例如大 ASD 修补时，如果左心室发育较小时，缺损并不完全封闭而留有一小孔（直径 0.5 ~ 1.0cm）就是部分的解剖学和血流动力学矫治，而有的复杂性先心病不能做解剖学矫治，只能做完全的或部分的血流动力学矫治，甚至是分期矫治。关于这点术前应向患者及其家属交代清楚。

（2）先天性心脏病手术后改变了患者自出生后即存在的异常血流动力学状态，有的甚至是重大的改变，患者的循环系统有一个适应过程，这一过程有的时间较长，有的甚至是终身。因此，术后的内科治疗可延续很长的时间，对于 ASD 合并有严重肺动脉高压或肺血管阻塞性病变的患者尤其如此，术前应让患者及其家属了解，以便术后配合治疗。

（3）对于心内有补片、起搏导管等异物的先天性心脏病患者，应在术后严格防止并积极治疗感染性疾病。

（4）有关的手术风险和手术可能发生的并发症均应在术前向患者及其家属一一交代。所谓"术前一句话顶术后一万句"，说的就是这个道理。

2. 经验指导

（1）单纯性房间隔缺损的诊断并不困难，主要是有无其他心血管畸形，如 80% 静脉窦型房间隔缺损常伴有右肺静脉畸形引流，在手术前应准备好补片。

（2）由于心房间压力阶差小，房间隔缺损的分流量一般较小，临床一般无症状，心脏杂音较弱。因此，早期容易漏诊。临床上遇到胸骨左缘第 2 ~ 3 肋间柔和杂音的患儿，一定要仔细听诊，不要轻易认为是生理性杂音，房间隔缺损的杂音特点是尽管较弱，但是第二心音较强且伴有固定分裂，结合心电图右束支传导阻滞，心脏彩色多普勒超声可见房间隔回声缺失等特点，完全可以早期诊断。

（3）继发孔型房间隔缺损的治疗需要考虑两个问题：一是无症状的患者是否需要治疗；二是选择合适的手术方法。一般认为，房间隔缺损自然闭合率极低，无症状的房缺患者如果 X 线胸片上显示肺血增多，心脏增大；心电图见右束支传导阻滞，右心室肥大伴劳损；心脏彩色多普勒超声见室间隔矛盾运动，说明右心室容量负荷过重，应考虑手术治疗。为预防发生肺动脉高压等并发症，有症状的患者应考虑在 4~5 岁时择期手术治疗。对于单纯的中央型房间隔缺损，如果经济条件允许，可以考虑介入封堵治疗，也可开胸手术治疗。对于有并发症的患者，应选择在体外循环下停搏心脏行房间隔修补术，同时矫正其他心脏畸形。

第二节 室间隔缺损

先天性室间隔缺损指的是左、右心室之间存在异常交通，引起血液左向右分流，产生血流动力学紊乱。室间隔缺损可单独存在，也可作为其他复杂畸形的一部分而存在。单纯性室间隔缺损发病率为 0.2%，占先天性心脏畸形的 20%。根据位置不同，室间隔缺损分为膜周部、肌部、干下型；根据缺损直径与主动脉直径的比值分为小型（小于主动脉直径的 1/4）、中型（介于主动脉直径的 1/4~1/2）和大型（大于主动脉直径的 1/2）。

【诊断】

（一）症状

患者的临床症状与 VSD 大小，分流量大小及有无肺动脉阻塞性病变密切相关。缺损小、分流量小的患儿一般无临床症状，往往在体检其他疾病就诊时发现有心脏杂音，因而进一步诊治。缺损较大的 VSD 因分流量大而致肺血增多，表现为反复呼吸道感染、活动受限和劳力性气短、气促，婴儿喂养困难、体型瘦小，严重者可出现充血性心力衰竭。成年患者常见有 SBE 发生，在肺血管阻塞性病变的初期，患者的临床症状有短期明显的改善，主要是呼吸道感染的次数减少，但劳力性气短、气促加重，出现发绀和杵状指（趾）。

（二）体征

1. 一般情况 小室间隔缺损通常无异常；缺损较大时有心悸、易疲劳和劳力性气短。

2. 专科检查 根据患者缺损及分流量的大小而出现不同的症状和体征。限制性小 VSD 可在心前区扪及收缩期震颤，可闻及粗糙的、吹风样高音调的全收缩杂音，P_2 单一变细但往往被响亮的 SM 掩盖而显得减弱。非限制性 VSD 因分流量大而造成右心室高压，患儿常有心前区骨性隆起，胸骨左缘第 3、4 肋间的收缩期震颤相对较轻而 SM 以中、低频音为主，但 P_2 往往增强、亢进并可有分裂，有时可在心尖部听到二尖瓣流量增加引起的 DM。在伴有主动脉瓣关闭不全时，可在胸骨右缘第 2 肋间或胸骨左缘第 3 肋间听到 DM。两肺下部常可听到较细小湿啰音，常难以消除。

（三）检查

1. 胸部 X 线 小型缺损的胸部 X 线片示心肺基本正常，肺纹理正常或稍增多增粗。中大型缺损有大量分流者肺纹理明显增粗增多，肺动脉段突出，肺门动脉扩张，搏动增强，甚至呈肺门舞蹈症，左、右心室增大，左心房轻度增大。并发肺动脉高压者，肺动脉段呈瘤样扩张，肺门血管呈残根状，肺血流量减少。

2. 心电图 小型缺损的心电图多为正常或左心室高电压。中大型缺损的心电图示左心室肥厚，随着肺血管阻力的逐步增高，心电图由左心室肥厚转变为左、右双心室肥厚表现。

3. 超声心动图和彩色多普勒超声 超声心动图可见室间

隔回声中断，有时还可根据中断的部位来确定缺损的类型，可测量缺损的大小。彩色多普勒超声可以明确血液分流方向、速度并估计分流量。

4. 心导管检查　能更好地判断缺损的部位、大小和分流量，可了解心腔各部压力和肺血管阻力，以便对病情判断、手术方法的选择提供进一步的资料。

5. 超高速 CT　一种无创的检查方法，具有较好的应用前景，能更准确地了解心脏的结构，可用于复杂病例排除其他病变。

（四）诊断要点

1. VSD ＜ 0.5cm 时无明显症状，仅在体格检查时发现。缺损大时有活动后心悸、气促，反复呼吸道感染和充血性心力衰竭。

2. 体征：胸肌左缘第 3、4 肋间可扪及震颤，闻及Ⅲ～Ⅳ级收缩期杂音，肺动脉第二音亢进，心尖区有舒张期杂音，小儿要有胸廓畸形，心脏扩大，出现 Eisenmenger 综合征时，可有发绀、杵状指（趾）。

3. X 线片有肺野充血，肺动脉段突出，左、右心室增大，重度肺动脉高压时，心影扩大反而不显著，右肺动脉粗大。远端分支呈鼠尾状。

4. 心电图 EKG 检查可显示正常或左心室高电压、肥厚，双心室肥厚等。

5. 超声心动图见左心房左心室容积扩大，室间隔中断，彩色多普勒超声可发现分流部位和大小。

6. 心导管检查示右心室血氧含量及压力升高。计算分流量及测压，对怀疑及伴发复杂性心血管畸形或严重肺动脉高压者，可造影检查。

（五）鉴别诊断

1. 轻症肺动脉瓣狭窄　鉴别要点为肺动脉瓣狭窄的心电

图示右心室肥厚，X线片示肺动脉突出明显，右心导管检查无血氧差别而有右心室－肺动脉压力差。

2. 房间隔缺损 其杂音位置较高且柔和，大多无震颤，大分流量者可听到相对性三尖瓣狭窄的舒张期杂音，右心导管检查能进入左心房。超声心动图对于鉴别诊断也具有重要价值。

3. 心内缺损 其心尖部可闻及二尖瓣关闭不全的收缩期杂音，左心室造影可见二尖瓣反流征象。

4. 动脉导管未闭或主－肺动脉间隔缺损 两者之间的鉴别有赖于右心导管检查及升主动脉造影。

5. 双腔右心室（doublie-chambered ventricle，DCRV） 临床体征类似 VSD，有的病例可伴有 VSD，但 ECG 显示有明显的右心室肥厚，与一般的 VSD 不同。UCG 检查或右心心导管检查可明确诊断。

【治疗】

（一）一般治疗

1. 防治肺部感染 由于肺血增多，患儿容易发生肺部感染并因此引发或加重心力衰竭，积极防止、治疗肺部感染可以有利于控制心力衰竭的发生和治疗。临床上常用抗生素、免疫球蛋白、流感疫苗等，此外，有效地控制心力衰竭也是防治肺部感染的主要方法。

2. 控制心力衰竭 尤其是大 VSD 患儿，常容易发生心力衰竭，在临床上心力衰竭和肺部感染常互为因果并相互促进病情的加重。对于婴幼儿应严格限制输液量（每日 $60 \sim 80$ ml/kg 体重）、充分镇静（吗啡 0.05 mg/kg 体重）、充分供氧，在此基础上积极治疗肺部感染并应用洋地黄治疗心力衰竭，通常采用 24 小时快速洋地黄化（24 小时内口服 $1.25 \sim 1.5$ mg；首次口服 $0.25 \sim 0.5$ mg，随后 $6 \sim 8$ 小时口服 0.25 mg，维持量为每日口服 $0.125 \sim 0.25$ mg）。

3. 利尿治疗 适当应用利尿药降低心脏负荷。

（二）外科治疗

1. 手术指征　①年龄 <6 个月龄的患儿有难以控制的心力衰竭；②年龄 6～24 个月龄的患儿有临床症状或肺动脉高压出现；③年龄 >24 个月龄的患儿，肺体血流比 >2（Qp/Qs >2）；④年龄 >24 个月龄的患儿伴有心内膜炎反复发生；⑤因病变而出现的严重社会问题及心理障碍。

2. 手术禁忌证　①Qp/Qs >1.0，临床上有艾森曼格综合征表现为绝对手术禁忌证；②Qp/Qs >0.75 为相对手术禁忌证；③年龄 <12 个月龄的小 VSD，无明显临床症状者，由于有可能自然闭合，可以到 5 岁后再决定是否手术。

3. 体外循环下直视修补 VSD 的手术径路　①经右心房切口，对于绝大多数膜周部、窦部或室上嵴上的 VSD，均采用这一切口进行 VSD 修补；②肺动脉切口，主要用于肺动脉瓣下型 VSD 的修补；③右心室切口，可以较好地显露各部位的 VSD，但由于这种切口破坏了右心室的完整性，目前较少应用，主要用于室间隔前部的肌部 VSD 及一部分左心室–右心房通道型 VSD；④心尖切口（鱼嘴切口），对于肌部 VSD，采用这一切口修补显露更好。修补 VSD 的方法根据缺损的大小可以直接缝合修补或补片修补；其次直接缝合修补小 VSD 可以在常温体外循环下施行而不必降温，以减少体外循环时间。由于膜周部和窦部 VSD 和心脏传导束有密切的关系，因此在手术修补 VSD 时应避免损伤传导束，防止发生完全性房室传导阻滞。Ⅲ度房室传导阻滞和 VSD 残余漏是本病手术治疗的两大主要并发症。

（三）其他治疗

1. VSD 的介入治疗在影像学检查的指引下利用特制的导管将封堵器送至缺损部位，然后打开封堵器，使其卡在缺损口封闭 VSD 而达到治疗的目的。

2. 对于有艾森曼格综合征的患者，唯一的根治方法就是施行肺移植或心肺联合移植。

【病情观察】

1. 手术修补 VSD 后应注意发生完全性房室传导阻滞，如果在术中发现则应拆除补片重新修补，安放临时起搏器治疗。术中发生 AVB 多为一过性，可用药物治疗常用异丙肾上腺素持续静脉给药，根据心率的快慢调整给药量。完全性 AVB 的唯一治疗方法就是安装永久性起搏器。

2. 术中心脏复搏后应注意有无残余漏，主要表现为右心室表面可扪及收缩期震颤，右心房、右心室血氧含量有明显的差别。有时在术后 3~5 日可出现残余漏，应重新修补。

3. 对于用补片修补 VSD 的患者，术后早期应注意监测体温，预防性地应用抗生素，避免发生心内膜炎。在术后 1 年内均应积极防治肺部及身体其他部位的感染性病灶，对已经发生的感染性疾病应尽早应用有效的抗生素治疗。

【病历记录】

记录疾病的动态情况，有助于判别疾病的进展情况。听取患者的描述对鉴别其他心脏疾病有帮助。

【注意事项】

1. 医患沟通

(1) 先天性心脏病是一种出生后就存在解剖学异常和血流动力学异常的心脏病，在治疗上分为解剖学矫治和血流动力学矫治，理论上讲两者应一致，但临床实际有时却达不到或不能达到。关于这点术前应向家属交代清楚。

(2) 先天性心脏病手术后改变了患者自出生后即存在的异常血流动力学状态，有的甚至是重大的改变，患者的循环系统有一个适应的过程，这一过程有的时间较长，有的甚至是终身。因此，术后的内科治疗可延续很长的时间，术前应让患者及其家属了解，以便术后配合治疗。

(3) 对于心内有补片、起搏导管等异物的先天性心脏病患者，应在术后严格防止并积极治疗感染性疾病。

（4）有关的手术风险和手术可能发生的并发症均应在术前向患者及其家属一一交代。

2. 经验指导

（1）临床上遇到胸骨左缘闻及Ⅲ～Ⅳ级全收缩期粗糙杂音伴震颤的患者，应考虑先天性室间隔缺损的诊断。如果杂音在胸骨左缘第2、3肋间，应考虑高位室间隔缺损、肺动脉瓣狭窄和动脉导管未闭等三个可能的诊断。如杂音较粗糙，伴震颤，第二心音亢进，应考虑干下型室间隔缺损或者动脉导管未闭伴轻、中度肺动脉高压；如第二心音减弱，甚至消失，应考虑肺动脉瓣狭窄。如果胸骨左缘第2、3肋间收缩期和舒张期均闻及杂音，应仔细听诊，明确是双期杂音还是连续性杂音。双期杂音见于干下型室间隔缺损合并主动脉瓣关闭不全的患者；连续性杂音见于动脉导管未闭、主肺动脉间隔缺损。第3、4肋间闻及连续性杂音见于主动脉窦瘤破入右心等疾病。根据上述特点得出初步判断，但是，由于心脏大小、位置、功能状态、胸壁厚薄等的不同，有时杂音不典型，必须依据心脏彩色多普勒超声等辅助检查做出判断。

（2）重症患者必须明确有无艾森曼格综合征这一手术禁忌证。

（3）术后早期出血是体外循环手术常见的并发下，应注意复查ACT、血小板及其他血液学检查，以明确有无鱼精蛋白中和量不够或其他凝血机制上的异常。

（4）对合并主动脉瓣脱垂的患者，术前应做好主动脉瓣置换的准备，以便一旦主动脉瓣成形术失败即为主动脉瓣置换。

绝大多数的VSD均可自然闭合，但巨大VSD和肺动脉瓣下的VSD较难闭合，应尽早手术治疗。对并发主动脉瓣脱垂的患者，术前应做好主动脉瓣置换的准备，以便一旦主动脉瓣成形术失败即改为主动脉瓣置换。对于"针孔型VSD"术中难点在于发现缺损的部位，应 UCG 的提示及右心室表面震颤的位置来寻找缺损，将右心室血吸净后胀肺可看到血自缺损处涌出。这种缺损切勿在心脏搏动时作手术，否则很难找到缺损部位。

第三节　动脉导管未闭

动脉导管是正常胎儿来自母体的氧合血从肺动脉流向主动脉的生理通道。绝大多数婴儿的动脉导管常于出生后头 2 个月自行闭合，持续开放不闭者，则系病理状态，称为动脉导管未闭（PDA）。本病可单独发生或并存于其他心血管畸形，也可作为发绀型或左右心梗阻性病变的代偿通路。动脉导管未闭的发生率约占新生儿的 1/200，在早产儿则明显增高。据估计，出生体重不足 1750g 的新生儿中的 45% 有动脉导管未闭，而出生体重低于 1200g 的新生儿发生率高达 80%。

【诊断】

（一）症状

细导管可以没有症状或症状很轻，常在体检时听到心杂音而来就诊；典型的症状主要是左向右分流、肺充血反复发作性肺部感染、咳嗽、呼吸增快、喂奶困难、体重增加缓慢或减轻，成年人常有劳力性气短、运动耐力降低和胸闷症状。晚期患者出现艾森曼格综合征时，可有典型的半身发绀（左上肢及下半身发绀）和一系列的心力衰竭症状。

（二）体征

1. 一般情况 一般发育较正常，但重症患儿发育较差、体重较轻、营养较差。呼吸加快、脉压增大（主要舒张压降低）。

2. 典型体征 其典型体征是胸骨左缘第 2、3 肋间连续性机器样杂音，声音粗糙响亮并向左锁骨下传导，当伴有肺动脉高压、心力衰竭时，可仅有收缩杂音，如出现严重肺动高压，仅可听见相对肺动脉瓣关闭不全的泼水样杂音。分流量大的患者，心尖区可闻及舒张期杂音，其余体征还包括动脉瓣区连续性或收缩期震颤，心尖区隆起。肺动脉第二音亢进等，周围血管征可查见股动脉枪击音，甲床毛细血管搏动征等。

（三）检查

1. 心电图检查　导管细小分流量小者正常或电轴左偏。分流量较大者示左心室高电压或左心室肥大。肺动脉明显高压者则示左、右心室肥大或右心室肥大。

2. X线检查　心影随分流量而增大，左心缘向左外延长。纵隔阴影增宽，主动脉结突出，可呈漏斗状，肺动脉圆锥平直或隆出，肺门血管阴影增深，肺纹理增粗。

3. 超声心动图　左心房、左心室内径增大。彩色多普勒超声示有湍流而可判断出分流的大小，有很大的诊断价值。

（四）诊断要点

1. 体检时在胸骨左缘第 2 肋间可听到连续性机器样杂音，收缩期增强。触诊该处可扪及震颤。通常伴有脉压增宽、股动脉枪击音及毛细血管搏动等。

2. 心电图检查可见有电轴左偏、左心室肥厚劳损、左心房扩大或右心室肥厚。

3. 胸部 X 线检查显示有大量左向右分流改变，两肺充血，升主动脉增宽。

4. 超声心动图检查可用色彩定位，估计分流量及心腔大小。

5. 心导管检查，婴儿一般不做此项检查，早产儿则应禁用。少数过期产儿肺血管阻力明显升高或有动脉导管大而分流量小或有导管内右向左分流形成下半身差异性发绀时，则须进行心导管检查，了解肺血管状态。

（五）鉴别诊断

1. 瓦氏窦瘤破裂　患者往往是成年人，无出生后反复肺部感染和心力衰竭病史，有突然发病史。体检听诊连续性心杂音位置较低，UCG 可显示主动脉窦破裂和反流的血液，有的患者还并发 VSD。

2. 主 – 肺动脉隔缺损 临床表现与 PDA 相同，但由于缺损较大，心杂音反而不典型并且很早就可以形成肺动脉高压。UCG 显示介于主动脉和肺动脉之间的缺损部位较 PDA 低。

3. 冠状动 – 静脉瘘 心前区的杂音位置较低，UCG 显示粗大的冠状动脉分支或明显增粗的冠状静脉窦，有异常的血流进入低压心腔。通过心导管和冠状动脉造影可以明确诊断。

4. 肺动静脉瘘 连续性心杂音位置较低、脉压不大、无外周血管体征，X 线胸片可见局限性的肺纹理增多或正常，无 PDA 两肺均匀性的肺血增多现象。右心室造影可明确诊断。

5. 主动脉瓣狭窄伴关闭不全 患者出生后健康或无心血管病史，有的患者有风湿病病史；心杂音为双期性杂音，听诊部位为胸骨旁右侧第 2 肋间、左侧第 3 肋间及心尖高。UCG 检查可明确诊断。

【治疗】

1. 药物治疗 针对并发的呼吸道感染、心功能不全和感染性心内膜炎等。早期使用非甾体类抗炎镇痛药，如吲哚美辛，在一定程度上能通过抑制前列腺素的合成，促进动脉导管闭合，有效率约 70%。

2. 介入治疗 适合于 5 岁（体重 20kg）以上、导管直径小于 1.0cm、无感染性心内膜炎存在者。

3. 手术适应证 早产婴儿有较高的动脉导管未闭（patent ductus arteriosus）发病率，易引起呼吸窘迫征。可先试服吲哚美辛治疗，以抑制前列腺素 E 的扩张作用，促使导管收缩闭合。如不能奏效，即须手术。婴幼儿有心力衰竭者应提早手术治疗。最适当的手术年龄是学龄前。并发肺动脉高压者更应及早手术，即使肺动脉压力升高，只要仍有左向右分流，也应施行手术，以防发展成为逆向分流，失去手术机会。成年以后动脉逐渐硬化脆弱，手术危险性增大。并发细菌性心内膜炎者，最好在抗生素控制感染 2 个月后施行手术。

4. 手术方法　气管插管麻醉。置患者右侧卧位，行后外侧开胸切口，经第 4 肋间进胸。在肺动脉干扪及震颤即可证实诊断。于迷走神经后方或与膈神经之间切开纵隔胸膜，充分显露降主动脉上段和导管的前壁，再将导管上下缘和背侧的疏松组织分离。如导管粗短，最好先游离与导管相连的降主动脉。注意保护喉返神经。导管的处理方法：①结扎法，适用于婴幼儿导管细长者，在未闭导管和肺动脉端分别用粗丝线结扎。肺动脉压较高，导管较粗大者必须在控制性降血压下结扎，以免撕裂管壁出血或未能将管腔完全闭合。亦可先在导管外衬垫涤纶片再结扎。②动脉导管切断缝合术，适用于导管粗短的患者，用无创伤钳分别钳夹未闭导管主、肺动脉侧，边切边缝合两切端。肺动脉明显高压成年病例，尤其疑有动脉壁钙化者，最好行胸骨正中切口，在低温外循环下阻断心脏血循环，经肺动脉切口缝闭动脉导管内口，较为安全。

近年来有人经皮穿刺股动脉和股静脉，分别插入导管至降主动脉上端和肺动脉，而引入细条钢丝。然后将一塑料塞子塞入股动脉（Porstmann 法）或股静脉（Rashdind 法），由心导管顶端沿钢丝顶进嵌入动脉导管将其堵塞。对较小导管（<1cm）的闭合，有很高的成功率。但婴幼儿尚不适用，因血管内径细小塞子不易插入，导管粗短也不适用，因塞子不易堵塞而易脱落。另外还有开展胸腔镜钳闭合导管术，适用于婴儿。

【病情观察】

1. 早产儿和呼吸窘迫的新生儿在出生后应注意观察患儿的心杂音和呼吸状况。

2. 如果患儿外科手术结扎导管，应注意监测血压，患者可有术后高血压发生。此外，在患者清醒后应注意有无声音嘶哑，因 PDA 结扎术最主要的并发症是喉返神经损伤。

【病历记录】

1. 不同患者病情差异很大，所有病历上要详细记录患者的表现、各项检查结果，以及医方与患者沟通的过程、诊疗措施。

2. 对于须手术或介入治疗的患者，手术风险要交代清楚并要有患者签名。

【注意事项】

1. 医患沟通

（1）对 PDA 的治疗，患方的配合起着很重要的作用，PDA 的病情变化大，须特殊处理，患者须手术，故在与患方沟通时要针对患者的实际情况，做全程沟通。

（2）与患方进行沟通时，对患者病情仅做客观性描述，对患者病情变化尽量少做评价，视作肯定或否定的回答，应嘱患者多随访。

2. 经验指导

（1）PDA 的诊断不仅要确诊病变，而且必须同时对血流动力学状况做出评估，应在治疗前评估左→右分流量的大小及对患者心肺功能的影响。

（2）明确有无严重肺动脉高压或艾森曼格综合征存在。

（3）对于粗大的动脉导管，还必须明确有无导管钙化、有无动脉导管瘤形成，这对手术方式的选择及手术风险的评估有很大的影响。

（4）PDA 合并心内膜炎或导管内有赘生物的患者禁止做介入性封堵治疗。

（5）动脉导管破裂出血和喉返神经损伤是 PDA 外科治疗中最主要的并发症，前者的应急措施不健全的情况下有极高的病死率，后者将造成患者终身的痛苦。

第四节 法洛四联症

法洛四联症（tetralogy of Fallot，TOF）是一种常见的先天性心脏病，包括肺动脉狭窄、室间隔缺损、主动脉骑跨及右心室肥厚。法洛四联症的病理生理取决于肺动脉狭窄的程度和室间隔缺损两种畸形的互相影响及其结果，主要表现为两心室收缩压峰值相等、心内分流和肺血减少，以及慢性缺血缺氧所致的红细胞增多症和肺部侧支循环的建立等。

【诊断】

（一）症状

1. 发绀 是法洛四联症的主要症状。出生后 3 ~ 6 个月动脉导管闭合后出现，哭闹后加重。

2. 呼吸困难和活动耐力差 多在出生后 6 个月出现。可有脑缺氧发作，严重者昏迷和抽搐而危及生命。行动缓慢、好静、生长发育迟缓。

3. 蹲踞 为法洛四联症的特征性姿势，成年人少见。

4. 其他 可并发脑脓肿、脑栓塞、亚急性细菌性心内膜炎或肺结核。成年人法洛四联症可伴有高血压（肾缺氧致肾素分泌增加有关）。

（二）体征

1. 一般情况 患儿发绀，有的患儿在平静时无发绀，一旦哭闹时即有明显的发绀。通常发育正常，如果体格发育较小时，应注意有无左心室发育不良的情况；有的重症患者可有高血压。

2. 专科检查 口唇及面颊部有发绀，有杵状指（趾），婴幼儿患者杵状指（趾）并不明显。心脏听诊 S_1 往往正常，在肺动脉瓣区往往听到较响亮的第二心音，这往往是主动脉瓣第二心音，是右心室肥厚导致心脏顺时针向转位，使得主动脉向前、向左移位造成的，P_2 常常被掩盖听不清楚。在胸骨左缘第 2、3 肋间可听到 SM，心杂音的响亮及长短与肺动脉狭窄的程度成反比，杂音越响、时间越长表明肺动脉狭窄越轻，反之说明肺动脉狭窄越严重；如果听诊无心杂音，可能为假性动脉干或肺动脉闭锁型 TOF。如果有连续性杂音，说明可能并发 PDA 或冠状动脉－肺动脉瘘，应注意进一步检查。

（三）检查

1. 实验室检查 ①由于全身长期缺氧造成的红细胞增大症，红细胞计数、血红蛋白及血细胞比容均增高，根据患者的病情不同，增高的程度也不同；②血小板计数和血浆纤维蛋白原减少，血小板功能减弱，有的患者可有凝血时间和凝血酶原时间延长；③尿常规可蛋白尿，可高达（＋＋＋＋），多见于有高血压的患者。

2. X 线检查 典型的胸部 X 线片可见影呈"靴状"两肺纹理减少，肺透亮度增加；如果两侧肺纹理对称说明有一侧肺动脉缺如的可能，应注意进一步检查明确。较大的儿童或成年人患者有丰富侧支循环形成，可在肋骨下缘见到不规则的压迹，即 Roesler 征（"虫蚀征"）。

3. ECG 主要表现为电轴右偏和右心室肥厚，右心房肥大常见于成年患者。大龄儿童还可出现房性或室性期前收缩；根治手术后常有不完全性右束支传导阻滞（IRBBB）发生。

4. UCG 是目前诊断 TOF 最主要、最有效的方法，二维 UCG 可动态地直接观察到 VSD 的部位，大小及相邻结构的关系，还可测量右心室流出道狭窄处、肺动脉主干及分支的直径，了解左心室大小及射血功能状况，排除冠状动脉异常起源。对是否合并 PDA、冠状动脉－肺动脉瘘、ASD 等均可做鉴别诊断。对怀疑有肺动脉远端分支狭窄的病例，可进一步做心脏造影检查。

5. 心导管和心脏造影 有一定风险的创伤性检查，在

UCG 技术较好、诊断明确的情况下，通常术前无须做造影检查，除非怀疑肺动脉远端分支狭窄或复杂性 TOF 的病例。通过正位和侧位造影，可以动态而直观地了解右心室流出道狭窄的部位、程度，VSD 的部位大小，主动脉骑跨的程度，肺动脉主干及分支发育的状况，以及左右心腔结构和大小，是 TOF 诊断和鉴别诊断最有效的方法。对怀疑有冠状动脉异常起源患者，还可做选择性冠状动脉造影以明确诊断。

（四）诊断要点

1. 出现发绀、呼吸困难；喜蹲为本症常见且特征性症状。严重者要出现昏厥及抽搐。

2. 体征有口唇及肢端发绀、杵状指（趾），肺动脉瓣区有收缩期杂音，肺动脉第二音减弱，部分患儿有收缩期震颤。

3. X 线片显示肺纹理稀疏，肺动脉段凹陷，靴型心，约 25% 患者有右位主动脉弓。

4. 心电图 EKG 示右心房、右心室肥厚。V_1、V_2 有巨大 P 波，电轴右偏。

5. 超声心动图示室间隔与主动脉前壁连续中断，主动脉骑跨，右心室增大，流出道狭窄，彩色多普勒超声示右向右分流。

6. 右心导管及造影可见右心室压力升高，肺动脉、右心室有明显压力阶差，右心室血氧含量升高，造影见主动脉与右心室、肺动脉同时显影可显示流出道狭窄程度、部位，主动脉骑跨情况，VSD 的位置及大小。

7. 血常规可见红细胞计数增多，血红蛋白增高，血氧饱和度下降。

（五）鉴别诊断

1. 法洛三联症　出现发绀比较晚，蹲踞少见，胸骨左缘第 2 肋间有喷射性收缩期杂音，时限长且响亮。X 线胸片示右心室、右心房增大，肺动脉段突出。超声心动图检查可资鉴别。

2. 艾森曼格（Eisenmenger）综合征 发绀出现较晚、较轻，X 线片示肺野周围血管细小，而肺门血管粗且呈残根状，右心导管和超声心动图检查示肺动脉压明显升高。

3. 右心室双出口 主动脉及肺动脉均起源于右心室，有的患者临床表现与法洛四联症相似，超声心动图和右心室造影可资鉴别。

4. 大动脉错位 心脏较大，肺部血管纹理增多，鉴别诊断靠心血管造影。值得注意的是 SDI 型法洛四联症与 SDL 型解剖矫正性大动脉异位的鉴别：①法洛四联症有正常肺动脉下圆锥而无主动脉下圆锥，SDL 型解剖矫正性大动脉异位则有主动脉下圆锥或主动脉和肺动脉下双圆锥；②SDI 型法洛四联症的大动脉关系为正常的反位，而 SDL 解剖矫正性大动脉异位则类似完全性大动脉转位，主动脉在左前或呈并列关系。

【治疗】

（一）一般治疗

1. 吸氧和休息是术前的常规准备，可减轻患者症状、减少缺氧性发作、改善全身状况。

2. 治疗合并的脑脓肿或肺结核，在病变得到有效的控制之前不能手术治疗心内畸形。

（二）**手术治疗**

1. 手术适应证 临床症状较轻者，可等待至 5 岁后施行根治术。在婴儿期，如缺氧严重，屡发呼吸道感染或昏厥，可先行姑息性分流术过渡，待长大些再行根治术；有条件也可行根治术。

2. 手术方法

（1）分流术：手术的目的是增加肺循环血量，改善缺氧。①锁骨下动脉–肺动脉吻合术，适用于幼童，如掌握显微血管外科技术，亦可用于婴儿。游离出左锁骨下动脉，于胸顶部切断，结扎远端，翻下近端，与肺动脉做端侧吻合术。②主动脉-肺动脉吻合术，适用于锁骨下动脉过于细小的婴儿。在升主动脉后外侧壁和右肺动脉前壁之间或降主动脉和左肺动脉之间做端-侧吻合术，使主动脉血流分流至肺动脉。吻合口径不可超过4mm，但难以掌握，术后常因分流量过多引起肺水肿。

(2) 根治术：应尽可能采用此手术方法。如左心室过小，容量<25ml/m^{2}体表面积或左、右肺动脉直径之和小于横膈水平降主动脉的直径，则患者难以承受此手术。建立体外循环后，切开右心室前壁，切除壁束和膈束或纤维膈肌环，显露室间隔缺损。用涤纶织布片缝补，避免缝及沿下缘走过的传导束。然后，疏通肺动脉口狭窄：瓣膜狭窄可行瓣膜切开术；漏斗部狭窄除切除局限性肥厚纤维肌肉外，常须用心包或织布扩大缝补流出道。瓣环或肺总动脉狭窄，如在小儿直径<1cm，成年人<1.5cm，则应纵行切开，然后用适当大小的心包片或涤纶织片缝补扩大右心室流出道和肺动脉。术后症状可明显减轻或消失，体格发育和体力活动恢复正常。低心排血症常是术后严重并发症和死亡主要原因。

【病情观察】

1. 出血 TOF 由于本身凝血机制异常和侧支循环丰富的特点，在术后容易发生出血，尤其在肝素中和不完全时出血较多。术后应注意观察引流量并复查 ACT，如有活动性出血应再次开胸止血。

2. 低心排血 TOF 术后常常发生程度不同的低心排，主要原因是原有左心室发育不良、术中右心室流出道狭窄解除不满意、右心室心肌切除过多、有效血容量不足、电解质紊乱、心律失常、术中心肌保护不良、灌注肺或通气障碍等。因此，在术后应注意观察患者血压、心率和心律、尿量及四肢末梢组织灌注状况。

3. 中心静脉压（CVP）是反应机体血容量和心脏功能状况的重要指标，CVP 降低说明血容量不足，CVP 增高可能是容量过多、心功能不全、右心室流出道有残余梗阻或心包压塞等，应根据临床不同情况进行分析、处理。

4. 心外科手术后应注意观察尿量和尿的颜色，这是反映心功能状况的重要指标。在术后早期常常尿量较多，应注意电解质的紊乱。在低心排血时往往有尿量减少。通常在心外科术后患者尿量每小时至少应 > 1.0ml/kg 体重（成年人）和 >1.5ml/kg 体重（小儿）。此外，TOF 术后早期往往有酱油色的血红蛋白尿，往往在术后 6 ~ 10 小时尿颜色变清，如果这种尿色持续 12 小时以上，应结合临床考虑有无室间隔残余漏的可能。

【病历记录】

患者手术并发症多，医方的每一检查治疗措施都应有记录。不仅要记录阳性体征，还要记录阴性体征。

【注意事项】

1. 医患沟通

（1）凡是诊断明确的法洛四联症的患者均须住院手术治疗，因手术风险大且死亡率高，所以术前要充分与患方沟通。医患双方要达成共识：①手术必须要做；②手术风险大；③医患双方共同尽力，尽可能挽救患者生命。

（2）术前要充分估计到术后并发症，对可能出现的并发症要有预见性的预防措施，就此应与患方沟通。

（3）手术大、手术并发症多是本病治疗特点，在治疗过程出现的各种情况都要及时告知患者，重要的治疗措施要患方签名同意。

2. 经验指导

（1）单纯性 TOF 的诊断中，对心外科医师最重要的是肺动脉狭窄的部位及程度，肺动脉狭窄的部位越远，手术难度越大、风险越大，如果有肺动脉分支狭窄就无法做根治性手术。

（2）左心室大小反映了左心室的发育状况，是术后维持体循环血压的唯一心室。

（3）单纯性 TOF 最常见的并发症是卵圆孔未闭（PFO）或 ASD（50%～60%），合并 ASD 时又称为法洛五联症（pantology of Fallot，POF）但合并 PFO 的法洛四联症不能称作 POF。

（4）约有 80% 的单纯性 TOF 需要右心室流出道补片加宽，适当放宽流出道补片的应用是降低手术病死率的重要因素。

（5）对合并冠状动脉畸形的单纯性 TOF 进行根治手术，应在术前准备好带瓣管道或同种异体带瓣升主动脉（Homograft），以备做 Rastelli 手术时需要。

第五节　缩窄性心包炎

缩窄性心包炎，又称慢性缩窄性心包炎（chronic constrictive pericarditis），是由于各种炎症引起心包壁层和脏层粘连、壁层心包增厚、钙化的慢性病变，其结果限制了心脏的舒缩活动，降低了心功能。急性化脓性心包炎的迁延及结核性心包炎是病变的主要原因，随着医疗条件的改善及抗生素的广泛应用，这一疾病有逐渐减少的趋势。

【诊断】

（一）症状

1. 劳累后呼吸困难为缩窄性心包炎的早期表现，随病情加重，可出现休息时的呼吸困难，甚至端坐呼吸，与心排出量减少、肺淤血及大量的胸腔积液、腹腔积液有关。

2. 疲倦、乏力、活动能力降低。

3. 腹胀、腹痛等，与腹部脏器淤血及腹水有关。

（二）体征

1. 一般情况 患者多表现为慢性面容、消瘦或贫血，皮肤黝黑、表情淡漠；血压正常或偏低、脉压小、脉搏快而微弱、不规则和奇脉；呼吸次数增加，重症患者可有呼吸困难、端坐呼吸和发绀。

2. 专科检查 ①浅静脉明显充盈，尤其以颈静脉最显著，在吸气时颈静脉怒张明显（Kussmaul 征）。②下肢水肿、肝大、脾大、腹水征阳性、胸腔积液（肋间增宽、叩诊浊音、呼吸音减弱）。③心尖冲动减弱或消失，心界正常或略增宽；心音低远、S_1 有吸气性宽分裂、可听到舒张早期的第三心音或心包叩击音。

（三）检查

1. 实验室检查化验检查 通常血常规正常，可有贫血，血细胞沉降率正常或增快，低蛋白血征，肝、肾功能可以异常，个别患者有黄疸。

2. 辅助检查 ①ECG：QRS 波呈低电压，T 波低平或倒置，P 波切迹；有的患者可出现心房扑动或心房纤颤。②UCG：可测定心包的厚度及有无心包或胸腔积液。③X 线检查：透视下可见心脏搏动明显减弱或消失，心影呈圆锥状改变，心缘各弓消失而变得僵直，正、侧位胸部 X 线片可见心包有钙化，肺弥漫性间质水肿致肺野透光度降低、胸腔积液。④CT 或 MRI：可清楚显示心包的厚度、钙化、有无心包积液及腔静脉扩张的程度。⑤心导管检查：大多数患者无须做心导管检查即可明确诊断。但在上述无创伤检查仍无法确诊时，可做心导管检查，如右心室压力曲线在舒张早期急剧下降，然后又迅速上升，继而在舒张中晚期为等高线，呈典型的"平方根征"（square root sign）可确诊缩窄性心包炎。

（四）诊断要点

1. 有心包疾病、结核病或风湿病的既往史和前述的临床症状。

2. **体格检查**有静脉压升高、低蛋白血征和心脏相应的一系列阳性体征。

3. UCG、胸部 X 线片、CT 发现心包有增厚、钙化或积液征象。

4. ECG 显示 QRS 低电压、T 波低平或倒置、P 波切迹、房扑或房颤。

5. 心导管检查右心室压力曲线呈"平方根征"。

(五) 鉴别诊断

1. **风湿性心瓣膜病二尖瓣狭窄**　重症患者在临床症状和体征上有时与缩窄性心包炎很难区别，但患者以往常无心包疾病的病史；X 线检查无心包增厚、钙化的现象，心缘各弧度仍存在；UCG 可清楚显示二尖瓣狭窄的程度及心包的厚度。

2. **肝硬化**　可因门静脉高压出现脾大、腹水、下肢水肿等，但常无缩窄性心包炎所出现的心血管体征和辅助检查的阳性发现。食管钡餐检查可见食管下端静脉曲张。

3. **限制性心肌病**　在临床上与缩窄性心包炎很难鉴别，两者的症状和体征均较类似。但心肌病患者心尖搏动可正常且无心音低远，二尖瓣和三尖瓣听诊区可听到 SM，X 线检查和 CT 均无心包增厚、钙化的现象；UCG 也可显示心包正常而心肌异常肥厚。心肌活检可确诊。

【治疗】

(一) 一般治疗

1. **抗感染、抗结核治疗**　对于体温较高、血细胞沉降率快的患者，应用适当的抗生素或抗结核药治疗，待体温和血细胞沉降率正常后再考虑手术治疗。

2. **支持治疗**　重症患者由于长期营养不良致低蛋白血症，应采用各种方法改善伙食、增加营养，必要时可经静脉补充水解蛋白、白蛋白或少量输血。

3. 强心利尿 为了减轻循环负担、纠正组织水肿，可利尿排水，但要注意水电解质平衡，避免低血钾；在低血钾状态下应用洋地黄更容易中毒，因此必须监测血钾，必要时可口服、静脉同时补钾。

4. 其他 对于胸腔积液、腹腔积液较多的患者可在手术前 2 日适当抽取胸腔积液和腹腔积液，胸腔积液不应抽取过多，否则容易发生肺水肿；腹腔积液抽取后最好绑腹带，以免腹腔压力突然降低导致循环衰竭。

（二）外科治疗

1. 手术剥除缩窄的心包是从根本上治疗缩窄性心包炎唯一有效的方法，常用的开胸切口有 3 种：左前外切口、胸骨正中切口和双侧胸前横切口（clam-shell incision 蛤壳切口）。①左前外切口，对于剥除左心室外的心包，尤其是左侧膈神经后的心包显露较好，但对剥除右心的心包显露较差；②胸骨正中切口对呼吸的影响较小并可以显露左心前方和右心的心包，但难以显露左侧膈神经后的心包；③双侧胸前横切口可以显露较满意的手术野，但对呼吸的影响较大。手术时应根据患者的呼吸功能状况、预计切除心包的范围和心包缩窄的部位选择恰当的切口。

2. 剥除心包应遵循先左心、后右心，先流出道、后流入道的顺序。心尖部的心包必须完全剥除，然后剥除左侧膈神经前的心包，左膈神经后的心包应根据病史的长短及心肌的状况做部分剥除或松解。最后剥除右心的心包。注意在上、下腔静脉心包返折处有时有一环形狭窄必须给予仔细松解，否则，术后胸腔积液、腹腔积液难以消退。

3. 在剥除心包时应采用钝性分离和锐性分离相结合的方法进行，必须注意室间沟、房室沟中的冠状动脉，勿将冠状动脉剥破。在心包粘连较致密的地方，可以用手术刀将心包井形或十形划开，并不一定要剥除心包，甚至可以将部分心包不切除做"孤岛状"遗留。

4. 在整个手术中应注意控制输液量，左心室大部分剥除后应及时与麻醉师联系，了解循环状况并及时应用强心利尿药，防止急性心肌扩张造成心力衰竭。

5. 对于结核病引起的缩窄性心包炎，在手术后应加强抗结核治疗，以免结核播散。如果是化脓性病变，在术中可采取标本做细菌培养和药敏试验，以指导术后的抗生素应用。

【病情观察】

1. 手术后应密切监测患者的呼吸和循环状况，严格控制输液量。

2. 术后由于循环改善可以出现大量的排尿，容易引起电解质紊乱而致室性心律失常，因此须密切监测并及时补充，可持续静脉滴注利多卡因并在床边准备好除颤器。

3. 重症患者心肌长期处于束缚状态，心包剥除后容易发生低心排，除了适量应用洋地黄外，最好静脉持续应用磷酸二酯酶抑制药，如米力农。血管活性药应用药适当，尤其是缩血管药用量不宜过大，以免增加负荷而加重低心排。

【病历记录】

及时记录病情的发展，本病病程是进行性的，病情逐渐变化预后较差。及时记录各项检查结果，并及时分析。与患方交代病情要及时记录，重要的诊疗措施要有患方的知情同意签字。

【注意事项】

1. **医患沟通** 缩窄性心包炎患者治疗周期长，手术风险大，费用高，此类患者经济上往往较为困难，所以此类患者治疗上较为困难。手术前患者常须长时间规范用药，患者由于多方面原因，多不能坚持服药，故医患沟通显得尤为重要。术前应向患方对此病的诊治情况进行沟通，让患方明白术前服药的重要性，使患者能坚持服药，配合医生的治疗。由于此类患者手术风险大，术后愈合慢，故术前要使患方理解这一点，同时沟通时要多举一些成功的例子，让患者树立战胜疾病的信念。术后患者出现的每一情况，不管好坏，都要向患方交代，及时向患方告知下一步治疗措施，以取得患方的配合。由于结核患者有传染性，医护人员在与患者沟通时还要注意自我防护。

2. 经验指导

（1）在目前条件下，缩窄性心包炎的诊断并无困难。对于重症患者除了确诊缩窄性心包炎之外，更主要的是对患者全身其他器官（心、肺、肝、肾）功能状况和全身营养状况做出准确的评估，以便确定术前治疗用药和选择是否需分期手术，将手术风险降至最低。

（2）术前的营养治疗对于降低重症患者手术风险极为重要，尤其对重症患者合并有恶病质时，首先应改善患者的全身营养状况，遗憾的是，这类患者往往经济上很困难。

（3）对于术前肝功能异常的患者，即使出、凝血时间正常也应提前应用维生素 K，以免术中、术后出血。

（4）在缩窄性心包炎合并有阿迪森综合征的患者，术中和术后应注意及时补充糖皮质激素，避免发生肾上腺皮质功能减退危象。

（5）在手术中应尽量避免损伤膈神经，术中可先将膈神经分离并用条带套住牵到一边，然后再剥除心包。

第四章

普通外科 ◆•••

第一节 甲状腺功能亢进

甲状腺功能亢进（简称甲亢）分为原发性、继发性和高功能腺瘤三类，以原发性甲亢最常见，占85%～90%，表现为双侧甲状腺弥漫性肿大，约70%的患者有眼球突出或其他眼征。继发性甲亢较少见，继发于多年存在的结节性甲状腺肿。高功能腺瘤更为少见，近5%～10%的腺瘤为高功能性。

【诊断】

（一）症状

甲状腺大、性情急躁、易激惹、失眠、怕热多汗、食欲亢进但消瘦明显。心悸、脉快有力、脉压增大、内分泌功能紊乱（如月经失调、阳痿等）。其中脉率增快及脉压增大尤为重要，常可作为判断病情程度和治疗效果的重要依据。老年人症状不典型，心血管症状表现突出，儿童可表现为生长增快及骨成熟增快。

（二）体征

1. 甲状腺大 原发性甲亢表现为甲状腺弥漫性肿大，颈部听诊有血管杂音；继发性甲亢表现为甲状腺结节，多个结节为主；高功能腺瘤则为单个结节，质地软。

2. 眼球突出 原发性甲亢多见，伴有多泪、畏光、眼胀、眼内特异感及眼睑肿胀，严重者眼球活动障碍、固定、角膜干燥、溃疡等。

3. 胫骨前黏液性水肿 2%～3% 的甲亢患者有此改变，表现为胫骨下段皮肤变厚而硬，多伴有眼球突出。

4. 心动过速 脉压增大，心律失常等表现。

(三) 检查

1. 实验室检查

(1) 血清 T_4 检测：T_4 增高可以诊断甲亢，游离 T_4 较总 T_4 更有意义。

(2) 血清 T_3 检测：甲亢早期或复发性甲亢 T_3 增高，游离 T_3 比 T_4 敏感。

(3) TRH 促甲状腺激素释放激素刺激试验：血清 T_3、T_4 不增高而疑有甲亢的患者给予 TRH，无反应者多为甲亢。

2. 特殊检查

(1) 甲状腺摄^{131}I 率测定：摄碘率增高伴有高峰前移者可诊断为甲亢。

(2) 甲状腺扫描：甲状腺扫描能区分甲亢类型，原发性甲亢表现为甲状腺两叶碘均匀分布，而继发性甲亢或高功能腺瘤则表现为"热结节"。

(四) 诊断要点

1. 患者多为 20～40 岁女性。

2. 多有甲状腺大、心动过速和眼球突出三联症状，还有食欲亢进、易激惹、消瘦等症状。

3. 血清 T_3 和（或）T_4 增高。

4. 症状不典型或血清 T_3、T_4 无明显增高者结合 TRH 刺激试验可以诊断。必要时可以进行抗甲状腺试验性治疗，有效者则可以帮助诊断。

(五) 鉴别诊断

1. 原发性神经性肌病 甲亢患者主要表现为肌萎缩者应

与原发性神经性肌病相鉴别。

2. 老年人心脏疾病 高输出量的心力衰竭、慢性心房纤颤，对地高辛不敏感是老年人甲亢的特点，需与其他类型心脏病相鉴别。

【治疗】

（一）一般治疗

1. 注意适当休息，避免重体力劳动。

2. 饮食合理，补充高蛋白质、高热量、高维生素饮食，忌含碘饮食，如含碘食盐、海产品等。

（二）药物治疗

1. 抗甲状腺药物 年轻患者、病情轻、甲状腺肿轻度肿大者，应用抗甲状腺药物最为理想。一般采用甲基硫氧嘧啶或甲巯咪唑治疗。治疗量期，甲巯咪唑每日 30mg 或丙基硫氧嘧啶每日 300mg，分 3 次口服，4～6 周；减量和维持量期，甲巯咪唑每日 5～10mg 或丙基硫氧嘧啶每日 50～100mg，至 2 年。根据目前状况，抗甲状腺药物治疗后约有 60% 患者复发。

2. 普萘洛尔 甲亢症状明显，心率大于每分钟 80 次者加用普萘洛尔每日 40～60mg，分 3～4 次服用。

（三）手术治疗

1. 手术指征为 ①继发性甲状腺功能亢进或高功能腺瘤；②中度以上的原发性甲状腺功能亢进；③腺体较大伴有压迫症状者；④药物治疗效果不佳或多次复发者；⑤有恶变可能者；⑥甲状腺功能亢进并发妊娠，不适宜药物治疗者。

2. 手术禁忌证 ①年龄小、病情轻、甲状腺肿大不明显者；②年龄大，伴有严重心、肝、肾疾病，无法耐受手术者；③伴有恶性眼球突出者；④手术后复发者。

3. 术前准备 甲状腺功能亢进患者在基础代谢率较高的情况下实施手术，危险性很大。因此，充分而完善的术前准备是保证手术顺利和预防术后并发症的关键。降低基础代谢率是术前准备的重要环节。常用方法如下。

（1）复方碘溶液的准备：开始即服用碘剂，2~3周后甲状腺功能亢进的症状基本得到控制（患者情绪稳定、睡眠好转、体重增加、脉率稳定在每分钟90次以下，基础代谢率在20%以下），即可进行手术。常用的碘剂是复方碘化钾溶液，每日3次；第1日，每次3滴；第2日，每次4滴；以后逐日每次增加1滴，至每次16滴为止，然后维持此剂量。也可每次10滴，每日3次，持续2周后手术。

（2）抗甲状腺药物和复方碘溶液的准备：单独服用碘剂症状减轻不明显的患者，可在继续服用碘剂的同时，加用抗甲状腺药物，直到症状基本控制后，再停用抗甲状腺药物，继续服用碘剂1~2周，再进行手术。

（3）普萘洛尔准备：普萘洛尔用量为每6小时60~80mg，持续至少4日，术前2小时及术后8小时均再给1次剂量，无法口服者可经静脉给药。

4. 注意事项

（1）麻醉：颈丛神经阻滞麻醉或气管插管全身麻醉。

（2）手术要求：操作轻柔，止血严密，防止误伤。一般切除腺体的80%~90%。术毕应放置引流物，切口处适当加压包扎。

（3）术后处理：除一般术后处理外，术后应继续服用复方碘化钾溶液，每日3次，每次10滴，共1周左右；也可由每日3次，每次16滴开始，逐日每次减少1滴。

5. 主要并发症 包括术后呼吸困难和窒息、喉返神经损伤导致声嘶、喉上神经损伤导致饮水呛咳、甲状旁腺损伤导致的手足抽搐及甲状腺危象。

【病情观察】

1. 药物治疗后病情变化 观察患者体重、脉搏、血压及精神状况。

2. 术前准备的观察 基础代谢率和脉搏。

3. 手术后病情观察

（1）一般情况观察：观察生命体征，体温、呼吸、脉搏、血压，及时发现高代谢状况。

（2）引流：观察记录引流量、颜色等，同时观察颈部皮瓣有无肿胀、有无皮下淤血等。

（3）发音：如颈丛麻醉手术中可以观察发音情况，全身麻醉手术结束后需观察发音状况。

（4）有无饮水呛咳：术后第一次饮水需有医护人员观察，无呛咳现象方可自行饮水。

（5）有无手足麻木、抽搐：术后 1~3 日出现，少数患者数小时内即可以发生，多数患者感到手足、面部或口唇针刺样麻木或强直感；严重者患者面肌和手足持续性痉挛，呈"爪"形手，可多次发作；严重者发生喉和膈肌痉挛，可引起窒息死亡。

【病历记录】

1. 详细记录病史，全面了解患者全身状况，尤其是重要脏器功能状况；局部状况的记录，甲状腺大小、气管有无软化、声带运动状况等；手术记录要详细，尽可能注明甲状旁腺位置，如解剖过喉返神经则尽可能记录喉返神经行径，以便再手术。

2. 术后更应认真地密切观察患者情况、及时记录，必要时与家属说明，使其理解及配合处理。

【注意事项】

1. 医患沟通

（1）详细交代病情，取得患者及其家属的理解和信任，配合治疗。医师尽可能提供可选择的治疗方案，如药物治疗、手术治疗或同位素治疗，交代各种治疗方案的优、缺点，让患者共同参与治疗方案的制订。

（2）对于手术后甲状腺功能减退或甲亢复发的可能性，必须尽可能地向患者及其家属交代清楚，由于影响因素较多，在现有的医疗条件下不可能完全避免该并发症的发生。

2. 经验指导

（1）有典型临床表现的甲亢的诊断并不困难；不典型者经以上诊断步骤仍不能确定者，则可进行抗甲状腺药物试验性治疗，在治疗过程中病情好转则有助于诊断。

（2）甲亢手术治疗后并发症的早发现和诊断很重要，术后危急的并发症，如呼吸困难和甲亢危象等通常发生在48 小时内，因此此段内必须严密观察，认真分析不可掉以轻心。

（3）高功能腺瘤的治疗：由甲状腺单一腺瘤所引起，甲状腺扫描呈"热结节"，手术是首选的治疗手段。抗甲状腺药物治疗症状控制后手术，行甲状腺腺瘤和部分腺体切除。有人认为较小结节（小于 2cm）、年老者可采用同位素治疗，但是使用剂量较大；如周围甲状腺组织仍有吸碘功能则同位素不合适，同位素过多地破坏周围甲状腺组织。

（4）继发性甲亢的治疗：有结节性甲状腺肿病史，常伴有心悸、心力衰竭和心律失常，手术治疗为首选治疗方案。术前使用抗甲状腺药物治疗控制症状后，加用碘剂或加用普萘洛尔，后者对改善心功能有很大帮助。行甲状腺次全切除术，以切除所有病变组织为准。

（5）甲亢手术时机的选择：甲亢手术的安全性与充分的术前准备、适当的手术时机的选择密切相关。较合适的手术时机为甲亢症状控制即体重增加、情绪稳定，心率每分钟 90次以下，FT_3、FT_4 基本正常。

（6）碘剂作为术前准备药物，不作为常规治疗措施。如遇到特殊情况不能手术而需要停用碘剂者，须逐渐停药，不能突然停止，以防甲亢危象发生。

第二节　甲状腺腺瘤

甲状腺腺瘤是甲状腺最常见的良性肿瘤,多见于中青年女性,其病因尚不完全清楚。病理上分为滤泡状腺瘤和乳头状腺瘤。滤泡状腺瘤分为5种亚型:微滤泡型、大滤泡型、小柱状型、非典型型和嗜酸粒细胞型,某些亚型与滤泡状癌有相似的组织结构;乳头状瘤较少见。

【诊断】

(一) 症状

颈部出现圆形或椭圆形结节,大多无不适感,偶然发现,多为单发。稍硬,表面光滑,无压痛,随吞咽而上下移动。大部分患者无任何症状。腺瘤生长缓慢。当乳头状囊性腺瘤因囊壁血管破裂发生囊内出血时,肿瘤可在短期内迅速增大,局部出现胀痛。如肿块在短时间内增大迅速则考虑恶变可能。

(二) 体征

单个结节,质地柔软,边界清楚,无触痛,周围甲状腺不肿大。

(三) 检查

1. T_3、T_4 测定 如升高则提示为高功能腺瘤或表现为 TSH 降低,而 T_3、T_4 正常的亚临床甲亢。

2. 超声 作为常规检查手段,对确定肿块大小和部位有帮助。

3. 核素检查 对怀疑有甲状腺功能亢进者应进行此项检查,甲状腺扫描为热结节,提示高功能腺瘤,如扫描显示冷结节则应进一步检查,以排除甲状腺癌。

4. 细针穿刺活检 有助于诊断良、恶性肿瘤。

(四) 诊断要点

1. 常见于 20~40 岁女性。

2. 一般无明显的自觉症状，绝大多数患者为偶然触及或被他人发现。

3. 肿瘤为单发，圆形或椭圆形，表面光滑，质地韧，边界清楚，无压痛；特点是随吞咽而上下活动。

4. 肿瘤生长缓慢，如肿瘤内突然出血，可见肿块迅速增大，伴局部疼痛或压痛。少数患者可发生功能自主性甲状腺腺瘤，出现甲亢症状。

5. 根据情况可做超声、核素扫描等进一步确诊。

（五）鉴别诊断

1. 结节性甲状腺肿 甲状腺结节多发或随访中结节数目增加；临床上单个结节者鉴别较困难，需病理检查结果。病理上结节性甲状腺肿结节没有完整包膜或仅有假性包膜，即纤维结缔组织包绕；周围腺体多增生，常有多个结节形成；结节周围组织无受压征象。

2. 甲状腺癌 甲状腺结节质地硬、与周围组织浸润性生长、边界不清、活动度差、表面不光滑。结合细针穿刺细胞学检查帮助术前诊断；另外，影像学检查有参考价值，超声呈低回声或边界不清或有细密的钙化点等，ECT 呈冷结节。确诊需有组织病理学资料。

【治疗】

由于甲状腺腺瘤有癌变危险（癌变率达 10%），可引起甲状腺功能亢进（发生率约为 20%），因此应早期切除。手术方式应为患侧甲状腺次全切除术，国外也有报道采用患侧甲状腺全切除术。手术同时应切除甲状腺峡部。单纯摘除肿瘤的方法不可采用，否则日后复发或发生甲状腺癌的可能性较大。术中仔细观察切除的肿瘤标本，如有恶性可能，立即送冷冻切片检查，病理证实为恶性肿瘤后应按甲状腺癌处理。术中应同时探查对侧甲状腺叶，如发现有小结节应一并切除送冷冻切片检查。国内近年来的许多报道以及资料都证实，在甲状腺瘤所在患侧叶或对侧腺叶常可能有微小癌的存在，直径多在 0.2~0.5cm。许多临床外科医师常不注意探查对侧腺叶或发现有小结节也认为无必要切除，从而放弃对对侧小结节的处理或仅仅切除小结节即结束手术，常会给患者留下隐患或需再次手术切除对侧叶甲状腺（术后病理检查证实对侧叶小结节为微小癌时）。若有下列情况时，应及早手术。

1. 20 岁以下年轻人，40 岁以上的成年人，尤其是男性患者。

2. 患者在幼年时，因面颈部或上纵隔某些疾病进行过放射治疗的。

3. 肿块增大迅速，质地坚硬，活动受限，伴颈淋巴结大者。

4. 核素扫描提示为冷结节，超声证实为实质性肿块者。

【病情观察】

1. 肿块的生长过程，肿块的数目、大小、活动，是否有压迫症状。

2. 观察是否有甲状腺功能亢进症状。

3. 术前观察颈部、发声、饮食、神志等情况。

【病历记录】

1. 记录患者是否有居住甲状腺肿流行地区。

2. 记录发病时间和病程，发病过程中疾病的变化。

3. 记录超声及甲状腺同位素扫描结果。

4. 记录医患沟通情况。

【注意事项】

1. 医患沟通

（1）甲状腺腺瘤尽管多为良性病，但有 10% 会癌变，所以术前一定要讲清手术的必要性，取得患方的配合。

（2）及时将患者病情变化、治疗方案告知患者，重要的诊疗措施要有患者的知情同意并签字。

2. 经验指导

（1）术前诊断较困难，尤其是与其他单发结节的鉴别，必要时须行病理学检查。与单个结节的结节性甲状腺肿的区别在于腺瘤有完全的包膜，周围为正常的甲状腺组织或有肿瘤周围甲状腺组织受压征象。

（2）甲状腺腺瘤一旦诊断，主张手术治疗，手术切忌肿瘤摘除术，以免肿瘤残留或病理诊断有困难。

（3）肿块如合并甲亢症状，将甲亢症状控制到心率小于每分钟90次，基础代谢率20%以下时行手术治疗。

第三节　甲状腺癌

甲状腺癌是甲状腺最常见的恶性肿瘤，多见于女性。其中乳头状癌多见于 30 ~ 45 岁的女性，占成年人甲状腺的60%，预后较好。滤泡状腺癌多见于 50 岁左右中年人，占2%。未分化癌多见于 70 岁左右老年人，约占 15%。髓样癌来源于滤泡旁降钙素分泌细胞（癌细胞），预后不如乳头状癌，但较未分化癌好。

【诊断】

（一）症状

甲状腺癌患者的主诉常为"颈部肿块"或"颈部结节"。在病史询问中，要特别注意肿块或结节发生的部位、时间、生长速度，是否短期内迅速增大，是否伴有吞咽困难、声嘶或呼吸困难，是否伴有面色潮红、心动过速及顽固性腹泻等表现，是否因患其他疾病进行过头颈部、上纵隔放射治疗及有无 ^{131}I 治疗史等。是否有暴露于核辐射污染的环境史。从事的职业是否有重要放射源及个人的防护情况等。髓样癌有家族遗传倾向性，家族中有类似患者，可提供诊断线索。

（二）体征

甲状腺癌多为单个结节，结节可为圆形或椭圆形，有些结节形态不规则，质硬而无明显压痛，常与周围组织粘连而致活动受限或固定。若发生淋巴结转移，常伴有颈中下部、胸锁乳突肌旁肿大的淋巴结。一般来说，甲状腺单个结节比多个结节、小的实质性结节比囊性结节、男性比女性的甲状腺癌可能性大，但多发性结节、囊性结节均不能排除甲状腺癌的可能。家族型甲状腺髓样癌常为双侧肿块，可有压痛。

甲状腺癌较大时可压迫和侵袭周围组织与器官，常有呼吸困难、吞咽困难及声嘶。远处转移时，可出现相应的临床表现。甲状腺髓样癌可有肠鸣音亢进、气促、面颈部阵发性皮肤潮红、血压下降及心力衰竭等类癌综合征体征。

（三）检查

1. 实验室检查

（1）甲状腺功能测定：一般应测定血清 TT_4、FT_4、TT_3、FT_3、sTSH（uTSH）。必要时还应检测抗甲状腺球蛋白抗体和 TPOAb 或 TSAb 等。如均正常，一般不考虑有甲状腺功能异常。如 sTSH < 0.5mU/L，FT_4（或 FT_3）正常或稍升高，即应考虑有亚临床型甲亢可能。甲状腺癌患者的甲状腺功能一般正常，少数可因肿瘤细胞能合成和分泌 T_3、T_4 而出现甲亢症状，较轻者可仅有 TSH 下降和 FT_3、FT_4 的升高。肿瘤出血、坏死时，有时也可出现一过性甲亢。

（2）血清甲状腺球蛋白测定：血清 Tg 测定主要用于分化良好的甲状腺癌的复发判断。当血 TSH 很低时，一般测不到 Tg，使用重组的人 TSH（rhTSH）后，Tg 分泌增多，血 Tg 一般升高 10 倍以上；分化程度差的肿瘤患者升高 < 3 倍。但分化较好的甲状腺癌患者（约 20%）血清中存在 Tg 自身抗体，用免疫化学和 RIA 法测定 Tg 时可使 Tg 呈假性升高或降低。分析结果时必须引起注意。

接受左甲状腺素（L-T_4）治疗的甲状腺癌患者，如血清 Tg 正常或测不出，提示复发的可能性小，5 年存活率高；如血清 Tg 高于正常，提示肿瘤已复发。

（3）血清 CT 测定及五肽胃泌素兴奋试验：血清 CT 升高是甲状腺髓样癌的较特异标志物。髓样癌患者在滴注钙剂后，血 CT 进一步升高，而正常人无此反应。因此，血清 CT 测定及钙滴注兴奋试验可作为本病的诊断依据，同时可作为家族型甲状腺髓样癌患者家族成员的筛选与追踪方法之一。血清 CT 测定还可用于筛选非家族型甲状腺髓样癌和甲状腺 C 细胞增生症病例。

因此，在甲状腺肿瘤的术前诊断中，事实上血 CT 测定和五肽胃泌素兴奋试验已经成为继细针活检、超声、放射性核素扫描等的另一项诊断方法。

2. 影像学诊断

（1）超声检查：了解甲状腺容量和血流情况，超声较 SPECT、CT、MRI 等均有优越性，尤其在了解血流情况方面其优点突出；了解甲状腺结节的大小、位置，可发现"意外结节"，明确甲状腺后部的结节位置及与附近组织的关系；作为结节穿刺、活检的引导，甲状腺超声检查已成为甲状腺肿瘤术前诊断和术后追踪的重要手段。在高分辨超声系统中，加入立体定位系统（3D 扫描超声），可进一步提高其敏感性和诊断效率。

（2）甲状腺核素扫描：采用 ^{131}I 或 ^{99}mTc 作为示踪剂对甲状腺进行扫描，可显示甲状腺肿块的大小、位置、形态、数目及功能状态，有助于甲状腺肿块的性质及异位甲状腺肿块的鉴别与定位。热结节和温结节多为良性甲状腺腺癌（但也有例外），而凉结节和冷结节提示为无功能甲状腺腺癌、甲状腺囊肿或伴有出血坏死及甲状腺癌肿。特别是男性患者，出现边界不清的单个冷结节时，要高度考虑甲状腺癌的可能。

临床上应用核素扫描显像检查的另一目的是确定甲状腺结节（包括肿瘤）的功能性（摄取碘、合成和分泌 TH 等）。

与^{131}I 或^{123}I 比较，^{99}mTc 的特异性和敏感性更高，而且不会导致碘甲亢。甲状腺恶性病变行甲状腺全切后，可用诊断性^{131}I 检查来判断是否有病灶复发。如血清 Tg 水平 >10ng/ml，可应用^{131}I 量为行甲状腺扫描，以确定是否有复发或甲状腺外转移。

（3）甲状腺区 CT 扫描：可用于肿瘤的分级。注意在 CT 片上发现任何多发性淋巴结存在钙化、血供增多、增大、出血，形态不规则或在 MRI 图上发现结节呈低至中等 T_1 和 T_2 信号强度（提示含多量 Tg），不论甲状腺内有无病灶，都要考虑甲状腺癌转移灶的可能。

（4）甲状腺区 MRI 检查：MRI 能清楚地显示甲状腺位置、大小、肿块与腺体及与周围组织的关系。甲状腺良性肿瘤常为边界清楚、局限性长 T_1 与长 T_2 信号肿块。甲状腺癌常表现长 T_1 及不均匀长 T_2 异常肿块。肿块可向上下蔓延，左右浸润，常伴有颈部淋巴结大。

3. 细针穿刺细胞学检查（FNAB） 临床上，凡有甲状腺结节（尤其是速增大的单个的甲状腺结节）患者都要想到甲状腺癌可能。细针（或粗针）抽吸甲状腺组织，进行细胞学检查是鉴别甲状腺肿块病变性的简单、易行而较可靠方法。具体方法：选用 22～27 号针头套在 10ml 或 25ml 针筒上，颈部常规消毒后，将针头刺入甲状腺肿块抽吸，也可将针头转换几个不同的角度进行抽吸，抽吸的标本涂片做细胞学检查。

（四）诊断要点

甲状腺癌的诊断应综合病史、临床表现和必要的辅助检查结果。

1. 甲状腺肿块多数在无意中或普查时发现，增长速度较快，有的患者出现声嘶或呼吸困难和吞咽困难，亦有甲状腺肿块不明显而首先发现颈淋巴结大者。检查时肿块边界欠清，表面高低不平，质硬，活动度小或完全固定，颈部常可扪及肿大淋巴结。髓样癌约有 15% 病例呈家族性倾向，可伴发肾上腺嗜铬细胞瘤和甲状旁腺瘤等内分泌系统新生物。

2. 既往有头颈部 X 线照射史。现已确诊 85% 的儿童甲状腺癌的患者都有头颈部放射史。

3. 超声有助于诊断。放射性核素扫描，则大多数甲状腺癌表现为"冷结节"。

4. 血清降钙测定对早期诊断甲状腺髓样癌有十分重要的价值，用放射免疫法测定，患者大多在 $0.2\mu g/L$（200pg/ml）以上。

5. 有多发性内分泌腺瘤病的家族史，常提示甲状腺髓样癌。

6. 孤立性甲状腺结节质硬、固定或伴有压迫症状。

7. 存在多年的甲状腺结节，突然生长迅速。

8. 有侵犯、浸润邻近组织的证据；扪到分散的肿大而坚硬的淋巴结。

9. 借助 ^{131}I 甲状腺扫描、超声、细胞学检查、颈部 X 线片、血清降钙素测定、间接喉镜等检查，可明确诊断。

10. 确诊应依靠冷冻切片或蜡切片检查。

（五）鉴别诊断

1. 表现为甲状腺结节的亚急性甲状腺炎 本病有明显的局部疼痛病史，有的伴有发热或 1~2 周前曾经有上呼吸道感染史。体格检查结节质地硬，与周围粘连，有明显的压痛。实验室检查白细胞计数增高，血细胞沉降率增快或基础代谢增高而摄碘率降低，ECT 示冷结节或放射碘分布稀疏或不显影。

2. 桥本甲状腺炎 40 岁以上女性多见，多数起病隐匿。多数表现为双侧甲状腺弥漫性增大，质地坚硬如硬橡皮状，表面光滑，晚期可表现为结节状。实验室检查 50%~80% 桥本病患者血清中甲状腺球蛋白抗体和甲状腺微粒体抗体阳性，

80% ~90% 患者过氧化酶抗体阳性，晚期患者 TSH 升高。本病可与甲状腺癌合并存在，与甲状腺淋巴瘤也有较高相关性。与该病的鉴别诊断有一定难度，可行细针穿刺细胞学检查，必要时行活检。

【治疗】

甲状腺癌的治疗原则随肿瘤的病理类型不同而有所不同，切除肿瘤及其转移的区域淋巴结是唯一有效的方法，其他治疗，如放射治疗、化学治疗、内分泌治疗等可作为辅助性的治疗措施。

1. 手术治疗 乳头状腺癌恶性程度低，如果肿瘤局限于腺体内，颈部淋巴结尚无转移，可将患侧腺体及峡部全部切除，对侧腺体大部切除，不须行颈淋巴结清除术，若颈部淋巴结已有转移，则须同时清除患侧的颈部淋巴结。滤泡状腺癌的早期治疗原则与乳头状腺癌相同，若已发生远处转移，为了术后对转移灶的^{131}I 治疗，可考虑行全甲状腺切除术。甲状腺髓样癌常为多发性，故应行甲状腺全切除术或患侧腺叶切除及峡部切除，对侧腺叶次全切除术。未分化癌由于恶性程度高，发展迅速，一般不进行手术治疗。

2. 放射治疗 不同病理类型的甲状腺癌放射治疗的敏感度不同，其中以未分化癌最为敏感，是未分化癌的主要治疗方法，乳头状腺癌和滤泡状腺癌常可经手术根治而无须放射治疗，但对术后有少量癌组织残留、手术无法切除、远处有孤立性转移灶者可选用放射治疗。

3. ^{131}I 治疗 主要适用于治疗有摄碘能力的甲状腺转移性病灶和不能手术或手术切除不完全的原发肿瘤灶，特别对滤泡状腺癌；而对未分化癌、髓样癌无效。

4. 内分泌治疗 任何甲状腺癌均应长期用抑制剂量的甲状腺素做维持治疗，对分化好的甲状腺癌尤为适用，可起到预防复发的效果，即使晚期分化性甲状腺癌，应用甲状腺素治疗，也可使病情有所缓解。

5. 化学治疗 目前甲状腺癌的化疗效果尚不理想，主要用于化学治疗复发者和病情迅速进展的患者，对分化差或未分化甲状腺癌可作为术后的辅助治疗。

【病情观察】

1. 肿块的性质、大小、质地、活动度。颈部淋巴结、肿块邻近侵犯的表现。

2. 术后随访仔细查体，包括残余甲状腺组织，颈部淋巴结及颈部软组织；实验室检查包括 TSH 和 TG；特殊检查包括超声及 X 线胸片；必要时行 ^{131}I 全身扫描。

【病历记录】

1. 详细记录肿块的发病过程，短期内是否有明显增大。

2. 辅助检查结果要有记录，重要的检查结果要有分析。

3. 记录医患沟通情况。

【注意事项】

1. 医患沟通

（1）提倡诊疗全程医患沟通。术前提倡诊疗全程医患沟通。

（2）术前就疾病全身情况、检查项目、初步诊疗方案等情况与患者进行沟通。

（3）术中有重要情况需要改变原先的治疗方案时，应与患方进行沟通并让患方知情同意并签字。

（4）术后就患者恢复情况，进一步的治疗方案与患方进行交流。

2. 经验指导

（1）甲状腺癌的诊断是一个比较复杂的问题，主要依靠详细的询问病史和细致的体格检查。在诊断时，不要过分依赖肿块表面不平和质地坚硬作为甲状腺癌的特征，有些甲状腺癌的肿块可以柔软光滑，活动度也较大。

（2）甲状腺 ECT 扫描不作为常规检查手段。有资料显示，冷结节中恶性 16%，温结节中恶性 9%，热结节中恶性 4%。ECT 扫描资料对甲状腺癌的诊断帮助作用不大，但是热结节提示高功能腺瘤或继发性甲亢可能。

（3）术前、术中须仔细检查颈部淋巴结状况，以体格检查为主，必要时可行超声检查，后者资料作为参考。镜下淋巴结转移的临床意义有争议，甲状腺癌患者颈部淋巴结阳性率高，尤其是乳头状癌，儿童可达 80%，但可能多数并不发展成为临床转移，因此不提倡预防性颈淋巴结清扫。

（4）需要指出的是，在施行甲状腺腺体全部切除时，最好施行所谓"囊内切除"，也就是说要尽量保留腺体背面的囊壁。囊壁上面残留的腺体组织可用锐缘的刮匙刮去，这样可避免喉返神经的损伤，也能保护甲状旁腺。

（5）再次甲状腺手术操作比较困难，甚至可发生难以预计的困难。周围组织结构、器官的损伤较易发生，特别是喉返神经、喉上神经损伤，甲状旁腺损伤，气管损伤较易发生。尤其是近期内的再次甲状腺手术。由于首次手术中对颈白线部位的操作，致使气管前粘连、瘢痕形成，使气管前间隙不清晰，再次甲状腺手术时造成切开颈白线困难。因此，手术时应谨慎注意。

（6）术中对可疑甲状旁腺样组织应保留，不可把甲状旁腺组织误为是瘢痕、脂肪、甲状腺小结节而给予切除。

第四节　乳腺增生症

乳腺增生症（hyperplasia of mammary gland）是女性常见病、多发病，本病常见于中年女性，25～40 岁多见。乳腺增生具有疼痛、触痛、结节三大主要特征。其发病原因和发病机制不十分清楚，主要和内分泌紊乱有关。使乳腺导管和小叶发生周而复始的增厚、复原。如经前明显，经后症状自行消退，这为生理性乳腺增生。如乳腺导管和小叶的变化无周期性，为病理性乳腺增生。其主要类型有乳腺小叶增生、导管增生、囊性增生、乳腺瘤样增生。

【诊断】

（一）症状

1. 乳房胀痛　特点是大部分患者具有周期性，疼痛与月经周期有关，往往在月经前（一般月经来潮前 7 日左右）疼痛加重，月经来潮后减轻或消失，有时整个月经周期都有疼痛，疼痛可向腋下放射，疼痛程度常与情绪紧张有关，严重者可影响患者工作、学习，甚至行走时震动都可加剧疼痛。

2. 乳房肿块　患者可自觉双乳多发或局部肿块，可随月经周期变化，有疼痛感。

3. 乳头溢液　少数患者可有此病状，一般为双侧，为无色或黄色，无血性液体。

（二）体征

发现一侧或两侧乳腺有弥漫性或局限于某处增厚，呈颗粒状、结节状或片状，增厚区与周围乳腺组织分界不明显，质地韧，有弹性，可活动，以外上象限为多，可伴有触痛。少数患者可有乳头溢液，为无色或黄色。腋窝无肿大淋巴结。

（三）检查

1. 病理活检　当乳腺肿块疑为乳腺癌时，可做病理学检查。乳腺的病理标本主要是两类，即细针抽吸（fine needle aspiration，FNA）和局部切除标本。局部切除不仅可做病理学检查明确诊断，而且也切除了肿块或病变区域，实现了手术治疗的目的。

2. 超声检查　近年来应用高频探头和彩色多普勒超声技术，使乳腺疾病的超声诊断率明显提高。乳腺囊性增生病的声像图可见病变腺体组织与导管结构错乱，失去正常排列，呈现筛状或蜂窝状结构，无包膜回声，内有散在而大小不一的圆形无回声区，病变组织厚度较正常乳腺组织明显增加，与正常乳腺组织的边界模糊不清。

3. X 线检查 主要是乳腺钼靶 X 线检查，而一般的医用 X 线效果不佳。乳腺囊性增生病的乳腺钼靶 X 线检查发现主要是数目不定、边界不清但密度均匀性增高的肿块影。

4. 磁共振检查 显示乳腺导管扩张，形态不规则，边界不清，导管的信号强度在 T_1 加权像上低于正常乳腺组织。

5. 近红外线检查 该检查方法具有直观、操作快捷、无痛苦、无放射损伤、不受时间限制、可反复检查的特点。乳腺囊性增生病在近红外线扫描仪上的表现是虫蚀样或雾状的灰色阴影，浅静脉模糊。

(四) 诊断要点

1. 多为育龄期女性，但青年或老年女性也可见。

2. 常有周期性经期乳腺胀痛，月经过后减轻且向肩部放射。病史长者周期性不清楚。

3. 乳腺检查可触及多发结节，囊样感，腺体增厚，月经过后减轻。结节大小不一，质韧，边界不清，活动度可。少数可伴有乳头溢液。

4. 超声、钼靶 X 线片等检查有助于诊断。

(五) 鉴别诊断

局限性乳腺增生的肿块主要需与乳腺癌相区别，因为乳腺增生症为常见病，患者和医师常将表现不明显的早期乳腺癌误诊为乳腺增生症，待癌肿明显时已是晚期。

乳腺癌肿块比较明确，质地偏硬，与周围乳腺有较明显区别，有时有腋窝淋巴结大，当不能有把握确诊时应定期复查，有怀疑时应行活检。

【治疗】

针对临床表现为乳腺疼痛和肿块，治疗目的为减轻疼痛和排除恶性肿块可能。

（一）一般治疗

生活规律，性情平和，少劳累，多食含碘食物，如海带、紫菜及海产鱼等，少食辛辣食物。

此外，合理安排饮食结构，减少脂肪摄入，保持健康的身心状况，均有利于减少或预防本病的发生。对于未排除乳腺癌可能的患者，应做好随访工作，必要时应进行活组织检查。如果患者有乳腺癌家族史或病理发现上皮细胞增生活跃，则以行单纯乳房切除为好，如病理发现有恶变，则按乳腺癌处理。

（二）药物治疗

1. 中医中药　经疏肝理气、调节冲任、活血化瘀为主，常用中成药有逍遥丸、小金丹、天冬素片等，一般中药治疗要服用一段时间方可见效。

2. 维生素类药物　机制尚不清楚，但有许多患者在接受大剂量的维生素 E、维生素 A、维生素 B_6 等治疗后有一定效果，用药方法为维生素 B_6 100mg，每日 3 次，口服；维生素 E 100mg，每日 1 次，口服。

3. 碘剂　5% ~10% 的碘化钾，5ml，每日 3 次，口服，可以改善乳房疼痛，经前期使用效果明显。

4. 激素类药物　仅在疼痛严重而影响工作或生活时方可考虑应用，用法为在月经前 1 周内口服甲睾酮，每次 5mg，每日 3 次；肌内注射丙酸睾酮，每日 25mg，共 3 ~4 日。近来应用他莫昔芬治疗，效果也比较明显。

（三）手术治疗

手术不是治疗乳腺增生症本身，而是对一些局限性肿块排除恶性可能。如果病理结果为不典型上皮增生，则可结合其增生程度、年龄及患者的要求决定手术范围。有对侧乳腺癌或有乳腺癌家族史等高危因素的，以及年龄大，肿块周围乳腺组织增生也较明显者，可做单纯乳房切除术。若无上述情况，肿块切除后密切随访。

【病情观察】

1. 乳腺胀痛有规律，是否与月经相关，腋窝淋巴结有无胀痛。

2. 乳腺肿块变化是否与月经相关。

【病历记录】

1. 记录肿块部位与发现时间及肿块大小与月经周期的关系。

2. 乳腺胀痛与月经周期关系。

3. 记录鉴别诊断的内容。

【注意事项】

1. 医患沟通

（1）乳腺增生症的治疗很大程度上依靠患者本人的调节，医患交流时嘱患者：①生活有规律；②尽量少服保健品；③避免劳累，尤其是月经前后；④避免辛辣食物。这样才能取得好的治疗效果。

（2）乳腺增生症尽管是良性疾病，但其与乳腺癌很难鉴别，是否有癌变仍无定论，特别是伴有瘤化的患者，所以治疗上倾向手术切除，以排除乳腺癌，这点一定要向患方讲清，要有患者的知情同意并签名。

2. 经验指导

（1）根据乳腺增生的程度可分为 4 级：Ⅰ级，早期；Ⅱ级，中度改变；Ⅲ级，纤维腺瘤病期；Ⅳ级，囊性增生症。乳腺囊性增生病是属于乳腺增生病的后期阶段，主要是多数中小乳管扩张形成囊状为特点。少数患者可见到乳管上皮由增生而间变为癌，所以本病也称为癌前期病变。其癌变多在 10% ~ 20%。

（2）药物治疗为辅，心理治疗为主。该病没有特效治疗，呈慢性过程、反复发作为其特点，但对一部分患者可能会自愈。因此，患者应当重视心理上的自我调节，消除心理障碍。症状较重者可给予中药治疗。严重者还可使用他莫昔芬或达那唑（丹那唑）等。但这类药物都对人体的激素代谢有所干扰，需在医师的指导下服用。而外科治疗对本病无效，只有在不能排除恶性可能的情况下作为确诊的手段。

（3）对于35岁以上，具有高危因素；长期肿块无明显消退；肿块较明显者，应给予手术切除并做病理检查，以排除恶性可能。

（4）在医疗实践中不能轻易将一些乳房肿块诊断为乳腺增生症，应首先排除乳腺癌可能。对诊断不明的患者，应行钼靶X线片、超声检查、细针穿刺检查等辅助检查，密切观察、定期复查。

（5）乳腺增生症的治疗，药物治疗效果不佳。因此，患者的自我调节很重要。

（6）因乳腺增生与乳腺癌难以鉴别，所以临床上对乳腺增生症伴瘤化患者的治疗较为积极，主要手术治疗，以排除乳腺癌的可能。

第五节　急性乳腺炎

急性乳腺炎（acute mastitis）是乳腺的急性化脓性感染，多为产后哺乳期女性，以初产妇多见。本病可分为急性化脓性乳腺炎和乳汁淤积性乳腺炎。急性化脓性乳腺炎通常发生在哺乳后的2～3周，是乳腺导管的感染所致。金黄色葡萄球菌是最常见的致病菌。感染途径：致病菌直接侵入导管并逆行至乳腺小叶内，致病菌经乳头的皮肤破损或皲裂侵入。乳腺导管和乳腺小叶内积聚的乳汁促进细菌的生长，引起1个或数个腺叶的急性炎症，临床表现为体温升高，有时寒战，乳腺表面充血、红肿，出现有明显压痛的肿块，血白细胞总数升高。如未能及时治疗，可形成脓肿或瘘管。

【诊断】

（一）症状

1. 疼痛 患者感觉乳房疼痛，缓慢起病，呈持续性，逐渐加重。

2. 发热 随着炎症发展，患者可有寒战、高热。

（二）体征

1. 局部表现 一般初起呈蜂窝织炎样表现，患侧乳房皮肤红肿，皮温增高，可触及硬结，边界不清，有触痛，随着炎症发展，局部疼痛加重，皮肤红肿范围扩大；形成脓肿后，有波动感，脓肿可以是单房或多房性，可向外溃破，深部脓肿还可穿至乳房与胸肌间的疏松组织中，形成乳房后脓肿。常有患侧腋窝淋巴结大、压痛。

2. 全身表现 由于细菌和（或）毒素作用，患者可有寒战、高热、脉搏加快。

（三）检查

1. 实验室检查 血常规化验检查显示白细胞及粒细胞计数明显增高，严重者出现核左移。败血症者的血细菌培养为阳性。脓肿穿刺细胞学培养多为金黄色葡萄球菌。

2. 超声检查 未形成脓肿前超声检查显示为实性肿块，回声增高，无明显边界；脓肿形成后可显示液性暗区。

（四）诊断要点

1. 发病初期感乳房肿胀疼痛，局部出现红肿且具有压痛的肿块，同时可有发热等全身症状。

2. 随炎症的发展，则上述症状更为加重，炎性肿块增大，疼痛呈搏动性。

3. 患侧腋窝出现肿大淋巴结，疼痛或压痛。

4. 白细胞计数明显升高。

5. 脓肿形成，表浅脓肿易发现，深部脓肿可经穿刺或超声发现。脓肿可以是单房，但多房性者常见，表浅脓肿可自行溃破。

6. 感染严重者可并发脓毒血症。

（五）鉴别诊断

如果在哺乳期有乳房红、肿、热、痛等症状时，急性乳腺炎诊断并不困难。但在非哺乳期，要与以下疾病相鉴别。

1. 炎性乳腺癌 不多见，年龄 40 岁左右，特点是发展迅速、预后极差。局部皮肤也可呈炎症样表现，开始时比较局限，逐渐扩展到乳房大部分皮肤，皮肤发红、水肿、增厚、粗糙、橘皮样改变、表面温度升高，就诊时 50% 以上腋窝及锁骨上有肿大淋巴结。乳腺钼靶摄片检查显示边界不清大片致密阴影，皮肤增厚，皮下血运丰富。细针穿刺抽吸或皮肤活检可见有癌细胞。

2. 浆细胞性乳腺炎 为乳腺组织的无菌性炎症，炎性细胞以浆细胞为主。发病年龄常见于绝经期前后或 30 ~ 40 岁，主要临床表现为乳房肿痛、乳头溢液、乳头凹陷、乳腺肿块和乳房皮肤发红，腋窝淋巴结呈炎性反应并伴有触痛。本病常反复发作。急性期，抗感染后皮肤红肿可消退，有时肿块逐步软化形成脓肿，如自行破溃可形成瘘管，慢性期抗感染效果不佳。细针穿刺抽吸可见有大量炎症细胞。

【治疗】

（一）一般治疗

早期症状轻者可不停止哺乳，但为了婴儿的健康，应停止哺乳，但患侧乳房应以吸乳器吸尽乳汁，促使乳汁通畅排出，因为乳汁是细菌理想的培养基。给予乳房热敷可有利局部血液循环，促使早期炎症的消散。

（二）药物治疗

乳房炎症在呈蜂窝织炎表现而未形成脓肿之前，应用抗生素可获得良好的效果。因主要病原菌为金黄色葡萄球菌，可不必等待细菌培养的结果，应用青霉素、头孢菌素等抗革兰阳性菌抗生素，青霉素 1000 万单位，静脉滴注，每日 1 次，用前做皮试。头孢拉啶 5g，静脉滴注，每日 1 次。耐青霉素酶的苯唑西林钠、头孢拉啶等。若患者对青霉素过敏，可应用红霉素。如治疗后病情无明显改善，可根据细菌培养结果指导选用抗生素，考虑是否已有脓肿形成，可行细针穿刺以证实。因抗菌药物可被分泌至乳汁，如继续给婴儿哺乳，应避免使用四环素、氨基糖苷类、磺胺药和甲硝唑等药物，因其能对婴儿产生影响，而青霉素、头孢菌素和红霉素则无此顾虑。中药治疗可用蒲公英、野菊花等清热解毒药物。

若感染严重或脓肿引流后能引发乳瘘，应停止哺乳，采取断奶处理。可口服己烯雌酚 1～2mg，每日 3 次，共 2～3日；肌内注射苯甲酸雌二醇，每次 2mg，每日 1 次，至乳汁停止分泌为止。

（三）手术治疗

脓肿形成后应及时切开引流，为避免损伤乳管，而形成乳瘘，应按放射状做切口，深部或乳房后脓肿可沿乳房下缘做弧形切口，经乳房后间隙引流。如果有数个脓腔则应分开脓肿间的间隙。

【病情观察】

1. 观察患者是否有脓肿形成。

2. 脓肿切开后应观察有无渗血，引流是否通畅。

【病历记录】

1. 记录发病的诱因。

2. 记录穿刺的结果。

3. 记录医患沟通情况。

4. 脓肿切开引流注意要将可能会造成乳房外形改变和乳瘘的后果，告知患者并有签字同意书。

【注意事项】

1. 医患沟通

（1）由于患者处于哺乳期，患病后要停止哺乳，既要忍受疾病的痛苦，又要担心停止哺乳会影响婴儿发育，所以，患者有明显的焦虑情绪，医患交流时，疏导患者紧张心理，缓解焦虑很有必要。

（2）如果乳腺肿肿较大，有可能会影响乳腺的外形，还可能会造成乳瘘，所以在脓肿切开前，要向患者讲明，取得患者的理解并要签字同意。

2. 经验指导

（1）对于哺乳期女性出现乳房胀痛，并伴有发热，应考虑急性乳腺炎的可能。如为非哺乳期女性出现急性乳腺炎的表现，应注意与炎性乳腺癌、浆细胞性乳腺炎等鉴别。

（2）在急性乳腺炎早期以抗感染等非手术治疗为主，但当脓肿形成后，应及时在局部麻醉或全身麻醉下进行脓肿切开引流。

（3）脓肿切开当天应加压包扎，以防创面渗血，但24小时后应及时打开包扎，以利引流，并使脓肿各腔引流通畅，以防脓液聚集。

（4）在诊断患者可能已形成脓肿拟切开脓肿前，一定先用注射器穿刺或超声检查证实，以免误诊。

（5）如有特殊原因须选用对婴儿生长发育有影响的药物，应向患者说明，并劝其暂避免哺乳。

第六节　乳腺癌

乳腺癌（breast cancer）是一种常见的恶性肿瘤，大多发生于40～60岁的女性，男性少见，女性的发病率约为男性的100倍。乳腺癌的发生率不断上升，尽管在大多数患者中，致癌的原因仍然不清楚，但许多因素已经得到证实：如初潮早、绝经迟及未经产或高龄妊娠有一定的临床意义。同全身其他恶性肿瘤一样，乳腺癌的病因尚不能完全明了，已证实的某些发病因素亦仍存在着不少争议。绝经前和绝经后雌激素是刺激发生乳腺癌的明显因素。

【诊断】

(一) 症状

1. 乳房肿块 乳腺内无痛性肿块，常是患者就诊的主要症状，多由患者或其配偶无意中发现，也有体格检查时发现。但也有 10% ~ 15% 可伴疼痛。

2. 乳头溢液 约有 5% 的乳腺癌可有乳头溢液症状或为乳腺导管内乳头状瘤恶变。患者更换内衣时发现有少许污迹而来就诊。

3. 乳头和乳房皮肤改变 乳头扁平、回缩，皮肤凹陷，皮肤水肿，此表现常被患者忽视。晚期乳房出现溃破而形成溃疡。乳头粗糙、糜烂，如湿疹样，进而形成溃疡，是乳头湿疹样乳腺癌的表现，而常被误诊为普通皮肤湿疹。炎性乳腺癌表现为局部皮肤可呈炎症样表现，即皮肤发红、水肿、增厚。

4. 腋窝淋巴结 晚期可出现腋窝肿大淋巴结。也有患者乳房病灶很小未被发现而先出现腋窝肿大淋巴结。

5. 乳房疼痛 不是乳腺癌常见症状，晚期乳腺癌疼痛为癌肿直接侵犯神经所致。

(二) 体征

1. 乳房肿块 早期多为无痛、单发的小肿块，以乳房外上象限为常见，质硬，表面不光滑，与周围组织边界不清楚，在乳房内不易被推动。随着肿瘤增大，可引起乳房局部隆起。若累及 Cooper 韧带，可使其缩短而致肿瘤表面皮肤凹陷，即所谓"酒窝征"。癌块继续增大，如皮下淋巴管被癌细胞堵塞，引起淋巴回流障碍，出现真皮水肿，皮肤呈"橘皮样"改变。乳腺癌发展至晚期，可侵入胸筋膜、胸肌，以致癌块固定于胸壁而不易推动。如癌细胞侵入大片皮肤，可出现多数小结节，甚至彼此融合。有时皮肤可溃破而形成溃疡，这种溃疡常有恶臭，容易出血。

2. 腋窝淋巴结　乳腺癌淋巴转移最初多见于腋窝。肿大淋巴结质硬、无痛、可被推动；以后数目增多并融合成团，甚至与皮肤或深部组织黏着。

3. 远处转移　乳腺癌转移至肺、骨、肝脏时，可出现相应的症状。例如肺转移可出现胸痛、气急，骨转移可出现局部疼痛，肝转移可出现肝大、黄疸等。

4. 特殊类型　有两种特殊类型乳腺癌的临床表现与一般乳腺癌不同，即炎性乳腺癌和乳头湿疹样乳腺癌。炎性乳腺癌并不多见，特点是发展迅速、预后差。局部皮肤可呈炎症样表现，开始时比较局限，不久即扩展到乳房大部分皮肤，皮肤发红、水肿、增厚、粗糙、表面温度升高。乳头湿疹样乳腺癌少见，恶性程度低，发展慢。乳头有瘙痒、烧灼感，以后出现乳头变粗糙、糜烂，如湿疹样，进而形成溃疡，有时覆盖黄褐色鳞屑样痂皮。部分患者于乳晕区可扪及肿块。较晚发生腋淋巴转移。

（三）检查

1. 钼靶 X 线片　为诊断乳房疾病的重要手段。乳腺癌的表现为边界不规则的肿块影，密度较高，肿块边缘有长短不一的毛刺。病灶内存在钙化点是乳腺癌在 X 线片上的另一个特点。

2. 超声检查　表现为单发的实性低回声肿块，边界不清，周围常有晕征，内部回声不均匀，有不同程度的后方声影衰减，可有点状强回声的钙化点，肿块血流丰富，上方皮肤可能增厚或凹陷，腋下可能触及肿大的淋巴结。

3. CT 乳腺癌可表现为瘤体密度高于腺体密度的不规则肿块，边缘不光滑有毛刺，肿块内可能有钙化微粒，亦可能有液化坏死的低密度区。皮肤可能有增厚，可看到 Cooper 韧带受侵皮肤凹陷，受累的乳头可以回缩。累及胸壁时，乳腺后间隙可以消失。增强扫描时，肿块有明显强化。CT 亦可同时清楚显示腋淋巴结和内乳淋巴结的情况。

4. MRI 可表现为乳腺内边界不清的肿块，边界不规则有毛刺，可能显示有钙化微粒。T_1 相肿块强度低于周围组织，T_2 相肿块强度明显增高。

5. 乳管镜检查 常可见到 2、3 级导管腔内有不规则隆起或多发性小结节，沿导管内壁纵向蔓延，基底宽，易出血，管壁僵硬，弹性差。

6. 液晶及远红外热像图 乳腺癌血供丰富，肿瘤所在部位的皮肤温度比正常部位要高，液晶及热像图即是利用这一现象来探测肿瘤部位。

7. 穿刺活检 细针穿刺细胞学检查是一种安全、简便、快速而有效的诊断方法，一般主张在做好必要的根治术术前准备后，再行穿刺活检或穿刺证实为恶性肿瘤后，应尽快行根治性手术，间隔时间应控制 1 周之内，最多不超过 2 周。

8. 切除活检或切取活检 是应用最广泛、结果最可靠的诊断方法。对于乳腺内肿块，凡考虑为肿瘤病变或不能排除肿瘤可能性者均应行切除活检，若怀疑为恶性病变者则应在有冷冻切片设备及做好根治性手术准备的情况下进行。只有肿瘤巨大或已有周围广泛粘连，甚至破溃者，才用切取活检方法。

（四）诊断要点

1. 乳腺癌大多发生于 40～50 岁女性，近年有年龄提前的倾向。月经初潮早、绝经晚、未生育、乳腺癌家族史及长期高脂肪饮食者为高危人群。

2. 无痛性肿块为常见症状，少数可有疼痛，肿块质地较硬，边界不清，活动度差，表面不光滑。

3. 局部皮肤凹陷、水肿，呈"橘皮样"改变，晚期可破溃、感染、坏死呈"火山口"样改变并伴有恶臭，肿瘤细胞向皮肤扩散而形成"卫星"结节。

4. 乳头凹陷、抬高，可有乳头溢液（血性或浆液性）。乳头乳晕可有糜烂、渗出、皲裂、增厚等湿疹样变。

5. 淋巴结大，早期同侧腋窝淋巴结大，质硬，无压痛，分散分布或融合成团及锁骨上淋巴结大。

6. 可有上肢水肿及血行转移到肺、肝、脑、骨骼而出现相应症状。

7. 超声、CT、钼靶摄片及 MRI、红外线等辅助检查可协助诊断。穿刺细胞学检查及病理活检可明确诊断。

（五）鉴别诊断

1. 纤维腺瘤 常见于青年女性，肿瘤大多为圆形或椭圆形，边界清楚、活动度大，发展缓慢，一般易于诊断。但 40 岁以后的女性不要轻易诊断为纤维腺瘤，必须排除恶性肿瘤的可能。

2. 乳腺增生症 多见于中年女性，特点是乳房胀痛、肿块可呈周期性，与月经期有关。肿块或局部乳腺增厚与周围乳腺组织分界不明显。可观察一至数个月经周期，若月经来潮后肿块缩小、变软，则可继续观察，如无明显消退，可考虑手术切除及活检。

3. 浆细胞性乳腺炎 是乳腺组织的无菌性炎症，炎性细胞中以浆细胞为主。临床上 60% 呈急性炎症表现，肿块大时皮肤可呈橘皮样改变。40% 患者开始即为慢性炎症，表现为乳晕旁肿块，边界不清，可有皮肤粘连和乳头凹陷。

4. 乳腺结核 是由结核杆菌所致乳腺组织的慢性炎症。好发于中、青年女性。症程较长，发展较缓慢。局部表现为乳房内肿块，肿块质硬韧，部分区域可有囊性感。肿块边界有时不清楚，活动度可受限。

【治疗】

（一）手术治疗

手术治疗是乳腺癌的主要方法之一，还有辅助化学药物、内分泌、放射和生物治疗等。对病灶仍局限于局部及区域淋巴结的患者，手术治疗是首选。目前应用的 5 种手术方式均属治疗性手术，而不是姑息性手术。

1. 乳腺癌根治术　手术应包括整个乳房、胸大肌、胸小肌、腋窝及锁骨下淋巴结的整块切除。有多种切口设计方法，可采取横或纵行梭形切口，皮肤切除范围一般距肿瘤 3cm，手术范围上至锁骨，下至腹直肌上段，外至背阔肌前缘，内至胸骨旁或中线。该术式可清除腋下组（胸小肌外侧）、腋中组（胸小肌深面）及腋上组（胸小肌内侧）3 组淋巴结。乳腺癌根治术的手术创伤较大，故术前必须明确病理诊断，对未确诊者应先将肿瘤局部切除，立即进行冰冻切片检查，如证实是乳腺癌，随即进行根治术。

2. 乳腺癌扩大根治术　即在上述清除腋下、腋中、腋上 3 组淋巴结的基础上，同时切除胸廓内动、静脉及其周围的淋巴结（即胸骨旁淋巴结）。

3. 乳腺癌改良根治术　有两种术式：①保留胸大肌，切除胸小肌；②保留胸大肌和胸小肌。前者淋巴结清除范围与根治术相仿，后者不能清除腋上组淋巴结。根据大量病例观察，认为 Ⅰ、Ⅱ 期乳腺癌应用根治术及改良根治术的生存率无明显差异，该术式保留了胸肌，术后外观效果较好，目前已成为常用的手术方式。

4. 全乳房切除术　手术范围必须切除整个乳腺，包括腋尾部及胸大肌筋膜。该术式适宜于原位癌、微小癌及年迈体弱不宜做根治术者。

5. 保留乳房的乳腺癌切除术 手术包括完整切除肿块及腋淋巴结清扫。肿块切除时要求肿块周围包裹适量正常乳腺组织，确保切除标本的边缘无肿瘤细胞浸润。术后必须辅以放疗、化疗。

手术方式的选择还应根据病理分型、疾病分期及辅助治疗的条件而定。对可切除的乳腺癌患者，手术应达到局部及区域淋巴结能最大限度地清除，以提高生存率，然后再考虑外观及功能。对Ⅰ、Ⅱ期乳腺癌可采用乳腺癌改良根治术及保留乳房的乳腺癌切除术。在综合辅助治疗较差的地区，乳腺癌根治术还是比较适合的手术方式。胸骨旁淋巴结有转移者如术后无放射治疗条件可行扩大根治术。

（二）化学药物治疗

浸润性乳腺癌术后应用化学药物辅助治疗，可以改善生存率。乳腺癌是实体瘤中应用化疗最有效的肿瘤之一，化疗在整个治疗中占有重要的地位。常用的有 CMF 方案（环磷酰胺、甲氨蝶呤、氟尿嘧啶）。根据病情可在术后尽早（1 周内）开始用药。剂量为环磷酰胺（C）$400mg/m^2$ 体表面积，甲氨蝶呤（M）$20mg/m^2$ 体表面积，氟尿嘧啶（F）$400mg/m^2$ 体表面积，均为静脉注射，在第 1 日及第 8 日各用 1 次，为 1 个疗程，每 4 周重复，6 个疗程结束。因单药应用阿霉素的效果优于其他抗癌药，所以对肿瘤分化差、分期晚的病例可应用 CAF 方案（环磷酰胺、阿霉素、氟尿嘧啶）。环磷酰胺（C）$400mg/m^2$ 体表面积，静脉注射，第 1 日；阿霉素（A）$40mg/m^2$ 体表面积，静脉注射，第 1 日；氟尿嘧啶（F）$400mg/m^2$ 体表面积，静脉注射第 1、8 日，每 28 日重复给药，共 8 个疗程。化疗前患者应无明显骨髓抑制，白细胞 $> 4 \times 10^9/L$，血红蛋白 $> 80g/L$，血小板计数 $> 50 \times 10^9/L$。化疗期间应定期检查肝、肾功能，每次化疗前要查白细胞计数，如白细胞计数 $< 3 \times 10^9/L$，应延长用药间隔时间。应用阿霉素者

要注意心脏毒性或用表柔比星替代，其心脏毒性比较轻。

术前化疗目前多用于Ⅲ期病例，可探测肿瘤对药物的敏感性并使肿瘤缩小，减轻与周围组织的粘连。药物可采用CMF、CAF，一般用2~3个疗程。

（三）内分泌治疗

癌肿细胞中ER含量高者，称激素依赖性肿瘤，这类患者对内分泌治疗有效。而ER含量低者，称激素非依赖性肿瘤，内分泌治疗效果差。因此，对手术切除标本做病理检查外，还应测定雌激素受体和孕激素受体（PGR）。不仅可帮助选择辅助治疗方案，对判断预后也有一定作用。

三苯氧胺（tamoxifen）系非甾体激素的抗雌激素药物，其结构式与雌激素相似，可在靶器官内与雌二醇争夺ER，三苯氧胺、ER复合物能影响DNA基因转录，从而抑制肿瘤细胞生长。临床应用表明，该药可降低乳腺癌术后复发及转移，对ER、PGR阳性的绝经后女性效果尤为明显。同时可减少对侧乳腺癌的发生率。三苯氧胺的用量为每日20mg，一般服用5年。该药安全有效，不良反应有潮热、恶心、呕吐、静脉血栓形成、眼部不良反应、阴道干燥或分泌物多。长期应用后小部分患者可能发生子宫内膜癌。

新近发展的芳香化酶抑制药，如来曲唑等，有资料证明其效果优于三苯氧胺，这类药物能抑制肾上腺分泌的雄激素转变为雌激素过程中的芳香化环节，从而降低雌二醇，达到治疗乳腺癌的目的。

（四）放射治疗

乳腺癌局部治疗的手段之一。在保留乳房的乳腺癌手术后，放射治疗是一重要组成部分，应于肿块局部广泛切除后给予较高剂量放射治疗。单纯乳房切除术后可根据患者年龄、疾病分期分类等情况，决定是否应用放射治疗。根治术后是否应用放射治疗，多数认为对Ⅰ期患者无益，对Ⅱ期以后患者可能降低局部复发率。

目前根治术后不做常规放疗，而对复发高危患者，放射治疗可降低局部复发率，提高生命质量。指征：①病理报告有腋中或腋上组淋巴结转移者；②阳性淋巴结占淋巴结总数1/2 以上或有 4 个以上淋巴结阳性者；③病理证实胸骨旁淋巴结阳性者（照射锁骨上区）；④原发灶位于乳房中央或内侧而做根治术后，尤其是腋淋巴结阳性者。

（五）生物治疗

近年临床上已逐渐推广使用的曲妥珠单抗注射液，系通过转基因技术制备，对 C-erbB-2 过度表达的乳腺癌患者有一定效果，特别是对其他化疗药无效的乳腺癌患者也能有部分疗效。

【病情观察】

1. 乳房肿块未明确性质前，应嘱患者每隔 2～3 个月到医院复查，观察肿块大小、质地、边缘、活动度等。如有怀疑，复查辅助检查。

2. 术后早期应观察引流液颜色和量，切口有无感染力、皮瓣有无坏死，后期观察皮下有无积液、患侧上肢有无水肿、活动情况。

3. 化疗期间应注意化疗不良反应，如骨髓抑制、肝肾损伤、心脏毒性、消化道反应等。

4. 放疗期间应注意放疗并发症，如放射肺炎、心包炎、上肢水肿、皮肤溃疡等。

5. 内分泌药物治疗期间应注意内分泌药物不良反应，如阴道出血、阴道分泌物增多、面部潮红等。

6. 术后定期复查，检查内容包括患侧胸壁有无肿块复发，对侧乳房有无肿块，两腋窝及锁骨有无肿大淋巴结，肝、肺、骨有无转移。

【病历记录】

1. 记录医患交流的情况。

2. 记录乳房淋巴结是否有肿大。

3. 对术后可能出现的手术并发症、治疗方案要患者知情同意并签字。

【注意事项】

1. 医患沟通

(1) 术前与患者沟通的目的是让患者理解：①手术有较明显的指征；②做手术有一定的风险；③医患双方合作，使诊疗风险降到最低。

(2) 鼓励患者坚持治疗，乳腺癌患者术后须化疗，化疗反应一般较重，所以医患交流时要坚定患者战胜疾病的信心。

2. 经验指导

(1) 要提高乳腺癌的早期检出率，提高患者的生存率。乳腺组织在不同年龄及月经周期中可出现多种变化，因而注意查体方法及检查时距月经期的时间。年龄在乳腺癌的诊断中是重要因素，同样大小质地的肿块，在 20 岁和 50 岁可能是两种不同病理结果。

(2) 应始终强调乳腺癌是一全身性病变，采取综合治疗，手术、放疗都属局部治疗，化疗、内分泌治疗属全身治疗。因此，手术范围不要强求过大，乳腺癌根治术、乳腺癌扩大根治术已不常用，乳腺癌改良根治术和保留乳房的乳腺癌切除术是目前较常用的术式。术后辅助化疗应早期应用，应用要规范，剂量要足够。放射治疗只降低局部复发率，对生存率改善不明显，因此应用时要有指征。内分泌治疗要根据雌、孕激素受体结果，不要盲目使用，否则不仅无效反而增加不良反应。

(3) 术后一定要加强随访，早期发现复发，早期治疗。一旦发现复发和转移，治疗原则以提高生活质量为主，而不是片面追求临床缓解。

第七节 胃十二指肠溃疡

胃、十二指肠局限性圆形或椭圆形的全层黏膜缺损，称为胃十二指肠溃疡（DU）。因溃疡的形成与胃酸-蛋白酶的消化作用有关，也称为消化性溃疡。溃疡的黏膜缺损超过黏膜肌层，不同于糜烂。消化性溃疡是人类的常见病，呈世界性分布，估计有 10% 的人口都患过此病。据胃镜检查发现率我国南方高于北方，城市高于农村。临床上十二指肠溃疡较胃溃疡多见，两者之比约为 3:1。十二指肠溃疡好发于青壮年，胃溃疡的发病年龄较迟，平均晚 10 年。消化性溃疡的发作有季节性，秋冬和冬春之交远比夏季常见。

【诊断】

（一）症状

1. 腹痛 询问疼痛的病程及规律性，与进食之间的关系、诱因、缓解因素等。是否有泛酸、嗳气、恶心、呕吐等伴随症状，如突发上腹部刀割样剧烈疼痛并很快向全腹弥漫应该考虑急性穿孔。慢性穿透性溃疡疼痛往往剧烈并向腰背部放射。

2. 呕血和（或）黑便 询问呕血和黑便的性状及量。注意有无头晕、冷汗、心悸，血压下降、脉率增快等表现。注意有无肝硬化，发病前有无剧烈呕吐。

3. 呕吐 询问呕吐的特点，持续时间，与进食的关系，能否缓解，呕吐物性状及量，特别注意是否呕吐隔夜宿食，是否含有胆汁。

4. 消瘦、贫血、腹泻 注意患者近期体重变化，排便次数及大便性状，有无头晕、乏力、血红蛋白和（或）红细胞进行性下降等表现。

（二）体征

1. 一般情况 患者可有消瘦、贫血或营养不良，特别是有并发症者。大出血时有血流动力学不稳定表现。幽门梗阻可并发水电解质失衡表现。溃疡急性穿孔的患者晚期可表现为中毒性休克。

2. 腹部检查 腹部局限性压痛，十二指肠溃疡压痛点位于剑突下偏右，胃溃疡压痛点位于剑突下。幽门梗阻时可见胃型、胃蠕动波、振水音。急性穿孔时有压痛、肌紧张、反跳痛等腹膜炎体征，肝浊音界消失或缩小，移动性浊音，肠鸣音减弱，腹腔穿刺可见胃肠内容物。大出血时腹胀，肠鸣音活跃。

（三）检查

1. 幽门螺杆菌（Hp）检测 Hp 感染的诊断已成为消化性溃疡的常规检测项目，其方法可分为侵入性和非侵入性两大类，前者须做胃镜检查和胃黏膜活检，可同时确定存在的胃十二指肠疾病，后者仅提供有无 Hp 感染的信息。90% 的十二指肠溃疡患者和 75% 胃溃疡患者并发幽门螺杆菌感染。尿素酶试验是幽门螺杆菌简便快速的检测方法，可以于胃镜检查时对窦部活检组织进行检测。组织学检查是诊断的金指标。非侵入性检验包括血清免疫球蛋白试验和同位素标记尿素呼吸试验。

2. 胃液分析 DU 患者的胃酸分泌正常或低于正常，部分 DU 患者则增多，但与正常人均有很大重叠。故胃液分析对消化性溃疡诊断和鉴别诊断价值不大。目前主要用于促胃液素瘤的辅助诊断，如果 BAO 每小时 >15mmol、MAO 每小时 >60mmol，BAO/MAO 比值 >60%，提示有促胃液素瘤之可能。

3. 血清促胃液素测定 消化性溃疡时血清促胃液素较正常人稍高，但诊断意义不大，故不应列为常规。但如怀疑有促胃液素瘤，应做此项测定。血清促胃液素值一般与胃酸分泌呈反比，胃酸低，促胃液素高；胃酸高，促胃液素低；促胃液素瘤时则两者同时升高。

4. X 线钡餐检查 气钡双重对比造影能更好地显示黏膜像。溃疡的 X 线影像有直接和间接两种：龛影是直接影像。对溃疡诊断有确诊价值。良性溃疡凸出于胃十二指肠钡剂轮廓之外，在其周围常见一光滑环堤。其外为辐射状黏膜皱襞。间接影像包括局部压痛、胃大弯侧痉挛性切迹、十二指肠壶腹部激惹和球部畸形等，间接影像仅提示有溃疡。

5. 胃镜检查和黏膜活检 胃镜检查不仅可对胃十二指肠黏膜直接观察、摄影，还可在直视下取活检做病理检查和 Hp 检测。

（四）诊断要点

1. 详细的询问病史及全面的体格检查仍是胃十二指肠溃疡临床诊断的最基本方法。

2. 根据本病的周期性发作、节律性上腹痛、慢性病程、进食及服用抗酸药物可使症状缓解等典型表现，通常可做出临床诊断。

3. 反复发作的典型症状以及 X 线钡餐和（或）纤维胃镜检查阳性可以确诊。

4. X 线钡餐检查可作为胃十二指肠溃疡诊断的初步依据。

5. 胃镜已成为溃疡病的主要诊断手段。纤维胃镜不仅能直接观察溃疡形状，还可以取活体组织做病理检查。电子胃镜的出现，使图像记录得到很大的改善。超声胃镜可对胃壁的深层损伤进行扫描，在溃疡病的诊断和鉴别诊断中发挥越来越大的作用。

（五）鉴别诊断

1. 胃癌 对于年龄较大，典型溃疡症状消失取而代之不规则持续疼痛或症状日益加重、饮食习惯改变、腹泻、体重减轻、消瘦乏力、贫血等表现，需提高警惕。胃镜结合病理学检查是唯一可靠的诊断方法。

2. 急、慢性胆管疾病 胆囊炎、胆囊结石引起腹痛与体征均以右上腹为明显，疼痛可放射至右肩，可伴黄疸，超声检查有助鉴别诊断。

3. 胃泌素瘤 亦称 Zollinger-Ellison 综合征，是胰腺非 B 细胞瘤分泌大量胃泌素所致。胃泌素可刺激壁细胞引起增生，分泌大量胃酸。经过正规治疗后溃疡复发，多发性溃疡，溃疡位于不寻常的部位，如十二指肠第 2、3 部和并发症需要外科治疗时，应该排除 Zollinger-Ellison 综合征。患者有过高胃酸分泌及空腹血清胃泌素 >200pg/ml（通常 >500pg/ml）。

4. 功能性消化不良 指有消化不良的症状而无溃疡及其他器质性疾病（如肝、胆、胰腺疾病）者而言，检查可完全正常或只有轻度胃炎。此症颇常见，多见于年轻女性。表现为餐后上腹饱胀、嗳气、泛酸、恶心和食欲减退等，有时症状酷似消化性溃疡。与消化性溃疡的鉴别需要做 X 线和胃镜检查。

5. 钩虫病 钩虫寄居于十二指肠，可引起十二指肠炎、渗血，甚至出现黑便。症状可酷似十二指肠溃疡。胃镜检查在十二指肠降部可找到钩虫和出血点。凡来自农村而有消化不良及贫血者，应常规粪检寻找钩虫卵，阳性者应进行驱虫治疗。

【治疗】

消化性溃疡发生是由于对胃、十二指肠黏膜有损伤作用的侵袭因素与黏膜自身的防御能力之间失去平衡的结果。因此，治疗消化性溃疡的策略是减少侵袭因素，增强胃、十二指肠黏膜的防御能力。治疗的目标是消除症状，促进愈合，防止复发。

（一）一般治疗

保持良好的生活规律；调整精神状态，避免过度疲劳和紧张；改善饮食习惯，不要暴饮暴食，避免辛辣、刺激饮食；戒烟、戒酒，尽量避免使用对胃黏膜有损害的药物，如非甾体类抗炎药、肾上腺皮质激素、抗肿瘤药物等。

(二) 药物治疗

1. 抗酸药物

(1) 制酸剂：制酸剂为一类弱碱性药物，可以中和胃酸，抑制胃蛋白酶活力，缓解溃疡疼痛，能促进溃疡愈合。主要有碳酸氢钠、碳酸钙、氧化镁、氢氧化铝、三硅酸镁、铝碳酸镁（hydrotalcite）等。目前常用铝镁复合制剂，含氢氧化铝较多时常常导致便秘，含氢氧化镁较多时则可引起腹泻。心、肾疾病患者慎用。其中，铝碳酸镁兼有抗酸和保护胃黏膜作用，能迅速中和胃酸，缓解溃疡症状，促进溃疡愈合，其疗效与其他胃黏膜保护药相似，不良反应很少。铝碳酸镁咀嚼片：500～1000mg，每日 3～4 次，餐后及睡前服。格列吡嗪：15ml，3 餐后 1 小时加睡前各服 1 次，每日 3～4 次。神黄钠铝（利乃沁）：2 粒，每日 3 次。维 U 颠茄铝镁（斯达舒）：1粒，每日 3 次。由于其铝含量极低，且为大分子结构，因此几乎没有铝的吸收。抗酸药剂型以液体（凝胶溶液）最好，粉剂次之，片剂较差，片剂应嚼碎服用。

(2) 抗胆碱能药物：是一类对毒蕈碱受体具有拮抗作用的药物。可以阻断乙酰胆碱的功能，抑制胃酸、胃蛋白酶分泌，解痉镇痛，降低胃肠运动性和胃的排空速率等作用。常用药：阿托品、山莨菪碱（654－2）、颠茄、溴丙胺太林等，但此类药可以导致胃潴留和胃泌素分泌增加，对胃溃疡不利。另外，还可引起心慌、口干、腹胀、便秘、排尿困难等，目前临床已较少使用。一种新的抗胆碱能药物——哌仑西平上市，不良反应较小，常用剂量50mg，每日 2 次，疗程4～6周。

(3) H_2 受体拮抗药（H_2-RA）：H_2 受体拮抗药竞争性和选择性地抑制组胺与 H_2 受体结合，从而抑制细胞内 cAMP 浓度和壁细胞分泌胃酸，达到抑制胃酸分泌的作用。目前常用的包括第一代产品西咪替丁 0.8g，每日 1 次；3 餐后各服

0.2g，临睡前服 0.4g；雷尼替丁 150mg，每日 2 次；法莫替丁 20mg，每日 2 次；空腹服用。目前罗沙替丁、尼扎替丁也已开始使用，抑酸作用强，不良反应少。在作用强度和作用时间方面均有显著优势。常见的不良反应有腹胀、口干、头晕、头痛；少见的不良反应有白细胞计数减少、男性乳房发育等。

（4）质子泵抑制药（PPI）：即 H^+-K^+-ATP 酶抑制药，抑制基础胃酸分泌和各种刺激引起的胃酸分泌。具有强有力的抑酸作用，是西咪替丁的 8 ~ 20 倍。主要 PPI 有：奥美拉唑（omeprazole）每日 20 ~ 40mg；兰索拉唑（lansoprazole）每日 30 ~ 60mg；泮托拉唑（pantoprazole）每日 40mg；艾索美拉唑 20 ~ 40mg；雷贝拉唑 10 ~ 20mg；早晚空腹服用。对 H_2-RA 疗效不佳的患者也有效，不良反应少，可有头晕、恶心等，极少见有白细胞计数减少。质子泵抑制药的使用使许多以前认为难治性溃疡都得到痊愈，是一种比较安全的药物。

（5）胃泌素受体拮抗药：丙谷胺（proglumide）能竞争性的拮抗胃泌素与壁细胞上的胃泌素受体结合，从而抑制胃酸分泌，另外还有促进胆汁分泌作用。适合消化性溃疡伴有胆囊炎、胆石症患者，常用剂量 400mg，每日 3 次，疗程 4 ~ 6 周。不良反应有偶见失眠、乏力、口干、头晕等。

2. 黏膜保护药　胃黏膜保护作用的减弱是溃疡形成的重要因素，加强胃黏膜保护作用，促进胃黏膜的修复是治疗 PU 的重要环节之一。常用黏膜保护药有硫糖铝、铋剂、前列腺素 E 及近年来颇受重视的铝碳酸镁等。此类药物可能主要通过促进黏液和碳酸氢盐分泌及改善黏膜血流等发挥作用。

（1）铋剂：铋剂主要是在酸性环境中与溃疡面的蛋白质起螯合作用，保护胃黏膜，促进溃疡愈合，无抗酸作用，但具有较强杀灭 Hp 作用。目前常用枸橼酸铋钾（colloid bismuthsubcitrate，CBS）即胶体次枸橼酸铋和胶体果胶铋等。常用量：枸橼酸铋钾（得乐）110mg，每日 4 次，分别于 3 餐前和睡前口服；胶体果胶铋（德诺）240mg，每日2次，分别于早餐前和睡前口服，8周为1个疗程。不良反应少见，但服药可使大便变黑。此药所含铋剂有蓄积作用，应避免长期服用，严重肾功能不全者忌用该药，老年人和儿童应严格掌握疗程。少数患者服药后出现便秘、恶心、一过性血清转氨酶升高等。

（2）硫糖铝（sucralfate）：硫糖铝是蔗糖硫酸酯的碱式铝盐。可与溃疡面上渗出的蛋白质相结合，形成保护膜，阻止胃酸、胃蛋白酶和胆汁酸继续侵袭溃疡面，有利于黏膜再生和溃疡愈合。此外，硫糖铝还可以刺激内源性前列腺素的合成和释放，尤其适合于残胃溃疡和残胃炎。常用剂量每日4g，分别于3餐前和睡前1小时口服，连服4~6周为1个疗程。硫糖铝的不良反应较少，少数患者可出现便秘，硫糖铝不宜与食物、抗酸药或其他药物同服。

（3）前列腺素E（prostaglandine）：前列腺素有细胞保护、修复胃黏膜屏障、抑制胃酸分泌作用，是目前预防和治疗非甾体类抗炎药引起的胃和十二指肠黏膜损伤最有效的药。米索前列醇（misoprostol）和恩前列素（enprostiL）已应用于临床。米索前列醇（喜克溃）：常用量200μg，每日4次，3餐前和睡前口服，疗程4~8周。常见的不良反应是腹部不适和腹泻，其具有收缩妊娠子宫的作用，孕妇禁用。有脑血管病和冠心病者慎用。

（4）甘珀酸（carbenoxolone，生胃酮）：每次50mg，每日3次。

（5）替普瑞酮（teprenone）：为新型胃黏膜保护剂。每次50mg，每日3次。

（6）胸腺蛋白（欣洛维）：具有促进胃黏液分泌及增强胃黏膜屏障作用，也被用于消化性溃疡的治疗。每次30mg，每日2次。

3. 清除幽门螺杆菌（Hp）的药物 治疗Hp感染的药物

主要是抗生素，包括诺氧沙星、呋喃唑酮（痢特灵）、氨苄西林、甲硝唑、庆大霉素、克拉霉素等。铋剂、质子泵抑制药（PPI）、硫糖铝等也有一定的抗菌活性。中药乌梅、大黄、黄连等也有抗菌作用。提高 Hp 根除率的有效方法是联合用药。质子泵抑制药与抗生素联合应用，能提高后者抗 Hp 的疗效。方案一为 PPI + 两种抗生素：①PPI 标准剂量 + 克拉霉素 0.5g + 阿莫西林 1.0g，每日 2 次，疗程 1 周；②PPI 标准剂量 + 阿莫西林 1.0g + 甲硝唑 0.4g，每日 2 次，疗程 1 周；③PPI 标准剂量 + 克拉霉素 0.25g + 甲硝唑 0.4g，每日 2 次，疗程 1 周。方案二为铋剂 + 两种抗生素：①铋剂标准剂量 + 阿莫西林 0.5g（或四环素 0.5g）+ 甲硝唑 0.4g，每日 2 次，疗程 2 周；②铋剂标准剂量 + 克拉霉素 0.25g + 甲硝唑 0.4g，每日 2 次，疗程 1 周。

PPI 标准剂量：奥美拉唑 20mg、兰索拉唑 30mg、泮托拉唑 40mg、艾索美拉唑 20mg、雷贝拉唑 10mg。铋剂标准剂量：胶体次枸橼酸铋（得乐）220mg、胶体果胶铋（德诺）240mg。如果根除失败，则选用 PPI + 铋剂 + 两种抗生素四联疗法，作为二线疗法补救。方案中甲硝唑可用替硝唑 0.5g、呋喃唑酮 0.1g 替代。

治疗过程中有些患者会出现腹部不适、恶心、腹泻等，极少见有头晕、头痛等反应，属抗生素的消化道反应，停药后会消失，严重者可更换抗生素。

（三）手术治疗

1. 十二指肠溃疡

（1）手术适应证：无严重并发症的十二指肠溃疡以内科治疗为主，外科治疗的重点是对其并发症的处理。适应证：①十二指肠溃疡出现的并发症，溃疡急性穿孔、大出血或瘢痕性幽门梗阻；②内科治疗无效，经应用抑酸药和抗幽门螺杆菌药物的正规内科治疗，停药 4 周后经纤维胃镜复查溃疡未愈者，再重复治疗共 3 个疗程，溃疡仍不愈合者，视为内科治疗无效。

（2）手术方法：胃大部切除术或高选择性迷走神经切断术。

2. 胃溃疡

（1）手术适应证：①经过短期（4～6 周）内科治疗无效。②内科治疗后溃疡愈合且继续用药，但溃疡复发者，特别是 6～12 个月复发者。③发生溃疡出血、幽门梗阻及溃疡穿孔。④胃十二指肠复合溃疡。⑤直径 2.5cm 以上的巨大溃疡或疑为恶变者。⑥年龄超过 45 岁的胃溃疡患者。

（2）手术方法：首选术式为胃大部切除术。高位胃溃疡可做高选择性迷走神经切断加幽门成形术等。

【病情观察】

1. 术前　患者对药物及非手术治疗的反应；溃疡大出血患者观察生命体征、呕血量、大便的量，血细胞比容、RBC、HB 的变化；幽门梗阻患者观察呕吐物或胃肠减压物的性状和量，胃型、蠕动波及震水声，腹部有无包块，有无脱水及电解质紊乱；溃疡急性穿孔的患者除观察生命体征外，更重要的是腹部体征，注意腹痛、肌紧张、反跳痛的范围，其他还包括 WBC 及中性粒细胞计数。

2. 术后　一般情况及生命体征：体温、脉搏、血压、呼吸、氧饱和度；神志、反应；发绀；有无黄疸；营养状况等。腹部情况，胃管引流的性状和量，排便、排气情况，呕吐、呃逆，腹腔引流液及进食情况。

【病历记录】

1. 患者病情重、变化快，病历要及时记录患者病情的动态变化，以及医护人员的处理方案。

2. 向患者及其家属交代病情要有记录，重要的检查和治疗要有患方知情同意签字。

【注意事项】

1. 医患沟通

（1）告知患者及其家属对患者的诊断及可能诊断。诊断不确定时应注意留有余地。

（2）术前详细交代拟行手术方案，阐明术中及术后可能发生的并发症，尽可能避免遗漏。征得患者及其家属同意并签字后方可手术。

（3）手术过程中如改变手术方案，应及时通知患者家属或委托代理人，征得同意后方可实施并记录在案，家属签字。如手术中误伤脾脏或结肠中动脉，须行脾切除后结肠切除时，务必征得家属同意。

（4）患者病情变化或发生并发症时应及时告知患者及其家属，针对并发症的处理方案也应征得同意。

2. 经验指导

（1）有 10% ~ 15% 的消化性溃疡临床上无症状，称为"沉默溃疡"，有些患者往往以上消化道出血或溃疡穿孔就诊。因此，并不能因为没有溃疡病史而排除此病。

（2）直径 >2.5cm 胃溃疡或位于胃大弯的溃疡绝大多数为恶性病变。胃镜能够直接观察病变，可以进行组织活检而对溃疡的诊断非常有价值，有利于排除恶性病变及幽门螺杆菌检测。在临床上较钡餐检查更受推崇。溃疡出血时除了诊断外，还可以对出血部位进行介入治疗。

（3）近年由于纤维内镜技术的日益完善，胃酸分泌机制的阐明及幽门螺杆菌作为重要致病因子的认识，溃疡病的内科疗法效果明显提高，所谓"难治性溃疡病"很少见到，故外科治疗的重点应是对并发症的处理。

（4）针对消化性溃疡的手术有多种，临床应根据患者的情况、手术医师的经验和水平，以及医院的条件选择国内和欧美在手术方式的选择上有不同，欧美多推崇迷走神经切断手术，而国内多施行胃切除手术。原因除了医师对手术的理解和习惯外，人种和饮食习惯方面的差异也是因素之一。

（5）胃切除范围，应根据解剖边界客观确定。胃切除的手术方式也有多种，很难评价各种术式之间的优劣。在选择恰当的术式同时，应该更注重手术完成的质量。

（6）需外科处理的患者，也有部分患者可经非手术治疗而缓解，再经内科规则治疗而痊愈：①活动性溃疡所致的痉挛性和炎症水肿性幽门梗阻。②溃疡少量出血，可在内、外科严密观察下止血。③空腹溃疡小穿孔，患者一般情况好、年轻、主要脏器无疾病，溃疡病史较短，症状和体征轻的，可采用半卧位、胃肠减压、输液及抗生素治疗。

第八节 胃 癌

胃癌（gastric carcinoma）是最常见的胃肿瘤，系源于上皮的恶性肿瘤，即胃腺癌。在胃的恶性肿瘤中，腺癌占95%。这也是最常见的消化道恶性肿瘤，胃癌虽然是全球性疾病，但两性间、不同年龄间、各国家地区间、各种族间、甚至同一地区不同时期的发病率都有较大差异。男性居多，男性女性之比为（2~3）:1。发病年龄多属中老年，青少年较少。我国的发病率较高，不同地区间也还有较大差别，一般北方比南方高，沿海比内地高。随着社会经济的不断发展，胃癌的发病率呈现下降的趋势。

【诊断】

（一）症状与体征

1. 早期胃癌 多见于30岁以上的患者，有慢性胃痛或上腹部胀满病史，近期加重或疼痛规律改变而又有上腹部轻压痛。另外，虽无胃病史，但有原因不明的消瘦、黑便或有食欲减退、乏力、上腹饱满、嗳气、恶心、呕吐、泛酸、贫血等症状时，需要进一步检查排除早期胃癌。

2. 进展期胃癌 ①最早和最常见的症状是上腹胀痛，进展期上腹痛规律改变，上腹痛向腰背部放射时，与肿瘤累及胰腺有关；穿孔时剧痛难忍。②消瘦、乏力、食欲减退。③恶心、呕吐，胃癌引起的梗阻或胃功能紊乱所致。④上消化道出血，呕血、黑便，小量者仅粪便隐血阳性，可有贫血表现。⑤腹部包块，上腹部包块。直肠前凹包块、脐部和左锁骨上淋巴结大（约10%）与肿瘤转移有关。

3. 胃癌的伴癌综合征 指胃癌细胞直接或间接产生的某些特殊激素和生理活性产物所致的特殊临床表现，并非肿瘤本身浸润、转移的机械作用所造成的表现。有时可出现在胃癌确诊之前：①皮肤黏膜，痛痒感、痒疹、带状疱疹、皮肌炎、黑棘皮病；②内分泌与代谢，低 T_3 综合征、雌激素升高、皮质醇增多症、类癌综合征；③神经肌肉综合征，癌症引起非转移性神经疾病称"副肿瘤综合征"或称癌对神经系统的"远隔作用"，同时又有肌肉病变的称癌性神经肌病。约3%的男性胃癌和13%的女性胃癌患者具有神经肌肉系统异常，常见的是亚急性或慢性多远端感觉运动性神经病。

（二）检查

为提高胃癌早期诊断率，联合应用纤维胃镜检查、X线钡餐检查和胃液细胞学检查，可使胃癌早期诊断率提高达98%。

1. 纤维胃镜检查 可直视下发现病灶，还可摄像及取活组织检查，诊断正确率可达90%以上。胃镜下早期癌可呈现一片变色的黏膜，局部黏膜呈颗粒状粗糙不平或呈轻度隆起或凹陷，有僵直感。胃镜下应估计癌肿大小，直径 <1cm 称小胃癌，直径 <0.5cm 称微小胃癌。胃镜下喷 0.5% 亚甲蓝，病变处着色，有助于指导活检。

2. X线钡餐检查 若用加压投照、气钡双重对比和低张造影，使早期胃癌确诊率达89%。肿块型癌表现为突向腔内的不规则充盈缺损；溃疡型癌则表现为形态不整的龛影，胃壁僵硬，蠕动波不能通过或邻近黏膜呈杆状中断；弥漫型癌可见胃黏膜皱襞粗乱，胃壁僵硬，蠕动波消失，呈狭窄的"革袋状"胃。胃溃疡和恶性溃疡的 X 线检查鉴别见表 4 - 1。

表 4 - 1 胃溃疡和恶性溃疡的 X 线鉴别

项目	胃溃疡	恶性溃疡
溃疡大小	多数直径小于 2.5cm	多数直径大于 2.5cm
溃疡部位	常见于胃小弯直位部和胃窦部小弯侧	常见于胃小弯横部、贲门附近和胃大弯侧
溃疡形状	圆形或椭圆形龛影，边缘平滑，龛影突出于胃轮廓以外	龛影不规则，边界不整齐，龛影在胃轮廓以内呈充盈缺损
溃疡壁及周围黏膜特征	不僵硬，蠕动波可通过溃疡，多数没有"半月征"，溃疡周围黏膜变平或呈星状排列向溃疡集中	僵硬，蠕动波不能通过，常见有"半月征"，溃疡周围黏膜粗乱或消失
胃的形态治疗反应	因痉挛变形，症状缓解后消失，龛影缩小，以至消失	变形严重，可于多次检查无变化或逐渐恶化龛影变化不大或可稍见小但不消失

3. 细胞学检查 用纤维光束胃镜直接冲洗或摩擦法，将抽出液离心沉淀涂片找癌细胞。

此外，胃癌患者胃液分析多显示游离酸缺乏或减少，经注射组胺后，游离酸改变仍不明显。粪便隐血试验多呈持续阳性，均有助于胃癌的诊断。血清癌胚抗原（CEA）对诊断意义不大，胃液 CEA 约 50% 患者超过 100ng/ml。癌基因研究表明，p53 基因表达为早期胃癌和判断胃癌预后有效指标。

4. 超声检查

（1）腹部超声：对胃外肿块可在其表面见到增厚的胃壁，对黏膜下肿块则在其表面见于 1~3 层胃壁结构；可鉴别胃平滑肌瘤或肉瘤；可判断胃癌对胃壁浸润深度和广度；可判断胃癌的胃外侵犯及肝、淋巴结的转移情况。

（2）内镜超声：可直接在腔内检查胃壁，将胃壁的解剖层次分为 5 层超声图像，有助于术前临床分期。

（三）诊断要点

1. 上腹痛，无规律，与饮食无关。

2. 梗阻感，此多为贲门部癌。

3. 呕吐、呕血、黑便。

4. 体重减轻。

5. 上腹部扪及肿块。

6. 钡剂造影可见充盈缺损。

7. 胃镜活检进行病理学诊断。

病史询问，体格检查，胃镜及 X 线检查仍然为主要诊断方法。近年超声胃镜使用，用胃壁 5 层回声带差别，判断胃癌浸润深度及壁外淋巴结大，提高诊断精确性。

（四）鉴别诊断

1. 腹部病变　不少胃癌患者以困倦乏力、颜面苍白等贫血症状而就诊，因忽略了腹部症状，从而影响了思维的方向。此时除要进行贫血的鉴别外，更须注意有无腹部不适的病史，应认真收集、分析病史。

2. 胃部疾病　由于胃癌，尤其是早期胃癌上腹不适的症状不明显，定位不明确，需与胆囊炎、胆石症状等胆管疾病和胰腺炎等相鉴别。

3. 良性与恶性病变的鉴别　主要是胃炎、十二指肠溃疡和胃癌的鉴别，除依据病史、体征和资料得出初步诊断外，术前主要依靠胃镜活检判断。

【治疗】

1. 胃癌的手术治疗

（1）根治性切除术：①胃近端大部切除、胃远端大切除或全胃切除，前两者的胃切断线均要求距肿瘤肉眼边缘5cm，而且均应切除胃组织的3/4～4/5。胃近端大部切除及全胃切除均应切除食管下端3～4cm。胃远端大部切除、全胃切除均应切除十二指肠第一段3～4cm。这三种胃切除均必须将小网膜、大网膜连同横结肠系膜前叶、胰腺被膜一并整块切除。胃周淋巴结清除范围以 D 表示，如胃切除、第一站淋巴结（N_1）未完全清除者为 D_0 胃切除，N_1 已全部清除者称 D_1 胃切除术，N_2 完全清除者为 D_2 胃切除术，依次为 D_3 胃切除术。②胃癌扩大根治术，是包括胰体、尾及脾在内的根治性胃大部切除或全胃切除术。③联合脏器切除，胃窦、体部后壁癌，若侵及横结肠系膜、结肠中动、静脉或直接侵及横结肠，应联合切除横结肠。当胃癌直接蔓延侵及肝脏或发生肝转移且局限于一侧肝叶时，可联合肝切除术。④对早期胃癌可行内镜下根治性癌灶切除或腹腔镜下胃局部切除术。

（2）姑息性切除术：常用于年老体弱患者或胃癌大出血、穿孔，病情严重不能耐受根治性手术者，仅行胃癌原发病灶的局部姑息性切除。对于肿瘤已有广泛转移，不能彻底切除，而原发肿瘤尚可切除者，也应行姑息性切除。

（3）短路手术：如肿瘤不能切除但伴有幽门梗阻者，可行胃空肠吻合，以解决患者的进食问题。

2. 化学疗法

（1）全身化疗：化疗应在术后 3 周左右开始，尽量采用联合用药。常用的化疗方案联合用药和单一用药。

联合用药：①FAM 方案，氟尿嘧啶 $600mg/m^2$ 体表面积，静脉滴注，第1、2、5、6周；阿霉素 $30mg/m^2$ 体表面积，静脉注射，第1、5周；丝裂霉素 $10mg/m^2$ 体表面积，静脉注射，第1周。6周为1个疗程。②ELF 方案，叶酸钙 $200mg/m^2$ 体表面积，先静脉注射，氟尿嘧啶 $500mg/m^2$ 体表面积，静脉滴注，第1、2、3日，依托泊苷（VP-16）静脉滴注，第1、

2、3 日。每 3~4 周为 1 个疗程。

单一用药：尿嘧啶替加氟片（优福定），每次 3 片，每日 3 次，总量 20~30g，替加氟（喃氟啶）100~150mg/m² 体表面积，每日 3 次口服，总量 40g。

（2）术中腹腔内温热化疗和术后腹腔内化疗均可提高生存率。

3. 胃癌的其他治疗　包括放射治疗、免疫治疗、热疗、中医中药治疗等。其中胃癌的免疫治疗发展较快。从传统的非特异性生物反应调节剂的应用（如香菇多糖、干扰素、肿瘤坏死因子等）发展到临床应用过继性免疫治疗 [如淋巴细胞激活后杀伤细胞（LAK）、肿瘤浸润淋巴细胞（TIL）] 等，在治疗中起到一定的疗效。

【病情观察】

1. 观察贫血情况。

2. 观察腹部不适的情况。

3. 观察化疗患者的情况：血常规及肝功能检查情况。

4. 观察患者的大便情况。

5. 术后观察引流情况。

6. 观察患者肠道通气情况。

【病历记录】

1. 有无慢性胃病史，家族内是否有消化道肿瘤患者。

2. 记录胃镜检查和组织活检定性的结果。

3. 记录超声检查结果，是否有肝、胰转移。

4. 记录患者化疗期间的反应。

5. 对患者的诊疗方案要有记录。

6. 记录医患沟通情况。

【注意事项】

1. 医患沟通

（1）胃癌治疗效果较差，手术大，可能出现的并发症多，医患沟通既要树立患者战胜疾病的信念，又要让患者对疾病的严重性有所认识。

（2）医患交流要增进患者对医师的信任，让患者明白医患双方有着共同的目标，即患者早日康复。

（3）对患者要多鼓励。

（4）对患者的病情变化趋势不做预测，不做肯定或否定的回答。

2. 经验指导

（1）通过 X 线钡餐检查和纤维胃镜加活组织检查，诊断各期胃癌已不再困难。但由于早期胃癌无特异性症状，患者的就诊率低，故目前国内大中型医院中早期胃癌占胃癌总例数的比例还不到 10%。

（2）对有胃癌家庭史或原有胃病史的人群定期检查。

（3）对 40 岁以上有上消化道症状而又无胆道系统疾病者，以及有原因不明的消化道慢性失血者、短期内体重明显减轻食欲减退者也应做胃的相关检查，以防漏诊胃癌。

（4）手术是治疗胃癌的主要方法，但是否有手术适应证取决于两个方面，即患者能否耐受手术和手术预期的效果，如高龄患者，有心肺功能不全或肿瘤浸润生长，已有远位转移，但尚无出血、梗阻等并发症等情况，均不宜勉强手术。一般患者，均应按照胃癌分期及个体化原则，制订治疗方案，争取及早手术治疗。

（5）提倡早期肠内营养，可在术前置入营养管。

（6）胃癌是一种全身性疾病，常伴浸润和转移，仅局部治疗不易根除。必须从整体考虑，制订综合性治疗方案，在进行彻底性胃癌手术治疗的前提下，结合患者的全身情况及肿瘤的病理分型和临床分期，选择相应的化疗、放疗和免疫治疗等综合性治疗方法，提高治疗效果。

第九节　急性阑尾炎

急性阑尾炎（acutc appendicitis）是最多见的急腹症，其发生率为0.1%。据统计占外科住院患者的10% ~15%。阑尾为一细长而管腔狭小的盲管，阑尾腔的机械性梗阻是诱发阑尾急性炎症的基本原因。阑尾腔阻塞后，腔内压力升高，血液回流受阻，阑尾壁水肿、充血，黏膜发生溃疡，甚至发生阑尾壁坏死、穿孔。细菌感染会加重此过程的发展，致病菌多为肠道内的各种革兰阴性杆菌和厌氧菌。常见的引起阑尾腔阻塞的机械因素有粪石堵塞、管腔狭窄、肠寄生虫病等。

【诊断】

（一）症状

1. 腹痛症状　是最常见、最显著也是最早出现的症状，开始时多位于剑突下、脐周或全腹疼痛，数小时后转移并固定于右下腹并逐渐加重。有70% ~80%患者具有这种典型的转移性腹痛特点。部分患者发病开始，即出现右下腹痛，不同类型的阑尾炎其腹痛各有差异，如单纯性阑尾炎表现为轻度隐痛；化脓性阑尾炎呈阵发性胀痛和剧痛；坏疽性阑尾炎呈持续性剧烈腹痛；穿孔性阑尾炎因阑尾压力骤减，腹痛可暂时减轻，但出现腹膜炎后腹痛又持续加剧。不同位置的阑尾炎，其腹痛部位也有区别。如盆位阑尾炎腹痛在耻骨上区；肝下区阑尾炎可引起右上腹痛。

2. 胃肠道症状　多在早期出现，常见者有恶心、呕吐、便秘、腹泻等。阑尾穿孔时可出现局限性或弥漫性腹膜炎，可致麻痹性肠梗阻，腹胀更明显。

3. 全身症状　早期为乏力、头痛、疲倦、四肢无力等症状。炎症加重时有多汗，脉率增快的表现。体温多在38℃左右。当阑尾穿孔时体温可达39~40℃。

（二）体征

1. 右下腹压痛 压痛点常位于麦氏点，可随阑尾位置的变异而改变，但压痛点始终在一个固定的位置上。

2. 有反跳痛及腹肌紧张 小儿、老年人、孕妇、肥胖、虚弱者或盲肠后位阑尾炎者，腹膜刺激征（压痛、反跳痛、腹肌紧张）可不明显。

3. 右下腹包块 结合病史应考虑阑尾周围脓肿。

4. 其他可协助诊断的体征

（1）结肠充气试验（Rovsing 征）：患者取仰卧位，检查者用右手压迫左下腹，再用左手挤压近侧位，引起右下腹疼痛者为阳性。

（2）腰大肌试验：患者左侧位，使右大腿后伸，引起右下腹疼痛者为阳性。腰大肌试验阳性表现阑尾位置较深或在盲肠后位，靠近腰大肌处。

（3）闭孔内肌试验：患者取仰卧位，使右髋和右大腿屈曲，然后被动向内旋转，引起右下腹疼痛者为阳性。表明阑尾为盆腔位，闭孔肌肌膜受到刺激。

（4）直肠指诊：引起炎症阑尾所在位置压痛，常在直肠右前方。当形成阑尾周围脓肿时，可触及痛性肿块。

（三）检查

1. 实验室检查 血、尿常规检查有一定重要性。白细胞计数及中性白细胞多有增高。约有 70% 患者白细胞计数 $(10 \sim 20) \times 10^9/L$，但也有 10% 左右的患者白细胞计数低于 $10 \times 10^9/L$。因此，白细胞计数不高亦不能否定阑尾炎的诊断。尿化验检查的目的在于鉴别肾和输尿管的疾病，以及除外糖尿病等慢性疾病。在少数急性阑尾炎患者，由于阑尾邻近输尿管或膀胱，尿内可发现少量白细胞和红细胞。

2. 影像学检查 影像学检查方法在急性阑尾炎的诊断中不是必需的，当诊断有困难时可选择应用。

（1）X线检查：无并发症的急性阑尾炎，其腹部X线片可能完全正常，无诊断意义，在并发局限或弥漫性腹膜炎时，可见盲肠扩张和液气平面，偶然可见钙化的粪石。

（2）超声检查：在诊断急性阑尾炎中具有一定的价值，其典型图像为阑尾呈低回声管状结构，较僵硬，其横切面呈同心圆似的靶心显像，直径≤7mm。同时对鉴别亦有意义。

（3）CT检查：与超声检查的效果相似，有助于阑尾周围脓肿的诊断。

3. 腹腔镜检查 对可疑患者可行此法检查，不但对诊断可起决定作用，而且可同时行腹腔镜阑尾切除术。

（四）诊断要点

1. 转移性右下腹痛 初起上腹或脐周痛，数小时或10余小时后转移到右下腹痛。部分患者有发热（达38℃左右）、恶心、呕吐，有的患者伴腹泻、里急后重、腹胀等。

2. 腹膜刺激征 腹痛转移至右下腹部后，右下腹有局限性压痛、反跳痛及肌紧张。右下腹压痛是急性阑尾炎最常见的重要体征，压痛点多在麦氏点。

3. 其他体征 结肠充气试验阳性、腰大肌试验阳性（阑尾位于腰大肌前方）、闭孔内肌试验阳性（阑尾靠近闭孔内肌）、肛门指检示子宫直肠凹或膀胱直肠凹有压痛（阑尾指向盆腔）。

4. 实验室检查 白细胞计数升高、中性粒细胞比例增高，尿检查一般正常，尿中少量红细胞提示阑尾与输尿管或膀胱靠近。

（五）鉴别诊断

1. 胃十二指肠溃疡急性穿孔 胃十二指肠溃疡合并穿孔时，胃、肠内容物可沿升结肠旁沟流入右髂窝内，积聚于右下腹部，右下腹可有固定性压痛，但此类患者多有溃疡病病史，发病突然，上腹部压痛更为明显，腹肌的强直现象特别显著，常呈"木板样"强直；X 线检查可发现膈下有气体阴影。

2. Meckle 憩室炎 以儿童多见，可有便血，压痛部位更靠近腹中线。与阑尾炎不易鉴别，常常在手术中确诊，临床上，如诊断为急性阑尾炎而手术中发现阑尾正常者，应即检查末段回肠至少 100cm。

3. 急性肠系膜淋巴结炎 发病之前多有发热或呼吸道感染病史，亦多见于儿童，无转移性腹部疼痛病史，与阑尾炎不易鉴别。

4. 右侧输尿管结石 为阵发性绞痛及腰背部疼痛，向腹股沟放射，有反复发作病史，X 线检查时可发现结石阴影，尿常规检查时发现尿内大量红细胞。

5. 异位妊娠 右侧输卵管妊娠破裂时，因出血而导致腹膜刺激症状。有右下腹疼痛、腹肌紧张及反跳痛。起病突然，有停经史，内出血征象。阴道后穹窿穿刺可抽出血液，尿妊娠试验阳性。

6. 卵巢囊肿扭转 右侧卵巢如有囊肿且发生扭转，其所致的血运障碍可使囊肿发生绞窄坏死并产生血性渗液，引起腹膜的刺激症状。但卵巢囊肿扭转所致的腹痛发作较为突然，性质为阵发性绞痛，程度上较阑尾炎剧烈。体检除腹壁有紧张压痛外，在压痛最明显的部位常能扪及球形肿块；必要时行阴道腹壁双合诊检查，在触及宫颈时有疼痛加剧现象。

7. 右下肺炎或胸膜炎 有牵涉性右下腹痛，偶有腹肌紧张。病变的早期易与阑尾炎混淆，如发病初期有咳嗽、发热、呼吸急促、鼻翼扇动及胸痛等。肺部有啰音或胸膜摩擦音，X 线检查发现肺部病变阴影。胸膜增厚或胸腔积液时则可确诊。

8. 急性精索炎 有时可引起右下腹疼痛和触痛，但急性精索炎患者常同时有尿道炎、附睾炎、前列腺炎等病症，时有排尿困难或疼痛症状，阴囊触诊可发现附睾肿大，直肠指诊时可发现前列腺肿大、压痛，牵引睾丸时可以引起明显的疼痛加剧。

9. 急性盆腔炎　患者体温较高，有脓性白带。压痛范围较阑尾炎广，往往两侧下腹部均有压痛。在抬动宫颈时，患侧疼痛明显。询问家属，女性多有月经期不洁性交史，男性有特异性尿道炎。女性阴道后穹窿穿刺多可获脓性液体，涂片中可见革兰染色阴性双球菌，尤其是见到细胞内双球菌，诊断即可成立。此类患者的恶心、呕吐等消化道症状常不明显。

10. 肠脂垂炎　此病可能由于肠脂垂扭转继发梗死引起，往往在结肠分布区某处有持续性腹痛，常无转移性腹痛。食欲不受影响，多无恶心、呕吐。局部病变处有压痛和反跳痛，但无肌紧张。右侧结肠区的肠脂垂炎与阑尾炎不易鉴别。

【治疗】

绝大多数急性阑尾炎一旦确诊，应行阑尾切除术。

1. 手术治疗

（1）手术方法选择

①急性单纯性阑尾炎：行阑尾切除术，近年来有些单位也开展了经腹腔镜行阑尾切除术。

②急性化脓性或坏疽性阑尾炎：应及早行阑尾切除术，如腹腔内已有脓液可清除脓液后关腹。注意保护切口。

③穿孔性阑尾炎：切除阑尾，清除腹腔脓液，根据情况放置腹腔引流，术后积极行支持疗法和抗感染治疗。

④阑尾周围脓肿：一般先采用输液，应用抗生素治疗，促使炎症吸收消散。待2~3个月以后酌情施行手术，切除阑尾。也可在超声引导下穿刺抽脓或置管引流。但保守治疗后脓肿无局限趋势，症状明显，脓肿有可能破溃而形成弥漫性腹膜炎时，可行脓肿切开引流，阑尾是否切除应视术中具体情况而定。术后加强支持治疗，合理使用抗生素。

（2）技术要点

①麻醉：一般采用硬脊膜麻醉。

②切口：右下腹麦氏切口最常用，标准麦氏切口是在右髂前上棘与脐连线的外 1/3 与中 1/3 交界点上，做一与连接线垂直的切口，切口也可随估计阑尾部位略移动。另一种可选择的切口，右下腹直肌旁（或经腹直肌）切口，显露的范围较大，上下伸延方便，所以当急性阑尾炎诊断不明确或有弥漫性腹膜炎疑为阑尾穿孔时，应采用此切口。

③寻找阑尾：先在髂窝内找到盲肠，沿三条结肠带向盲肠顶端寻找阑尾根部，多能找到阑尾。另一种方法，沿末端回肠追踪盲肠，找到阑尾根部。如仍未找到阑尾，应考虑盲肠后位阑尾，可切开盲肠外侧腹膜寻找。寻找阑尾时尽量使用器械，勿用手指触摸，以防污染切口。

④处理阑尾系膜：找到阑尾后，根据阑尾可以移动的程度，尽量将其置于切口中部或超出切口以外，如系膜菲薄，可于阑尾根部处结扎切断，若阑尾系膜肥厚或水肿明显，一般应分次钳夹、切断结扎或缝扎系膜。

⑤处理阑尾根部：在距阑尾根部 0.5 ~ 1.0cm 的盲肠壁上做一荷包缝合，距盲肠 0.5cm 处轻轻钳夹阑尾后结扎阑尾，再于结扎线远侧 0.5cm 处切断阑尾，残端用碘酒、乙醇处理后，用荷包缝合将其包埋入盲肠壁内。有时阑尾远端显露困难，可先处理阑尾根部，再分段切断系膜，最后切除整个阑尾，称为阑尾逆行切除法。

（3）术后并发症

①内出血：术后 24 小时的出血为原发性出血，多因阑尾系膜止血不完善或血管结扎线松脱所致。主要表现为腹腔内出血的症状，如腹痛、腹胀、休克和贫血等，应立即输血并再次手术止血。有时出血可能自行停止，但继发感染形成脓肿时，也须手术引流。

②切口感染：是术后最常见的并发症，在化脓或穿孔性阑尾炎中多见，多发生在术后 2～3 日，也有在 2 周后才出现。主要表现为切口处跳痛，局部红肿伴压痛，体温再度上升。应立即拆除缝线，引流伤口，清除坏死组织，定期换药或待伤口内肉芽新鲜时二期缝合。为预防切口感染，除早期手术外，还包括应用抗生素、术中加强切口保护，切口缝合前局部应用生理盐水和甲（替）硝唑冲洗、彻底止血、消灭无效腔等。预防性应用抗生素应在术前半小时就开始。

③粘连性肠梗阻：也是阑尾切除术后较常见的并发症，与局部炎症重、手术损伤、术后卧床等多种原因有关。一般先行综合的保守治疗，无效时手术治疗。

④粪瘘：较少见，产生的原因有多种，如阑尾残端单纯结扎，结扎线脱落。盲肠原为结核、肿瘤等；盲肠组织水肿，术中损伤附近肠管等。主要表现为伤口感染久治不愈并有粪便和气体溢出。粪瘘发生时感染多已局限，不致发生弥漫性腹膜炎。可先行保守治疗，多数患者粪瘘可自行愈合。

⑤阑尾残株炎：阑尾切除时残端保留超过 1cm 时，术后残株可炎症复发，仍表现为阑尾炎的症状。X 线钡灌肠检查对明确诊断有一定价值。症状较重时应再次手术切除阑尾残株。

2. 非手术治疗　适用于单纯性阑尾炎及急性阑尾炎早期，患者不接受手术治疗或客观条件不允许或伴有其他严重器质性疾病有手术禁忌证者。抗生素的应用在非手术治疗中占有重要地位。关于其选择与用量，应根据具体情况而定。阑尾炎多为混合感染，以往采用氨苄西林、庆大霉素与甲（替）硝唑联合应用，效果满意。随着新型高效抗生素的出现，目前常采用头孢霉素或其他新型 β-内酰胺类抗生素与甲（替）硝唑联合应用。

【病情观察】

1. 患者对药物及非手术治疗的反应，有无体温好转、腹痛减轻，有无腹部体征减轻，有无低蛋白血症、血糖、血钙、外周血 WBC 及中性粒细胞、贫血等得到纠正。

2. 对于术后患者要观察生命体征变化，注意体温、脉搏、呼吸和血压情况。动态观察腹部情况有无好转，注意腹腔引流量和性质，有无腹腔出血、感染等。了解血糖高低、进食、排气、尿量及排便情况，计算患者营养、热量需要。

【病历记录】

1. 腹痛的诱因、时间、部位、程度以及体征症状，有转移固定时间。

2. 记录与其他疾病鉴别诊断的内容。

【注意事项】

1. 医患沟通

(1) 急性阑尾炎多需手术治疗，但术前诊断可能不明确，故术前要与患方沟通，使患方理解。术中若发现阑尾炎症较轻，可能要延长切口，进行探查。

(2) 阑尾炎术后并发症较多，并不少见，术前要充分向患者交代并有患方知情同意签字。

(3) 对患者的诊断和治疗尽量不做肯定或否定的回答。

2. 经验指导

(1) 必须指出的是，儿童、孕妇、老年人的临床表现不典型，常导致误诊，小儿急性阑尾炎常发展较快且较重，易穿孔，右下腹体征不明显。老年人对疼痛感觉迟钝，腹肌薄弱，防御功能减退，所以主诉不强烈，体征不典型，临床表现轻而病理改变却很重，体温和白细胞计数升高均不明显。

(2) 妊娠期急性阑尾炎时压痛部位常上移，而且压痛、肌紧张和反跳痛不明显，炎症容易扩散为腹膜炎。

(3) 临床表现急性腹病的疾病较多，经常警惕并注意鉴别，才能减少和防止误诊。

(4) 根据儿童、老年人急性阑尾炎的特点，宜采取积极的手术治疗措施。

（5）病程超过 72 小时，除非病情严重，一般可以非手术治疗。术中，如果诊断明确，选择麦氏切口，否则选择右下腹经腹直肌切口。切口适中，保证充分显露，先找到升结肠，再沿结肠带寻找阑尾。

（6）当发现阑尾炎症较轻，而术前的症状和体征较重时，不要满足于阑尾炎的诊断，应进行必要的探查，如末端回肠、子宫及附件等，以排除其他的病灶。如果脓液较多，特别注意保护切口，必要时更换手套和器械，腹腔脓液拭干，必要时放置引流管。

第十节 肠梗阻

肠梗阻（intestinal obstruction）是一种常见的外科急腹症，凡肠内容不能正常运行或通过发生障碍时称为肠梗阻，一旦肠管发生梗阻不但可以引起肠管本身解剖和功能上的改变，可导致全身性生理紊乱。在临床上以腹痛、呕吐、腹胀及便闭为主要表现。肠梗阻具有病因复杂、病情多变、发展迅速等特点，若处理不当，后果严重。

按病因分为机械性肠梗阻、动力性肠梗阻、血动性肠梗阻。按梗阻有无血运障碍分为单纯性肠梗阻、绞窄性肠梗阻。根据梗阻的部位可分为高位和低位肠梗阻两种。根据梗阻的程度可分为完全性和不完全性肠梗阻。按发展过程快慢可分为急性和慢性肠梗阻。若一段肠管两端均受压且不通畅者称闭襻性肠梗阻，闭襻肠管中的气体和液体无法减压，易发生血运障碍。

【诊断】

（一）症状

1. 腹痛 询问腹痛初起的准确时间、腹痛的性质、间隔期和持续时间的长短、变化的程度与进食和排食、排便的关系、缓解的因素、伴发的症状等，从中找到确定病因的证据。

2. 腹胀 询问腹胀的程度、感觉、位置及变化等。

3. 呕吐 询问呕吐出现的时间、次数、频度、内容物的量和性质，以及呕吐时与吐后的感觉。

4. 排便排气的情况 询问肛门是否停止排便排气、最后一次排便排气的时间及肛门是否有血性或其他色泽粪便排出。

（二）体征

早期单纯性肠梗阻一般无明显全身症状，随病情进展可出现口唇干燥、皮肤无弹性、眼窝凹陷、少尿或无尿等脱水表现。发生绞窄时可表现为烦躁不安、发热、脉率快、血压下降、休克等。腹部检查时要显露充分，上自乳头水平面，下至股部均应仔细检查：①腹部视诊，可见到腹胀及肠蠕动波；②触诊，单纯性肠梗阻可有轻度压痛，绞窄性肠梗阻可有固定压痛和腹膜刺激征；③叩诊，绞窄性肠梗阻时可出现移动性浊音；④听诊，肠鸣音亢进，可闻及气过水声或金属音，麻痹性肠梗阻时肠鸣音减弱或消失。应常规进入直肠指诊：若触及肿块，则可能为直肠肿瘤或低位肠腔外肿瘤，甚至为肠套叠；若指套染血，应考虑结肠套叠、肠肿瘤、肠绞窄或肠系膜血管栓塞等可能。

（三）检查

直肠指诊应作为常规检查不能忽略，如触及肿块，可能为直肠肿瘤所引起的结肠梗阻，极度发展的肠套叠的套头或低位肠腔外肿瘤。

实验室检查中，血红蛋白及红细胞比容可因脱水、血液浓缩而升高，白细胞计数和中性粒细胞明显增加，多见于绞窄性肠梗阻。全血二氧化碳结合力和血清 Na^+、K^+、Cl^- 的变化，可反映酸碱失衡和电解质紊乱的状况。呕吐物和粪便检查，有大量红细胞或隐血阳性，应考虑肠管有血运障碍。

X线检查一般在肠梗阻发生 4~6 小时后，即显示出肠腔内气体；立位或侧卧位透视或拍片，可见多数液平面及气胀肠襻。但无上述征象，也不能完全排除肠梗阻的可能。由于肠梗阻的部位不同，X线片表现也各有其特点。如在高位小肠梗阻时，空肠黏膜环状皱襞可显示出"鱼肋骨刺状"，回肠黏膜则无此表现；结肠胀气位于腹部周边，显示结肠袋形。当怀疑肠套叠、乙状结肠扭转或结肠肿瘤时，可行钡剂灌肠以助诊断。在小肠梗阻时，忌用胃肠造影的方法，以免加重病情。在病情严重、血压低休克患者，有时立位平面相可造成直立性虚脱，值得临床医师注意。

(四) 诊断要点

1. 腹痛、呕吐、腹胀、停止自肛门排气排便四大症状和腹部可见肠型或蠕动波，肠鸣音亢进，压痛和腹肌紧张。

2. 机械性肠梗阻具有典型临床表现，早期腹胀可不显著。麻痹性肠梗阻无阵发性绞痛等肠蠕动亢进的表现，相反肠蠕动减弱或消失，腹胀显著，而且多继发于腹腔内严重感染、腹膜后出血、腹部大手术后等。

3. 有下列表现者，应考虑绞窄性肠梗阻的可能。

(1) 发病急，开始即为持续性剧烈腹痛或在阵发性加重之间仍有持续性疼痛。有时出现腰背部痛，呕吐出现早、剧烈而频繁。

(2) 病情发展迅速，早期出现休克，抗休克治疗症状改善不显著。

(3) 明显腹膜刺激征，体温上升、脉率快、白细胞计数增高。

(4) 腹胀不对称，腹部有局部隆起或触及有压痛的肿块。

(5) 呕吐物、胃肠减压抽出液、肛门排出物为血性，或腹腔穿刺抽出血性液体。

(6) 经积极非手术治疗而症状体征无明显改善。

（7）腹部 X 线检查见孤立、突出胀大的肠襻、不因时间而改变位置或有假肿瘤状阴影；若肠间隙增宽，提示有腹腔积液。

4. 高位小肠梗阻的特点是呕吐发生早且频繁，腹胀不明显。低位小肠梗阻的特点是腹胀明显，呕吐出现晚而次数少，可吐粪便样内容物。

5. 完全性梗阻呕吐频繁，如为低位梗阻腹胀明显，完全停止排气排便。

（五）鉴别诊断

鉴别诊断主要在于区分肠梗阻的部位、性状与是否存在绞窄病因。疼痛的性质为阵发性伴肠鸣音亢进多提示为机械性梗阻；腹胀明显且肠鸣音减弱提示为麻痹性梗阻；呕吐频繁为高位肠梗阻的表现；病情发展迅速、出现腹膜刺激症状、血流动力学不稳等说明肠绞窄的可能性较大，应引起重视。

【治疗】

肠梗阻的治疗在于缓解症状，恢复肠道的通畅，包括非手术治疗与手术治疗。值得注意的是对患者生命的威胁主要在于肠梗阻带来的全身病理生理变化。因此，不论是否采取手术治疗，首先应给予非手术治疗以纠正肠梗阻带来的全身性病理生理紊乱，为手术治疗创造条件。

1. 非手术治疗 主要包括以下措施。

（1）胃肠减压：肠梗阻诊断明确后，应立刻进行胃肠减压，以减轻腹胀。胃管保留在胃内，可吸出由肠管逆流到胃内的液体与气体，更主要是可将吞咽带进的气体抽出，减轻肠管膨胀的程度。腹胀减轻后还有利于改善呼吸和循环功能。应用胃肠减压后 12 小时，重复进行 X 线检查，若小肠内充气减少，结肠充气时，证明肠梗阻有所缓解。

（2）纠正水和电解质平衡：根据肠梗阻的部位、梗阻时间的长短及检验的结果来补充水和电解质。由于呕吐与胃肠减压所丢失的液体与细胞外液相似，需补充的液体以等渗液为主。绞窄性肠梗阻或晚期的单纯性肠梗阻患者，常有大量血浆和血液的丢失，还须补充血浆和全血。

（3）抗生素：单纯性肠梗阻一般不须使用抗生素。绞窄性肠梗阻时则须使用，可减少细菌繁殖，预防切口及肺部感染。

（4）对症治疗：单纯性肠梗阻患者可经胃管注入液态石蜡、花生油或通便泻下的中药，疼痛剧烈患者可应用解痉剂。

2. 手术疗法 绞窄性肠梗阻、肿瘤及先天性肠道畸形引起的肠梗阻，以及非手术治疗无效患者均应手术治疗。手术的原则和目的是在最短的时间内，以最简单的方法解除梗阻或恢复肠腔的通畅。手术方式的选择，应根据病因、病理变化、梗阻部位、梗阻程度和患者全身情况而定。手术可归纳为4种。

（1）解除引起梗阻的原因：如粘连松解术、肠套叠整复或肠扭转复位术等。

（2）肠切除吻合术：如肠管因肿瘤、炎症性狭窄等或局部肠襻坏死，应行肠切除吻合术。梗阻原因解除后，判断肠管有无生机至关重要。如果肠壁已呈暗红色，失去光泽和弹性，无蠕动能力，对刺激无收缩反应，肠系膜终末动脉无搏动，则表示已发生肠坏死，应行肠切除。如有可疑，可用0.5%普鲁卡因或0.5%利多卡因肠系膜炎根部封闭，温生理盐水纱布热湿敷，将其放入腹腔20～30分钟，若见肠壁颜色和光泽好转，肠系膜终末动脉搏动出现，则说明肠管仍有生机；否则，即表明肠管已坏死。

（3）短路手术：当引起梗阻的原因既不能简单解除，又不能切除时，可行梗阻近端与远端肠襻的短路手术。

（4）肠造口或肠外置术：如患者病情危重，不能耐受复杂手术，可用此类术式解除梗阻。主要适用于低位肠梗阻，如急性结肠梗阻，一般采用梗阻近侧肠造口，以解除梗阻；

以及麻痹性或痉挛性肠梗阻、蛔虫或粪块堵塞引起的肠梗阻、炎症引起的不完全性肠梗阻、肠套叠早期等。在治疗过程中，应严密观察，如症状、体征不见好转或反而加重，应改为手术治疗。除前述基础疗法外，还包括中药治疗、口服或胃肠道灌注植物油、针刺疗法，以及根据不同病因采用低压空气或钡灌肠，经乙状结肠镜插管，颠簸疗法等各种方法。

【病情观察】

1. 保守治疗期间 肠梗阻保守治疗期间着重注意是否应手术干预与何时干预。动态的生命体征及检验必不可少：腹痛腹胀是否加剧、是否有阵发性腹痛变为持续性、口吐是否有次数较少到频率增加、血压与脉搏是否有明显波动、白细胞计数是否持续增高、腹部 X 线片前后对照是否气液平面增多等。

2. 术后 除一般情况与外还应注意胃肠减压引流物的性状与引流量、腹腔引流管是否通畅、何时肠道恢复通气等。

【病历记录】

1. 记录既往病史，如腹部手术创伤炎症病史。

2. 绞窄性肠梗阻和单纯性肠梗阻鉴别诊断内容。

3. 记录医患沟通的情况，对于检查结果，不管阳性还是阴性，都要有记录。

【注意事项】

1. 医患沟通

（1）告知患者及其家属疾病诊断的可能性，由于肠梗阻的病因很多，应尽可能多地告知一些原因。

（2）保守治疗期间勤加观察并多与患者及其家属沟通，及时告知患者的变化，以免需要手术时家属措手不及，无法理解。

（3）术前拟定手术方案不可过于死板，要有可伸缩性，便于术中正确选择手术方法。

（4）由于肠梗阻的手术多长要切除肠管，甚至切除的肠管较长，可能引起术后一系列病理生理改变，应将其重要性和必要性告知患者及其家属，以获得理解。

（5）肠梗阻的肠切除吻合往往时在有继发性肠管充血、水肿、扩张的基础上进行的，肠瘘的可能性较一般手术大，应尽好告知义务。

2. 经验指导

（1）肠梗阻的病因中，粘连与肿瘤排在前两位，排除粘连的可能即应怀疑肿瘤的可能。

（2）年龄对判断肠梗阻病因有较大帮助，肠套叠多见于婴幼儿，乙状结肠扭转多见于老年人，蛔虫性肠梗阻多见于儿童等；无手术史的成年人不明原因的肠梗阻应高度怀疑为肿瘤；年老体弱或瘫痪在床的患者粪石性肠梗阻较常见。应经常警惕勿遗漏腹股沟部的仔细检查，及时诊断腹外疝嵌顿或绞窄所致肠梗阻。

（3）判断单纯性肠梗阻与绞窄性肠梗阻有时极其困难，应密切观察腹部体征及生命体征变化，必要时果断开腹探查。

（4）粘连性肠梗阻由于手术可造成再次粘连，应尽量采取非手术治疗，尤其对于术后早期机械性肠梗阻，多为纤维素性粘连所引起，容易被吸收且很少引起肠绞窄，因此一般采用非手术治疗。

（5）术中因肠道积气积液须做减压时，应尽量避免污染。

第十一节　腹股沟疝

广义的腹股沟疝（groin hernia）是腹部和股部移行区域疝的统称，解剖标志为腹横肌弓状下缘至耻骨上支之间，这一解剖缺陷又被称为耻骨肌孔（myopectineal orifice）。因此，腹股沟疝又被称为耻骨肌孔疝。腹股沟韧带将此区域分成上、下两部分，腹股沟部（inguinal region）和股部（femoral region）。狭义的腹股沟疝（inguinal hernia）并不包括股疝，我国目前采用的就是这种分类法，根据疝环与腹壁下动脉的关系，现分为腹股沟斜疝和腹股沟直疝；前者经由内环突出，行经腹股沟管，向内下前方斜行，可穿过腹股沟外环而进入阴囊；后者则直接经腹股沟三角向前突出，即不经过内环和腹股沟管，也不进入阴囊。腹股沟疝以男性居多，男性女性发病比例约为 15:1。

【诊断】

（一）症状

1. 肿块 腹股沟区突出的肿块是腹股沟疝的典型表现，与体位或增加腹压动作相关出现的肿块具有特殊意义。疝囊较小者，可能仅表现为咳嗽瞬间局部肿块的突起，而且只有在持续屏气的状态下，才能保持肿块的显现。随着病程延长，肿块逐渐增大，出现频率增多，回纳难度增加；有的斜疝患者病程极短而肿块明显，没有由小变大的过程，这与患者病前存在开放的鞘状突有关（成年男性鞘状突未闭达 20%），年轻患者没有疝病史，腹压骤然增加时出现嵌顿疝就是典型例子。可复性肿块突然回纳困难和突然出现的不可消失的疼痛性肿块是嵌顿疝的表现。

2. 疼痛不适 除了肿块，腹股沟疝可以没有任何其他症状，局部或下腹部的坠胀、牵拉感因人而异，随着腹股沟区肿块增大，这种不适感变得明显、加重。疼痛程度与肿块大小无密切关系，而与疝内容的肿胀、受压、缺血有关，突发性剧痛是疝嵌顿的信号，如果是肠襻嵌顿，可表现为剧烈的腹部绞痛伴恶心、呕吐。疼痛缓解伴肿块消失是嵌顿疝回纳的重要标志，但是，要注意疼痛减轻也可能是闭襻肠管穿孔后减压所致，此时肿块依然存在，疼痛缓解、减轻只是暂时现象。

3. 其他 因不全肠梗阻而出现的营养不良、消化不良、便秘等比较少见，多见于疝块巨大的难复性疝。

（二）体征

1. 强迫体位，如下蹲、屈曲等见于疝嵌顿，青壮年患者表现得尤为明显。腹股沟部的可复性肿块是腹股沟疝的典型体征，斜疝可延伸至阴囊或大阴唇而呈梨形外观（腹股沟管为蒂柄）；直疝位于耻骨结节外上方的腹股沟管，呈前突的半球状；股疝的肿块位于腹股沟韧带以下，增大时向股前内侧皮下扩展。疝绞窄引起疝外被盖炎性浸润，局部软组织可有典型的红肿热痛。肿块质地柔软，嵌顿时张力增大变硬，有明显的触痛，疝内容的实质感与交通性鞘膜积液的液体感觉有明显的区别；挤压时有咕噜的感觉（声）是小肠疝特有的表现。回纳肿块后触摸腹股沟嘱咳嗽时，疝环处瞬间感到冲击感，也是疝的关键体征。

2. 回纳肿块后压迫内环体表投影处，观察患者腹部增压动作是否能使肿块复出是鉴别直疝和斜疝的主要方法，但对于内环过大的斜疝可能无效；也可以用指腹感觉肿块复出的途径进行鉴别：直疝是从直疝三角向前顶出，斜疝则是从腹股沟管滑过。示指经扩大的外环伸入腹股沟管，可直接触摸内环，判断是否扩大。

3. 借助光源的透照，比较容易鉴别肿块的实质是否液性。根据肿块的外延是否向内环处延伸，可以鉴别斜疝或精索肿块，肿块外延伸至内环，则提示为斜疝。但是，对于紧靠内环的张力性或实质性精索肿块，与嵌顿疝的鉴别往往较困难。

4. 疝嵌顿可出现肠梗阻的体征，疝绞窄还可出现腹膜炎体征，严重者伴有中毒性休克。

5. 患侧睾丸的检查有助于鉴别诊断，双侧比较还有助于发现是否存在睾丸的发育畸形或病变。

（三）检查

超声、CT等影像学检查有助于鉴别诊断，但是，由于疝的诊断不难，需要鉴别的疾病也多需要手术治疗，因此应用较少。腹腔（疝囊）造影对诊断可疑的病例意义较大。

（四）诊断要点

1. 腹股沟斜疝

（1）腹股沟区出现可复性肿物，可达阴囊或大阴唇。

（2）包块软挤压时可还纳入腹腔，按压内环可阻止包块突出。

（3）皮下环扩大，咳嗽时有冲击感。

（4）包块嵌顿时，局部疼痛伴恶心、呕吐。

（5）包块透光试验阴性。

（6）术中证实疝囊位于腹壁下动脉的外侧。

2. 腹股沟直疝

（1）腹股沟区可复性肿物不进入阴囊或大阴唇。

（2）包块呈半球形，基底较宽，由直疝三角凸出。

（3）包块还纳后，按压内环包块仍可凸出。

（4）多见于老年人。

（5）术中证实疝囊颈位于腹壁下动脉的内侧。

（五）鉴别诊断

1. 鞘膜积液　与腹股沟疝有类似的症状，两者可能合并出现，根据肿块出现与体位、腹压的关系，肿块的质地，透照试验，比较容易鉴别。需要警惕的是肠梗阻患者必须检查腹股沟部，排除疝嵌顿所致，尤其是老年患者。

2. 睾丸下降不全　隐睾多位于腹股沟管内，肿块较小，边界清楚，用手挤压肿块时有一种特殊的睾丸胀痛感。如患侧阴囊内摸不到睾丸，则诊断更易明确。

3. 髂窝部寒性脓肿　肿块往往较大，位置多偏右腹股沟外侧，边界欠清楚，质软而有波动感。患者腰椎或骶髂关节常可发现结核病变。

4. 圆韧带囊肿　女性患者，在腹股沟区有逐渐增多或大小变化不明显的圆形肿块，边界清晰，质韧而有囊性感，不能回纳，挤压有酸胀感，无柄蒂伸入腹腔深部。

5. 斜疝与直疝鉴别 见表4-2。

表4-2 斜疝和直疝的鉴别

项目	斜疝	直疝
发病年龄	多见于儿童和青壮年	多见于老年人
突出途径	经腹股沟管突出，可进阴囊	由直疝三角突出，不进阴囊
疝块外形	椭圆或梨形，上部呈蒂柄状	半球形，基底较宽
回纳疝块后压住深环	疝块不再突出	疝块仍可突出
精索与疝囊的关系	精索在疝囊后方	精索在疝囊前外方
疝囊颈与腹壁下动脉的关系	疝囊颈在腹壁下动脉外侧	疝囊颈在腹壁下动脉内侧
嵌顿机会	较多	极少

【治疗】

（一）一般治疗

治疗控制基础疾病，避免咳嗽、便秘、排尿困难等，避免剧烈活动、过久站立或行走、跑、跳等容易引起腹压增加的动作。

（二）手术治疗

手术治疗腹股沟疝最有效的治疗方法是手术修补。但如有慢性咳嗽、排尿困难、便秘、腹水、妊娠等腹内压增高情况或糖尿病存在时，术前应先给予处理。手术方式可归纳为传统的疝修补术、无张力疝修补术和经腹腔镜疝修补术。

1. 传统的疝修补术 手术的基本原则是疝囊高位结扎、加强或修补腹股沟管的前壁或后壁。

（1）疝囊高位结扎术：是各类疝手术的基本步骤。在疝囊颈处行高位结扎切断疝囊。婴幼儿的腹肌在发育中可逐渐增强而使腹壁加强，单纯疝囊高位结扎常能获得满意的疗效，不需施行修补术。绞窄性斜疝通常也采取单纯疝囊高位结扎避免施行修补术，因感染常使修补失败，腹壁缺损可在以后择期手术加强。

（2）疝修补术：①佛格逊（Forguson）法，此法可加强腹股沟前壁。疝囊高位结扎后在精索前方将腹内斜肌下缘和联合腱缝到腹股沟韧带上。适用于腹股沟后壁较坚强、疝囊较小斜疝、直疝。②巴西尼（Bassini）法，加强腹股沟后壁。疝囊高位结扎后，将精索游离后提起，于其后方将腹内斜肌下缘和联合腱缝到腹股沟韧带上。适用于青壮年斜疝、老年人直疝。③哈斯特（Halsted）法，与佛格逊法、巴西尼法相似，但把腹外斜肌腱膜亦在精索后缝合。适用于老年人斜疝。④麦可威（McVay）法，加强腹股沟后壁。疝囊高位结扎后在精索后方将腹内斜肌下缘和联合腱缝到耻骨梳韧带。适用于复发性直疝。

2. 无张力疝修补术 传统的疝修补术都存在缝合张力大、术后手术部位疼痛和修补的组织愈合差等缺点。现代疝手术强调在无张力的情况下进行缝合修补。常用的修补材料是合成纤维网，目前临床上应用的合成纤维网有涤纶网、聚四氟乙烯网、尼龙网、Mersilene网和Marlex网等。

3. 经腹腔镜疝修补术 其优点是损伤小、疼痛轻、恢复快、并发症少，但由于其价格较贵目前临床应用较少。

（三）嵌顿性疝治疗

嵌顿性和绞窄性疝的处理原则嵌顿性疝在下列情况下可先试行手法复位：①嵌顿时间在3～4小时，局部压痛不明显，也无腹部压痛或腹肌紧张等腹膜刺激征者。②年老体弱或伴有其他较严重疾病而估计肠襻尚未坏死者。复位方法是让患者取头低足高卧位，注射镇痛药物后，托起阴囊，持续缓慢地将疝块推向腹腔，同时用左手轻轻按摩外环和内环处以协助疝内容物回纳。复位时应手法轻柔，复位后严密观察腹部情况，注意有无腹膜炎或肠梗阻的表现，如有应尽早手术探查。由于嵌顿性疝复位后，疝并未得到根治，大部分患者迟早要手术修补，而手法复位又带有一定危险性，因此要严格掌握其指征。除上述情况外，嵌顿性疝原则上需要紧急手术治疗，以防止疝内容物坏死并解除伴发的肠梗阻，绞窄性疝的内容物已坏死，更须手术。

（四）其他治疗

1. 疝带治疗 疝带束缚治疗的原理是在疝环处施加外力，阻止疝囊突出，是一种暂时性的措施。佩戴疝带不可能直接治愈疝，而压迫可使局部组织瘢痕化，有可能使疝环变小，甚至关闭，但可能性很少。因此，仅仅推荐一些有手术禁忌而无法接受手术治疗的患者。与手术治疗的利弊相比，这只是一种不得已的治疗方法，因为组织粘连、瘢痕增生可增加手术难度，疝内容物受压可能导致坏死，长期佩戴疝带存在会阴部卫生、高费用等问题。

2. 注射治疗 注射治疗的历史悠久，局部注射硬化剂、生物胶的原理是直接将疝环封闭或产生瘢痕间接关闭疝通道。实际操作中存在的问题：注射部位的准确性、精确性和周围组织的损害；操作的盲目性，治愈的不可确定性，输精管损伤等，是注射治疗方法不被公认、推荐的关键。

【病情观察】

1. 肿块大小变化，是否可以回纳。

2. 观察电解质平衡情况。

3. 观察腹痛、腹胀、腹膜刺激征情况。

【病历记录】

1. 无论是术前还是术后，病史记录详细有助于诊断的确定、病情的判断。例如术后2个月出现局部疼痛、不适，逐渐加重，3个月后出现小肿块，3个月后肿块变大，再手术发现不是疝复发，因此考虑是疝再发而不是疝遗漏，明确记录的症状出现先后可以为诊断提供依据。

2. 对于年幼、年轻的患者，睾丸的并发症是容易引起纠纷的，术前睾丸大小、近期有无嵌顿病史，对于病情发展是有意义的，准确的记录可以减少不必要的麻烦。

【注意事项】

1. 医患沟通

（1）成年人腹股沟疝是不可自愈的，随着病程的迁延，自觉症状逐渐加重，手术治疗难度增加，最关键的是疝可能随时发生嵌顿，甚至绞窄，有脏器组织坏死的可能，可引起腹膜炎，甚至死亡。嵌顿疝需要急诊手术治疗，而急诊手术的风险较择期手术明显增大，切口感染的机会增加，尤其是高龄患者；急诊手术的目的与择期手术有所不同，手术方式的选择偏于简单，因此术后复发的可能性也大大增加。对于既往病史不明确的嵌顿疝疑似患者，手术探查时，要说明清楚。

（2）急诊手术中嵌顿性疝"自动复位"后，是否积极探查，以排除有无组织坏死，某种程度上也取决于和患者交流后，患者及其家属对治疗风险的理解和承受能力。密切观察，依据病情有无进展再决定是否手术治疗，受益的是患者，承担风险的是医患双方。

（3）无张力疝修补术的优点，复发低、康复快、疼痛轻是相对的，只有对传统手术有过体验的患者，以及基本了解传统手术的医务人员才能真正体会。探查范围和复合疝的遗漏、手术范围和手术创伤、补片大小和并发症的多少是手术治疗中客观存在的矛盾，治疗过程就是在这种矛盾中寻找平衡；理论上，现代腹股沟疝的治疗可以做到"零复发"，但实际操作中，术后疝复发仍然是可能的，除了复发，还有许多其他的并发症需要考虑。

（4）睾丸并发症对于年轻患者尤为重要，避免术后睾丸的缺血性改变，关键是早期治疗和术中减少广泛的分离解剖。值得注意的是，嵌顿性疝也可引起睾丸缺血性改变，术前细致的检查和病情交代是手术并发症误解和纠纷的重要环节。

（5）腹股沟疝手术是一个相对安全的"小手术"，但是高龄患者的生理特点，决定了治疗过程所承受的风险（如麻醉意外），可能远远超过手术本身所带来的风险，尤其是急诊手术，患者的心脏等重要器官功能可能处于一种临界状态，功能储备可能经受不住病变本身或手术创伤所带来的打击。

2. 经验指导

（1）腹股沟疝的诊断多无太大问题，只是在检查时肿块不出现或肿块极小而仅仅表现为腹股沟区疼痛时，临床诊断的确立较为困难。

（2）某些高龄患者病史叙述的准确性极差，对于腹股沟区存在较久的精索囊肿、肿瘤，由于平时没有在意，就诊时所述病史极短，需要与嵌顿疝鉴别。

（3）老年人对疼痛感觉的迟钝，逆行性嵌顿时腹内脏器的病理改变较疝囊内脏器严重，肠管壁疝并不一定引起肠梗阻等，均说明疝嵌顿不可被轻易排除。

（4）对于腹股沟肿块已存在相当长时间者，无论是难复性疝还是无血运障碍的嵌顿疝或是非疝性肿块，由于手术处理的原则类似，对鉴别诊断的准确性要求较低。而主诉腹股沟肿块"突发"仅数小时或一二十个小时者，必须排除疝嵌顿，因为这和其他情况相比，需要紧急处理的迫切性迥然不同，存在原则性差别。不能依赖有无剧烈疼痛、局部红肿、腹膜炎体征或呕吐等肠梗阻表现来否定疝嵌顿的存在，某些证据的存在可以确立嵌顿性疝或绞窄性疝的诊断，但并不能反过来因为它的不存在而排除这些诊断。

（5）婴幼儿疝可自愈，也有可能仅仅是内环钳闭功能的完善，解剖上并没有达到真正的痊愈，随时可能发病，成年人鞘状突未闭是最好的证据。因此，婴幼儿疝也应选择积极的治疗措施。

(6) 有些绞窄性斜疝因肠坏死而局部有严重感染，通常暂时行高位结扎术，腹壁的缺损应在以后另行择期手术加强。

(7) 绞窄性疝或术后并发腹膜炎者，可能存在严重的水电解质紊乱，及时纠正可降低围术期风险，必要时可给予营养支持治疗。开腹手术以清除腹腔内坏死组织、引流为主要目的，病情危重者，切除坏死肠管后，肠吻合术可留待二期手术进行，甚至直接将可疑肠管外置，留待后期处理，这是减少手术病死率的关键。

第十二节　结　肠　癌

结肠癌（colon cancer）是消化道常见的恶性肿瘤之一，其发病与生活环境和习惯，尤其是饮食方式有关。结肠癌是胃肠道中常见的恶性肿瘤，以 41~51 岁发病率高。在我国发病率明显上升，已有结肠癌多于直肠癌的趋势。从病因看50% 以上来自腺瘤癌变，从形态学上可见到增生、腺瘤及癌变各阶段及相应的染色体改变。随分子生物学技术的发展，同时存在的分子事件基因表达也渐被认识，从中明确癌变发生发展是一个多步骤、多阶段及多基因参与的遗传性疾病。

【诊断】

（一）症状

1. 排便习惯的变化　询问有无近期排便次数增多或便秘，粪便的性状，是否粪便中带血、黏液或脓液。

2. 腹痛　询问有无腹部隐痛，了解疼痛的部位、疼痛与排便的关系。有肠梗阻时可为阵发性疼痛。

3. 腹部肿块　询问是否发现腹部触到肿块及肿块的部位，有无触痛、大小变化等。

4. 全身症状　询问有无近期不明原因的发热、体重减轻、贫血、乏力等。

（二）体征

1. 一般检查　患者可有低热、不同程度的贫血及营养不良等。

2. 腹部情况　肿瘤部位可有轻压痛，但若病变在结肠肝曲或脾曲，被肋弓阻挡，亦可无腹部压痛；右半结肠肿瘤往往可触到腹部包块，包块固定，可有轻压痛。左半结肠肿瘤往往伴有梗阻，可有腹部膨胀、肠鸣音亢进等表现；肿瘤在腹腔内播散可引起腹水，腹水征阳性；转移至肝脏可有肝大。

3. 其他　晚期可在左锁骨上触到肿大淋巴结，盆腔侵犯可在直肠指诊时触及肿块或转移结节，出血时血染指套。

（三）检查

结肠癌的诊断性检查应遵循由简到繁的步骤进行。常用的检查方法有以下几项。

1. 大便隐血试验　大规模普查时或对一定年龄组高危人群作为结肠癌的初筛手段。阳性者再做进一步检查。

2. 肿瘤标记物　结肠癌诊断和术后监测较有意义的肿瘤标记物是癌胚抗原（carcinoembryonic antigen，CEA）。但认为 CEA 作为早期结肠癌的诊断价值。血清 CEA 水平与 Dukes 分期呈正相关，Duke A、Duke B、Duke C、Duke D 期患者的血清 CEA 阳性率依次分别为 25%、45%、75%、85% 左右。CEA 主要用于预测结肠癌的预后和监测复发，但对术前不伴有 CEA 升高的结肠癌患者术后监测复发亦无重要意义。

3. 内镜检查　包括直肠镜、乙状结肠镜和结肠镜检查。目前各级医院已开展纤维结肠镜的检查和治疗，是对结肠内病变诊断最直接、有效、可靠的检查方法。纤维或电子结肠镜检查不仅可以澄清钡灌肠或其他检查所发现的有疑问的病变，而且可以对一些疾病进行治疗和取活组织检查。

4. 影像学检查

（1）钡剂灌肠检查：是结肠癌的重要检查方法，对直肠癌的诊断意义不大。

（2）腔内超声检查：用腔内探头可检测癌肿浸润肠壁的深度及有无侵犯邻近脏器，可在术前对结肠癌的局部浸润程度进行评估，进行术前分期。

（3）CT检查：结肠癌生长较大时，CT也可显示。当癌肿穿透肠壁，可以提示与周围组织的关系，也可判断腹主动脉旁淋巴结是否转移。

（四）诊断要点

1. 排便习惯与粪便形状的改变　常为最早出现的症状，表现为排便次数增加、腹泻、便秘，粪便中带血、脓或黏液。

2. 腹痛　常为定位不确切的持续性隐痛或仅为腹部不适或腹胀感。出现肠梗阻时腹痛加重或出现腹部绞痛。

3. 腹部肿块　多为瘤体本身，有时可能为梗阻近侧肠腔内的积粪。肿块大多坚硬，呈结节状，如为横结肠或乙状结肠癌可有一定活动度。

4. 肠梗阻症状　左侧结肠梗阻多见。表现为慢性低位不完全性肠梗阻，患者表现为腹胀、腹部不适，继而出现阵发性腹痛、肠鸣音亢进、便秘或粪便条变细，以致停止肛门排气排便。当发生完全梗阻时症状加剧。

5. 全身症状　可表现为贫血、乏力、消瘦、低热等。结肠癌发生远处转移时可出现肝大、黄疸、腹水、恶病质、锁骨上淋巴结大等。

6. 其他　纤维结肠镜或钡剂灌肠检查可以明确诊断。血癌胚抗原（CEA）对早期病变的诊断价值不大，但对判断预后和复发有一定的帮助。

（五）鉴别诊断

1. 克罗恩（Crohn）病　可有间歇性发热、腹泻、腹痛、腹部肿块等症状。但克罗恩病患者一般年龄较轻，X线钡剂造影病变呈节段分布，肠黏膜皱襞增厚、低平或消失呈卵石征；

结肠镜病理活检有助于诊断。

2. 肠结核 肠结核常在右下腹形成肿块，有贫血、发热等全身症状。但一般有肺或肺外结核表现，结核菌素试验阳性，抗结核治疗有效。

3. 溃疡性结肠炎 溃疡性结肠炎可有腹泻、腹痛、脓血便及发热、贫血等全身症状，与左半结肠肿瘤症状相似，X线钡剂灌肠造影见病变肠段管壁呈毛刺状，结肠镜见肠黏膜上多发性小溃疡，有假息肉形成，组织病理检查可资鉴别。

4. 阑尾脓肿 有阑尾炎发作史，白细胞计数增高，CEA不增高。值得注意的是，有些老年患者可无明确阑尾炎病史，一开始即表现出右下腹肿块，与右半结肠癌难以鉴别，常需在术中或术后病理中得到诊断。

5. 血吸虫病 有疫水接触史，常伴肝大脾大，粪便检查可发现血吸虫卵，结肠镜组织病理检查可鉴别。

6. 其他 还应注意与结肠息肉、慢性细菌性痢疾、肠阿米巴等疾病相鉴别。

【治疗】

以手术切除癌肿为主的综合疗法仍是当前治疗结肠癌的主要而有效方法，化疗、放射治疗、生物治疗的效果有待于进一步评价。近年来推崇术前化疗、术前放疗等新辅助治疗，增加了对晚期大肠癌根治切除机会，但对早期和进展期大肠癌是否值得贻误手术时机去完成术前治疗有待进一步研究。

（一）治疗原则

1. 隆起型原位癌或息肉隆起型早期癌可在纤维内镜下进行摘除手术治疗，肿瘤小于3cm直径者局部切除治愈率可达90%。其他类型早期癌由于其淋巴结转移率仅为5%～10%，因此比较适合于腹腔镜下行部分结肠切除。

2. 肿瘤局限于肠壁，且无明显淋巴结转移时，进行标准的结肠癌根治术就可达到彻底根治目的。而当癌肿侵破肠壁浆膜或已伴有区域淋巴结转移时，在施行根治性手术的基础上还要在术中及术后使用辅助性化疗或放疗，以除去难以避免的微转移灶或脱落的癌细胞。

3. 对晚期结肠癌，如果患者一般情况允许，也需采取积极的治疗态度。对局部癌肿比较固定，手术切除比较困难，但无远处转移者，应采用新辅助化疗等方法使局部肿瘤降期（down staging），争取完成比较彻底的根治手术。对癌肿局部情况较好，但伴有单发性远处转移灶者，可力争行转移灶的一期或二期切除；伴有多发性转移灶者，或者在术前通过介入手段进行区域性化疗争取一期切除主要转移灶或在术中经胃网膜血管和（或）肝动脉插管置泵进行术后化疗。

4. 对于确实无法根治性切除的肿瘤，应争取切除主要瘤体进行姑息性手术（palliativeoperation），用腹腔泵等手段进行化疗；为解除和预防梗阻进行短路手术或造瘘手术等减症性手术。

（二）手术治疗

用手术切除癌肿及部分或全部结肠虽然术后可能改变患者的生活习惯，带来某些痛苦和麻烦，但能保全生命或延长生存时间。

1. 手术适应证及禁忌证

（1）根治性手术适应于 Duke A 期，即病灶局限于肠壁内，周围无肉眼可见的浸润及淋巴结转移者；对于 Duke B、Duke C 期病灶，虽然已经浸出肠壁或肠系膜淋巴结已有转移，但能做整块切除者，根治性手术务求彻底以争取长期生存。

（2）姑息性手术适应于 Duke C、Duke D 期，癌肿已浸润、转移，根治无望者。切除原发病灶能解除肠梗阻、减少失血、感染、穿孔、内瘘等症状，以减轻患者痛苦及延长生存时间。

（3）患者全身情况极差不能耐受手术者禁忌手术治疗。

2. 术前准备及术后处理

（1）术前准备：为了改善患者周身情况，排除肠腔积粪，减少肠道细菌，提高手术安全性，进行充分的术前准备是十分必要的。

①一般性准备：应了解有无出血倾向及药物过敏史，检查及纠正贫血、低蛋白血症以保证吻合口愈合；检查并矫正水电解质及酸碱失衡；全面了解心、肝、肺、肾等重要脏器功能；对并发高血压、心脏病、糖尿病、甲状腺功能亢进等患者必须使并发症迅速控制后再行手术治疗。

②肠道准备：在结肠癌手术中占重要地位，是避免术中腹腔污染，减少术后感染的重要措施。肠道准备包括饮食准备、机械性肠道准备和化学性肠道准备3大部分。饮食准备需要患者在术前1周开始进少渣饮食，术前48~72小时进流食，术前8小时禁食。

③机械性肠道准备：是利用物理冲刷作用排空肠内粪便，通常应用的机械性准备方法，包括口服泻药和逆行性肠道灌洗，如口服硫酸镁或液态石蜡，每晚洗肠1次，手术前1日晚上及当日清晨做清洁洗肠。对低位乙状结肠及直肠癌患者清洁洗肠时应使肛管插至癌肿以上部位反复灌洗，直至洗出液体不含粪渣为止。操作要轻柔，灌洗液的温度及压力要适当。术前清洁洗肠势必要将一些肿瘤表面落脱细胞冲向结肠近端，冲洗液在手术时不可能完全排空，如此近端结肠就不可避免的存留有冲洗脱落的癌细胞。当手术结束，肠蠕动恢复后，吻合口近端的残留癌细胞必然要随着肠流经过吻合口，而此时黏膜尚未愈合的吻合口则极易被这些癌细胞种植，从而造成术后短期内吻合口肿瘤复发，而切除标本的近、远侧断端在病理检查中未发现有肿瘤细胞存在。当然，这只是一种理论推断，目前这一假设仍缺乏循证医学的支持。

④抗生素肠道准备：也是减少肠腔细菌数量的重要措施，

但需要在机械性肠道准备开始以后施行方能更好发生作用。传统的抗生素肠道准备方式是在术前3日口服肠道不易吸收的抗生素，如给予新霉素或喹诺酮类药物和抗厌氧菌药物。现在大多数临床医师均推荐术前1日给药，一般使用同时给予甲硝唑400mg和卡那霉素0.5g或庆大霉素8万单位，每4小时1次，共服4次，经临床验证该方法是安全有效的。

⑤结肠手术前准备：包括补充维生素和按本医院或本地区细菌流行病学情况经验性选用抗生素，抗生素应在术前30分钟经静脉或肌内注射给予，以预防手术期感染。

⑥对并发肠梗阻，术前肠道准备：更为重要，具体方法因梗阻的程度、部位不同而异。不完全性梗阻仍可采用机械性肠道准备及药物准备，但应延长进食无渣流食及服用泻药的时间，但应避免导致肠道剧烈蠕动药物的应用，如5%甘露醇等，以防止造成肠套叠而被迫急症手术。

（2）术后处理

①胃肠减压：胃肠减压应持续进行，直到术后2~3日，患者无腹胀、肠鸣音恢复、已有肛门排气时为止。在应用胃肠减压期间，每日应经静脉补充必要的液体、葡萄糖和电解质、维生素，保持水电解质平衡，补充血容量，注意各重要脏器功能状态。

②饮食：肛门排气后可开始进流食，如无腹胀再改为半流食，一般在2周后可进低渣普食。

③抗生素：已有许多临床试验证明，在术前预防性应用全身抗生素后，在术后没有必要再继续应用抗生素。如确实术中发生肠内容物污染，可在术后极短时间内再应用抗菌药物1~2次，但切忌过长时间使用。在选择抗生素时，应根据细菌流行学情况，抗药谱应覆盖革兰阴性杆菌和厌氧菌。

④引流管的处理：腹部引流管一般留置48~72小时，如渗液量少、非血性、无感染迹象，即可给予拔除。

⑤结肠造口的处理：对单口造瘘应注意造口处肠黏膜的血运情况，有无出血、缺血、坏死、回缩及周围感染等现象。对襻式结肠造瘘患者，如腹胀不重可在 48 小时后切开造瘘处肠壁，如腹胀、腹痛严重应提前切开。近年来多推荐术中一次性造口完成术式，造口周围皮肤用氧化锌软膏保护。术后以低渣饮食为主，防止腹泻，训练患者逐步形成定时排便习惯。

3. 手术方式 结肠癌的手术方式和切除范围应根据癌肿的部位、病变浸润和转移的范围及有无肠梗阻等情况而定。就手术方式和手术效果而言，结肠癌手术分为根治性手术（radical operation）和姑息性手术（包括减荷手术、减症手术在内）。

根治性手术术式由切除肠段的部位、个体相对长度和系膜淋巴结清扫程度决定，由于结肠癌的跳跃式淋巴结转移并不罕见，所以大多数学者建议以清扫到系膜血管根部淋巴结（即第 3 站淋巴结）为结肠癌的标准根治手术，称为 D3 式结肠癌根治术。

（1）根治性手术

①根治性右半结肠切除术：适应于盲肠、升结肠、结肠肝曲癌。切除范围包括回肠末端 10～15cm，盲肠、升结肠、横结肠肝曲和部分横结肠，连同有关的肠系膜及其中的淋巴结一并切除。在肠系膜根部切断回盲肠动脉、右结肠动脉、结肠中动脉右支或主干，显露肠系膜上静脉外科干（surgical trunk）以清扫肠系膜根部淋巴结，然后做回肠与横结肠对端吻合术。根据具体切除肠段情况和离断血管情况，根治性右半结肠切除术也有一些变形，如针对盲肠癌可不切断结肠中血管，保留肝曲，此术式有学者称为右侧结肠切除术。而在肝曲癌时往往要离断结肠中血管主干，于近脾曲切断肠管，被称为扩大右半结肠切除术。

②根治性横结肠切除术：适用于横结肠癌。切除范围包括肝曲、脾曲的整个横结肠，连同系膜及其中淋巴结、胃结肠韧带及其淋巴结一并切除。在根部切断结肠中动脉，然后做升结肠与降结肠对端吻合术。

③根治性左半结肠切除术：适用于结肠脾曲、降结肠。切除范围包括横结肠左半、降结肠、部分乙状结肠，自根部切断左结肠动脉、乙状结肠动脉。在乙状结肠全部切除时，也可从根部切断肠系膜下支脉，然后做横结肠与直肠对端吻合术。与结肠肝曲癌手术类似，在处理脾曲癌时可离断结肠中血管左支，近肝曲离断肠管，施行扩大左半结肠切除术。

④根治性乙状结肠切除术：适用于乙状结肠癌。切除范围包括降结肠远端、乙状结肠和乙状结肠直肠曲，自根部离断肠系膜下动、静脉，以便清扫肠系膜下血管根部淋巴结。行降结肠直肠吻合，如降结肠张力较大，可游离脾曲以保证吻合口处于无张力状态，防止发生吻合口瘘。

（2）姑息性手术：如结肠癌已浸润到盆壁、已有腹膜广泛种植、弥漫性肝或肺转移等，均属晚期已无根治的可能。其中95%以上的患者在3年内死亡。姑息性手术只能减轻症状、延长生存时间。姑息性手术包括局部切除、短路手术及近端结肠造瘘等，应根据患者的不同情况加以选用。

（3）紧急性手术：结肠癌所致的急性完全性肠梗阻或肠穿孔、内科难以控制的下消化道大出血，应在适当准备（补充血容量、纠正脱水、酸中毒及电解质紊乱，胃肠减压）后紧急手术治疗。

①结肠造口术：对于并发急性肠梗阻又有根治性切除可能的患者，对于癌肿已浸润固定无法切除或并发急性肠穿孔的患者，均应采用结肠造口术；如系暂时性结肠造口，造口部位应选择在远离癌肿的近端结肠，避免对癌肿局部的骚扰，为二期手术切除创造条件。暂时性结肠造口不仅是解除肠梗

阻的紧急措施，而且使远端肠管得到休息，在短期内使患者的周身情况得到改善，以便在2周后再做二期切除手术。一般以双腔造口为宜。如对晚期患者做永久性结肠造口时，术前需取得家属的同意。

②癌切除加结肠造口术：适应于癌肿可以切除的不完全性肠梗阻，腹腔污染不重的肠穿孔。因患者一般情况或局部条件较差，对吻合口愈合能力无保证者，可在切除癌肿之后行肠吻合术，再在近端结肠做造口术，2～3周后根据情况行造口还纳术，这样既保证了手术的安全性又达到早期切除癌肿的目的。

③急症期一期切除吻合术：并发肠梗阻的右半结肠癌，如患者一般情况好、肠管本身扩张、炎症水肿不明显，可行右半结肠切除术及回肠横结肠一期吻合术。但对左半结肠癌的急性梗阻，因肠管内积粪多，肠壁供应血管的分支较少，高度膨胀的肠管壁很薄易于穿孔、破裂，故应行分期切除术以保证手术的安全。如患者一般情况好，肠管扩张不明显，术者又有较丰富的结肠手术的经验，在术中充分排空肠内容物和大量生理盐水冲洗后，亦可采用一期切除及吻合术，但应置一细导管于吻合口近端。为解除吻合口瘘发生，可在吻合口近端做结肠失用性暂时性襻式造瘘，待二期手术还纳。

4. 影响吻合口愈合的因素　为使根治性手术获得成功，除加强术前准备、术后处理、控制感染外，吻合口的安全性尚依赖于保持肠管良好的血运、正确的操作技术及吻合口无张力。结肠由垂直进入肠壁的终末血管所供应，右侧结肠因有回结肠动脉、右结肠动脉及结肠中动脉的右支相互连接成网，故血运较好。左结肠动脉与结肠中动脉左支因分支少，与乙状结肠动脉、痔上动脉间侧支循环更少，在行根治性手术时因结扎血管干及清除动脉旁淋巴结进一步破坏了肠壁的血液供应。由于左半结肠血运较差，在采用离断肠系膜下血管的乙状结肠癌根治术及直肠癌根治术时，尤应妥善保护降结肠的边缘血管弓，必要时可使用动脉类试验性暂时阻断肠系膜下动脉 30 分钟，如降结肠近端无缺血表现，再行血管断离。手术时对颜色苍白发暗、终末血管无搏动的肠管应给予切除，肠管的对系膜缘应多切除些。操作应轻柔，吻合口缝线的疏密应适度，不宜缝扎过紧。

5. 手术过程中癌细胞扩散的途径及其预防　在手术操作过程中，癌细胞可经肠壁、肠腔、静脉、淋巴扩散，也可脱落种植于腹膜及吻合口，因此需要采取必要的预防措施，以提高手术效果。

（1）操作宜轻柔，避免挤压触摸癌肿。先用布带结扎癌肿两端肠管，在解剖及分离受累肠段之前，先结扎其血管干根部，吻合前用抗癌液冲洗肠腔。

（2）肠管切缘应距癌肿 10cm，以保证断端无癌细胞残留，避免局部复发及经肠壁内扩散。

（3）从探查开始即给予抗癌药静脉滴注，可用氟尿嘧啶 10mg/kg 体重，以减少经血行播散。

（4）术中所用针线都应用抗癌药液浸泡，减少创面种植；局部以抗癌药液或低渗液（无菌水）冲洗以破坏脱落的癌细胞，关闭腹腔前应更换器械手套。

6. 术后并发症及其预防和处理

（1）切口裂开及感染：常见于营养不良、贫血及低蛋白血症患者。切口有积血也是导致切口裂开及感觉的常见原因，多发生于术后 5~14 日。切口一旦裂开多有粉红色液体渗出或肠管膨出，此时应消除患者恐惧心理，以无菌纱垫覆盖切口防止肠管进一步大量膨出，立即将患者送手术室在适当麻醉下对腹壁皮肤及外露肠管进行消毒，将肠管送回腹腔以张力缝线全层缝合腹壁。如切口部分裂开可将肠管送回后在腹壁无张力的情况下使两侧对合以宽胶布固定。无论缝合或固定切勿将肠管或网膜夹于两侧切缘内。术后应补充全血或白蛋白，用抗生素有效地控制腹腔感染。

切口感染多与切口被肠内容物污染、脂肪或肌肉集束结扎或电刀应用造成坏死有关。术中妥善保护切口、操作细致轻柔、术前规范预防应用抗生素是防止感染发生的关键，一旦发生切口感染，应尽早拆除缝线，敞开伤口充分引流，使用聚维酮碘纱条敷盖感染的创面有助于伤口的愈合。

(2) 非吻合口性肠梗阻：可发生于肠切除、肠造口术时对肠系膜关闭不全，小肠进入孔隙形成的内疝。乙状结肠切除过多时膀胱后出现较大空腔，如小肠坠入与周围粘连则可形成梗阻。因此，术中注意缝合肠系膜空隙以防小肠脱出。一旦确诊应立即手术探查并矫正。

(3) 吻合口破裂：为结肠癌手术的严重并发症。多见于结肠癌并发肠梗阻术前肠道准备不充分；患者有贫血或低蛋白血症；吻合口血运不良，吻合口张力过大或缝合不够严密等。常发生于术后 4~9 日。如吻合口破裂发生在腹腔内，表现为弥漫性腹膜炎，全身中毒症状十分明显，应立即引流，同时做吻合口近侧结肠造口。如破裂发生在盆腔，则出现明显的直肠刺激症状，引流处有粪便排出，但腹痛、发热等症状可不明显，时间较长可形成盆腔脓肿，甚至直肠阴道瘘。处理时应加强局部引流，控制感染，根据破口大小决定是否需要行横结肠造口。

(4) 吻合口绞窄：在结肠癌手术中并不常见，多缘于吻合口术后水肿、机体低蛋白性营养不良，一般 2~3 周时多能在水肿消退后自行缓解。吻合手术操作对吻合口绞窄的产生也具有一定的作用，使用断端对合型吻合 (layer to layer) 可有效防止肠壁断端内翻过多及水肿造成吻合口绞窄。

(5) 结肠造口并发症：由于术中损伤了结肠边缘动脉，腹壁切口太小或拉出肠管及系膜太短，张力太大，均可发生结肠造口坏死。如坏死范围较大，应再次手术切除坏死肠管重新做结肠造口。如腹壁切口太小或该处感染后瘢痕挛缩可引起造口绞窄。如绞窄处能通过小指可定期扩张造口，如不能通过小指则需重新造口。

（6）伪膜性肠炎：多发生术后 2～5 日。临床表现为剧烈腹泻排出大量暗绿色浑浊的稀薄液体，有时含坏死的黏膜组织。因肠液及电解质大量丢失，患者很快进入脱水、酸中毒、休克状态。治疗时首先补充血容量；维持水电解质平衡，纠正酸中毒；停止原来使用的抗生素，改用对难辨梭状芽孢杆菌、金黄色葡萄球菌有效的抗生素，如万古霉素和甲硝唑等；严重时可插肛管注入正常人粪便混悬液以恢复肠道中菌群比例。

（三）化学治疗

作为结肠癌综合性治疗的一部分，化疗亦常被采用。可作为根治性手术前、后的辅助治疗，但对于 Ⅰ 期癌的根治性切除术后可不再加用。对于不能手术切除的晚期癌、不能再次手术的复发癌均可采用。

1. 常用药物及用法

（1）氟尿嘧啶（5-Fluorouracil, 5-Fu）：为目前治疗大肠癌最常用、疗效较高的药物。属抗代谢类药物，对增殖细胞各期均有杀伤作用。氟尿嘧啶在体内可转变为氟尿嘧啶脱氧核苷，可抑制胸腺嘧啶核苷合成酶，阻断脲嘧啶脱氧核苷转变为胸腺嘧啶脱氧核苷，从而影响 DNA 的合成。氟尿嘧啶单独使用的标准方案为 15～20mg/（kg·d），连用 5 日，3 个月为 1 个疗程，休息 1 个月，重复至 1 年。对老年人、体质弱、有远处转移或曾用过化疗的患者，可减少剂量至 8～10mg/（kg·d）。有效率为 12%～21%。常见的毒性反应为厌食、恶心、呕吐、贫血、血小板及白细胞计数减少，偶见的毒性反应为皮炎、脱发、皮肤色素沉着及小脑共济失调等。

氟尿嘧啶具有时间依赖性，近年已有许多学者强调使用微滴泵进行 24 小时连续给药，鉴于国内条件限制，应该提倡缓慢静脉滴注并维持 12 小时以上的给药方式。四氢叶酸钙（leueov-orin，LV）具有使氟尿嘧啶增效作用，其作为生物化学调节剂的作用愈来愈为人们所重视，提出了辅助治疗大肠腺癌的 LV 方案，其给药方式与氟尿嘧啶单药应用相同，在输入氟尿嘧啶前先静脉滴注 LV 每日 60mg，每分钟 60 滴，在更换氟尿嘧啶后改为每分钟 30 滴。口服氟尿嘧啶可增加药物在门静脉系统的浓度，对有肝转移的患者可能较合适，但因胃、小肠对药物的吸收受许多因素的影响。不易达到恒定的有效浓度，因此目前认为氟尿嘧啶仍以静脉注射为宜。

（2）丝裂霉素（mitomycin-c，MC）：可与 DNA 发生交叉联结并可使 DNA 解聚，从而抑制细胞 DNA 复制，为细胞周期非特异性药物。治疗大肠癌的有效率为 12% ~ 24%，有效的缓解期为 3 ~ 4 个月。常用的治疗方案为每周 1 ~ 2 次，每次 4 ~ 6mg 溶于等渗盐水 20 ~ 40ml 中静脉注射，总剂量达 40 ~ 60mg 为 1 个疗程。毒性反应为骨髓抑制作用，使白细胞及血小板计数下降，一般停药后 2 ~ 4 周可恢复。另外，操作中如药液渗出血管可致局部红肿、疼痛、坏死、溃疡。

为了增强药物疗效、减少毒性反应、提高患者的耐受力，可将氟尿嘧啶与丝裂霉素联合使用，各用其半量。具体方法为每周用丝裂霉素 4mg 溶于 5% 葡萄糖溶液 300ml、维生素 B_6 200mg 溶于 5% 葡萄糖溶液 200ml 静脉滴注。每周三及每周五用氟尿嘧啶 500mg 溶于 5% 葡萄糖溶液 500ml 静脉滴注。休息 2 日后重复上述治疗，共 5 周为 1 个疗程。每 6 个月进行 1 个疗程，3 个疗程后结束治疗。因所用每种药物剂量较小，疗程的间歇期较长，患者一般都能耐受治疗。

（3）其他化疗药物：有亚硝脲类（卡莫司汀、洛莫司汀、司莫司汀）、替加氟、甲氨蝶呤、环磷酰胺、阿霉素、顺铂、氨烯咪胺等。

（4）化疗时间：如化疗作为根治性手术的辅助治疗，可于患者切口完全愈合、血色素及肝功能检查正常、体力大致恢复后开始。

（5）化疗注意事项：治疗期间应加强营养，配合用升白细胞及血小板的药物，加用激素如泼尼松，以动员处于静止状态的癌细胞进入细胞增殖周期，增强抗癌药的杀伤能力，配合免疫治疗（免疫球蛋白、左旋咪唑等）刺激免疫可提高患者抵抗力及耐受力。用药期间应定期检查血常规、肝功能，如消化道反应明显应暂时停药。

（四）放射治疗

近年来对于中晚期直肠癌作为综合治疗方法之一，采用放射治疗者屡有报道，评价较好。如术前放射治疗可使癌肿局部降期，有助于预防复发，可提高5年生存率10%～15%。但结肠癌对任何放射治疗都不适宜。目前国外已开始尝试用射频区域透热治疗体内深部肿瘤。据国内报道，应用射频区域透热联合氟尿嘧啶对中晚期大肠癌患者进行术前辅助治疗，热化疗后76.7%大肠癌患者的肿块有不同程度缩小；92.3%的中晚期大肠癌得到完整切除。射频区域透热化疗治疗中，对中、晚期大肠癌效果明显优于单纯化疗。

（五）生物治疗

所谓生物治疗包括免疫治疗和基因治疗两部分。基因治疗是指用正常或野生型基因校正或置换致病基因的一种治疗手段，达到基因置换、修正或修饰、失活的目的。基因治疗是目前肿瘤治疗的最为理想方式，但将其应用于临床尚待许多问题的解决。

免疫治疗是以细胞免疫或体液免疫方法消灭癌细胞，监护癌肿复发，从理论上讲也是治疗癌症的理想方法。它没有手术切除所带来的破坏性及功能障碍，也不像化疗、放疗对正常细胞的普遍杀伤力，因而是一种相对无损伤性治疗。但实践中免疫疗法的效果是有限的，因机体的抗癌能力只能消灭小量的癌细胞 $(1 \sim 10) \times 10^5$，如临床发现直径 1cm 的癌肿，其癌细胞数约为 10×10^7，早已超过机体免疫功能所能控制的范围。因此，免疫治疗只能配合手术切除、放射治疗、化疗以消灭残余的癌细胞。目前多以非特异性免疫制剂（adiuvants）刺激免疫系统，增强患者对自身癌肿的免疫反应。常用的有卡介苗（BCG）、棒状杆菌属（corynebacterium parvum）、卡介苗的甲醇提取残渣（MER）、多核苷酸（polynucleotides）。也可用被动免疫获得抗血清、免疫活性细胞及单克隆抗体等，如 LAK 细胞、白细胞介素、干扰素，甚至血管生成抑制因子（angiostatin）等。

【病情观察】

1. 大便的性状，是否有血便、脓血及黏液。

2. 肠梗阻症状，如腹痛、腹胀、恶心等。

3. 术前要观察腹部体征、全身引流等情况。

【病历记录】

术中如发现肿块侵犯到邻近脏器，须做邻近脏器切除时，一定要有患者签字同意，病历上记录谈话情况。

【注意事项】

1. 医患沟通

（1）告知患者及其家属术前患者的基本身体状况，手术的必要性和危险性。

（2）术前告知拟定的手术方案时应考虑周全，必要时多拟几条方案备选，以免术中更改术式时措手不及。

（3）术中如肿瘤转移至其他部位需切除其他脏器时应告知患者家属并签字。

（4）须做临时造口转流时术前应有所准备，要告知患者及其家属手术的必要性。

2. 经验指导

(1) 有家族性肠息肉病、炎性结肠的患者结肠癌的发生率远大于正常人群，须引起注意。

(2) 结肠癌致下消化道大出血的情况不多见。

(3) 有些右半结肠癌患者表现出的首发症状是阑尾炎，因此在阑尾炎手术中，如有可能应尽量探查一下回盲部；如阑尾炎术后仍有腹痛或持续脓血便应提高警惕，有必要做肠镜或钡灌肠造影。

(4) 结肠癌伴梗阻时并不是均须做预防性造口，有时亦可一期吻合。条件：①全身情况良好，无低蛋白血症和中毒表现；②梗阻时间不长，肠道污染轻；③肠道色泽好，炎症水肿不重。但对于不符合条件者则应分期手术，决不留下有遗憾的吻合口。

(5) 结肠癌有时可同时出现在不同的部位，多为肠息肉样病变恶变而来，如果结肠镜不能通过肠管远侧的肿瘤段，有可能遗漏位于近侧肠管的肿瘤，因此术中应注意探查。术后仍应定期随访复查。

第十三节　直肠肛管周围脓肿

直肠肛管周围脓肿（perianorectal abscess）是肛管直肠周围软组织或间隙内的感染并形成脓肿，脓肿多来自肛腺的感染，蔓延到肛管周围间隙或肛管皮下与直肠黏膜下形成的脓肿。脓肿一旦形成多自行破溃或在手术切开引流后形成肛瘘，因而它是炎症过程的急性期，而肛瘘是其慢性期。

【诊断】

（一）症状

1. 肛门疼痛　询问是否有肛门疼痛，是持续性疼痛还是跳痛，是否伴有肛门坠胀感，疼痛是否在行走或排便时加剧，是否有排尿困难、里急后重等现象。

2. 肛旁肿块 询问是否有肛旁发现肿块，是否有压痛，肿块是否曾破溃流脓。

3. 全身症状 询问是否伴有发热、寒战、乏力、食欲减退等全身症状。

（二）体征

1. 一般情况 脓肿位置较浅时以局部症状为主，一般全身症状较轻，位置较深的脓肿，如坐骨直肠间隙脓肿、骨盆直肠间隙脓肿等可有发热、脉快等。

2. 局部检查 浅部肛周脓肿肛旁皮肤有明显红肿，伴硬和触痛，可有波动感。深部脓肿肛门指诊时可有直肠内压痛，亦可触到波动。

（三）检查

1. 血常规 深部脓肿常有白细胞计数增高表现。

2. 肛门镜检查 可见脓肿侧直肠黏膜局部充血，可有脓性分泌物。

3. 超声、CT 对深部脓肿的定位有帮助。

（四）诊断要点

1. 肛门周围脓肿 主要症状是局部持续性跳痛，排便时明显。肛周皮肤红肿，全身感染症状不明显。在病变处扪及肿块，有触痛；脓肿形成后可触及波动，穿刺有脓液。脓肿破溃流脓后，症状减轻。

2. 坐骨直肠窝脓肿 初起局部体征不明显，表现为肛门处不适或轻微疼痛。以后出现发冷、发热，疼痛加重，患侧红肿、质地硬，双臀不对称。局部触诊或肛门指检可扪及肿块，可有触痛，有深压痛或波动感。

3. 骨盆直肠间隙脓肿 全身症状较重，局部症状不明显。早期出现全身中毒症状。如发热、寒战、周身不适。局部有会阴部坠胀感，便意不尽，排便、排尿不适，下腹部有轻度肌肉强直和触痛。直肠指诊可发现骨盆深处触痛，扪到肿块或波动感，穿刺抽到脓液可作为重要诊断依据。

4. 结核性肛门直肠周围脓肿 不常见，它是一种慢性过程，脓肿经数周或数月才能形成、局部疼痛不剧烈，伴有低热，破溃后流出的脓液呈清稀乳白色，常有多个流脓的外口，久治不愈的肛周脓肿应想到结核的可能性，全身检查可找到结核病灶，脓液培养可发现结核杆菌。

（五）鉴别诊断

1. 臀部疖肿 臀部疖肿为皮肤浅表化脓性感染，有红、肿、热、痛的炎症表现，肿胀中心与毛囊开口一致，破溃或切开后即愈合，不遗留肛瘘。

2. 囊毛窦或囊肿 好发于尾骨及肛门周围，有排脓的外口及短浅窦道，特点是在外口内有毛发和小毛囊。

3. 骶骨尾骨结核 有结核病史，病程长，伴有全身症状，X线片可见骨质损害，与肛门直肠无关。

【治疗】

1. 一般治疗 多数肛门直肠周围脓肿经保守治疗只能延缓脓肿形成时间。平时以预防为主，保持肛门清洁，调理饮食防止便秘，积极治疗可引起肛周脓肿的疾病，如肠结核、溃疡性结肠炎等。

2. 辅助治疗

（1）局部热敷或热坐浴：脓肿未形成时用 1:5000 的高锰酸钾温水坐浴，每次 10～20 分钟，每日 2～3 次。

（2）控制感染：根据不同致病菌选用磺胺类、青霉素、庆大霉素、卡那霉素等治疗，适当补充维生素C。

（3）局部治疗：局部敷药，用如意金黄散、鱼石脂软膏外敷。

3. 手术治疗 脓肿切开引流是治疗直肠肛管周围脓肿的主要方法，一旦诊断明确，即应切开引流。

手术方式因脓肿的部位不同而异：①肛门周围脓肿，在局麻下就可进行，在波动最明显的部位做十字切口，剪去周围皮肤使切口呈椭圆形，无须填塞以保证引流通畅。②坐骨肛管间隙脓肿，要在腰麻或骶管麻醉下进行，在压痛明显处用粗针头先穿刺，抽出脓液后，在该处做一平行于肛缘的弧形切口，切口要够长，可用手指探查脓腔。切口应距离肛缘3~5cm，以免损伤括约肌。应置管或放置油纱布条引流。③骨盆直肠间隙脓肿，要在腰麻或全麻下进行。切开部位因脓肿来源不同而不同：源于括约肌间的脓肿，应在肛门镜下行相应部位直肠壁切开引流，切缘用肠线缝扎止血；若经坐骨直肠间隙引流，日后易出现肛管括约肌外瘘。源于坐骨直肠间隙脓肿，引流方式与坐骨直肠间隙脓肿相同，若经直肠壁切开引流，易导致难以治疗的肛管括约肌上瘘。④其他部位的脓肿，若位置较低，在肛周皮肤上直接切开引流；若位置较高，则应在肛门镜下切开直肠壁引流。

【病情观察】

1. 一般治疗　观察患者对全身或局部用药的反应，发热是否减轻，肛门疼痛是否减轻，排尿困难、里急后重等是否改善。

2. 手术治疗　注意术后是否有出血、切口疼痛、尿潴留等情况。

【病历记录】

1. 发病前的全身状况。

2. 记录全身及局部症状。

3. 记录直肠指诊结果。术中病变情况及术后换敷料情况。

4. 记录医患沟通内容。

5. 记录出院时卫生宣教及处理结果。

【注意事项】

1. 医患沟通

(1) 初诊直肠肛管周围脓肿时应告知患者该病治疗后遗

留的肛瘘时常见的转归。

（2）因本病术后有可能复发，应在术前告知患者及其家属。

（3）本病术后较难接受的并发症是肛门失禁，应尽力避免，在术前向患者及其家属说明清楚。

（4）直肠肛门周围间隙脓肿术后并发症较多，现代医疗技术还不能完全防治这些并发症，但作为医护人员要尽力避免并发症，在医患交流时要使患方明白这一点。

（5）术前、术中及术后患者的情况我们要及时向患者及其家属告知，在与患者交流时，要明白医患双方有着共同的目标——战胜疾病，所有医患交流时要以此为一主线。

2. 经验指导

（1）肛门直肠周围脓肿能否一次性治愈，与手术方法有关。脓肿局限，无明显急性炎症，无全身感染中毒症状，寻找内口正确能使脓肿一次治愈，不遗肛瘘。

（2）肛提肌以上的脓肿，处理要慎重，做彻底清理时，如切断肛门括约肌深部和提肛肌，易致肛门失禁，可先引流排脓，待炎症消退后 3~6 个月再做第二次手术。

（3）注意术后有无切口出血，出血多时应将引流纱布重新填塞；术后切口疼痛可致尿潴留，可给予下腹热敷或针灸，无效时应留置尿管。引流条于术后 2~3 日开始逐步取出；如脓腔深而大，引流脓液又多时，放置时间可延长，多数在 1 周左右完全取出；拔除引流后，用 1:5000 高锰酸钾热水坐浴，每日 2~3 次（包括排便后的 1 次）；换药时，注意避免形成桥叠，务使肉芽从底部向上逐渐填满。

第十四节　肛　瘘

肛瘘（anal fistula）是直肠或肛管与肛周皮肤相通肉芽肿性管道，多为肛门直肠周围脓肿引起，由内口、瘘管、外口组成。本病多见于男性青壮年，可能与男性的性激素靶器官之一的皮脂腺分泌旺盛有关。

【诊断】

（一）症状

肛瘘的类型多种多样，但其表现有以下共同特征。

1. 排脓 排脓是其主要症状。一般来说，新生成的瘘管排脓较多，脓汁黏稠、色黄、味臭；瘘管日久的排脓相对较少或时有时无，稀淡如水；若脓量增加，则表示新瘘管生成。瘘管有时会暂时封闭，不排脓液，从而出现局部肿痛，体温上升，以后封闭的瘘口破溃，又排出脓液，也可从瘘口排出气体或粪便。

2. 疼痛 瘘管通畅无炎症时，一般无疼痛，只有肛门局部略有肿胀感，行走时可加重，若外口封闭，瘘管存积脓液或粪便进入瘘管，则会疼痛加重或排便时疼痛加重，而内盲瘘则常感直肠下部和肛门部灼热不适，排便时疼痛加重。

3. 瘙痒 肛门部皮肤由于脓液及其他排出物刺激，常感觉皮肤瘙痒。

4. 硬结或瘢痕 由于瘘管壁及瘘口的反复刺激，使纤维组织增生，在管壁和瘘口形成质韧的结缔组织，常表现为瘘管周围皮肤变色，表皮脱落，凹陷变形，触及条索状硬结通向肛门内。

5. 全身症状 多数无全身症状；当肛瘘侵犯范围较大较深或支管较多时，反复炎症感染，会导致消瘦、贫血、便秘、排便困难等全身症状。

（二）体征

1. 一般检查 多数患者全身情况良好，少数患者合并有深部肛旁脓肿时可有发热。

2. 局部情况 可在肛门旁发现 1 个至数个肛瘘外口，呈乳头状肉芽组织突起，挤压外口常有脓液或黏液溢出，肛指检低位肛瘘可皮下触到条索状瘘管，内口处有轻压痛硬结样，高位肛瘘因位置可能触不到瘘管。

（三）检查

1. 直肠镜 直肠镜下可发现内口，对内口有帮助。

2. 经瘘管碘油造影 可发现瘘管的数目、分支、深浅等情况。

3. 染色检查 将干纱布放入直肠内，将亚甲蓝由外口注入，然后拉出纱布，如有亚甲蓝染色，即证明有内口存在并判断其位置。

（四）诊断要点

1. 肛旁流脓或黏液，反复出现，伴有瘙痒。常为肛管直肠周围脓肿。

2. 肛门旁发现肛瘘外口。

3. 直肠镜或造影等检查证实有瘘管存在。

（五）鉴别诊断

1. 肛门周围化脓性汗腺炎 该病外口较多，侵犯广泛，但无内口，与肛管无联系。

2. 直肠尿道瘘、直肠膀胱瘘、直肠阴道瘘等 有相应病史，易与肛瘘鉴别。

【治疗】

（一）一般治疗

肛瘘不经手术治疗难以治愈，保守疗法是为了减轻症状和减少并发症，为手术做准备。

1. 保持排便通畅，防止腹泻或便秘，以减少粪便对肛瘘内口的刺激。

2. 清洁肛门，每日用温盐水或高锰酸钾 1:5000 的溶液坐浴，每日 1~2 次，勤换内裤。

3. 药物治疗可适当使用小檗碱口服，以控制炎症，也可适当使用药膏等局部涂抹。

（二）手术治疗

瘘管形成后不能自愈。必须采取手术方法将瘘管切开，敞开创面使其愈合。手术时必须确定内口，彻底切除，防止复发，避免损伤肛门括约肌，防止肛门失禁。

1. 瘘管切除术　适用于低位单纯肛瘘，在骶丛麻醉下以探针引导将肛瘘切开或完全切除，创面开放，经换药后愈合。

2. 挂线疗法　适用于内口、外口低位或高位单纯性肛瘘或作为复杂性肛瘘切开或切除的辅助方法，挂线疗法是一种瘘管缓慢切开法，利用橡皮筋的机械作用，使结扎处组织发生血运障碍，逐渐压迫坏死，将瘘管敞开，换药后愈合。优点是不会造成肛门失禁，挂线结扎的瘘管发生血运障碍，坏死而裂开，创面逐渐愈合。

3. 肛瘘手术后并发症及处理

（1）出血：肛瘘手术创面大，切口深时易出血。预防的方法：遇活动出血应结扎止血，深部不易结扎的出血点可用电灼止血，切口可用纱布压迫。术后仍有出血应打开创面重新止血。

（2）尿潴留：麻醉、切口疼痛、不习惯在床上使用便器排尿均可引起尿潴留，可给予下腹热敷、针灸等方法，仍无效可留置尿管 1~2 日。

（3）肛门失禁：瘘管通过肛管直肠环的上方，术中切断肛管直肠环可造成肛门失禁，因此对高位或复杂肛瘘应采用挂线疗法，可有效避免肛门失禁。

【病情观察】

1. 一般治疗　观察患者对全身或局部用药的反应，发热是否减轻，局部疼痛、感染、肛门瘙痒是否减轻等。

2. 手术治疗　注意术后是否有出血、切口疼痛、尿潴留等情况。

【病历记录】

1. 记录发病的诱因。

2. 记录肛瘘的检查及造影结果。

3. 记录医方向患方所做的有关本病的卫生宣教。

【注意事项】

1. 医患沟通

（1）肛瘘的诊断需仔细，忽略肛门视诊与直肠指诊往往遗漏诊断。

（2）肛瘘手术有一定并发症，尤其是肛门失禁，术前应向患者及其家属交代清楚。

（3）肛瘘患者治疗周期相对较长，需要患者积极配合，所以要向患者交代治疗的注意事项。

2. 经验指导

（1）肛瘘多由肛周脓肿转变而来，有肛周脓肿的患者往往遗留肛瘘。

（2）肠结核、溃疡性大肠炎、肠克罗恩病、糖尿病患者常伴发肛瘘，久治不愈的肛瘘要想到有其他疾病的可能性，明确诊断则应给予积极治疗。

（3）探针检查一般只在治疗中应用，不能作为常规诊断用，因可穿破瘘管壁，造成假内口形成复杂肛瘘。

（4）寻找肛瘘内口是手术成败的关键，内口是初起感染生成肛瘘的入口，是发病的起源。因此，肛瘘都有其内口，内口可在直肠下部或肛管的任何部位，但多在内外括约肌连接处的平面上。有的肛瘘有两处内口，一处在肛管，另一处在直肠。若内口在直肠下部，表示瘘管复杂，若同一平面上有两个内口时，则可能有两个瘘管，各有内口通入肛管。手术时要找到原发的内口，把感染的肛窦、肛门腺及其导管切除干净。

（5）正确探查内口是手术成功的关键，内口处理失当，瘘管则不能完全治愈。即便有时创口暂时愈合，因入口仍然存在，感染时仍易复发，形成肛瘘。绝大多数内口在肛窦内及其附近，内口 80% 约在肛管后部中线的两侧，也可在直肠下部和肛管的任何部位，但常在内外括约肌接连的平面上。注意在插入探针时不能用暴力，以防造成假道。如仔细探查仍不能找到内口，可将疑有病变的肛窦作为内口处理。

（6）术后伤口的处理往往关系到手术的成败，换敷料最好在排便后进行，直到肛管内创口愈合为止。每隔数日做直肠指诊可以扩张肛管，更可防止桥形粘连，避免假愈合。

第十五节　痔

痔（hemorrhoid）是直肠下端黏膜下和肛管皮肤下的静脉扩张、淤血形成的团块，主要由肛垫松弛、肥大、出血或脱垂而产生的。痔的发病率高，普遍存在于所有年龄、性别及种族中，只有合并出血、脱垂、疼痛等症状时才能称为病，成年人发病较多。

【诊断】

（一）症状

1. 排便时出血　呈滴注或喷射状。

2. 痔块脱出　较重者在排便或腹压增加时有痔块脱出肛外。

3. 疼痛　血栓性外痔、内痔发生感染或脱出嵌顿时疼痛明显。

4. 瘙痒　肛门部皮肤由于脓液及其他排出物刺激，常感觉皮肤瘙痒。

（二）体征

1. 一般情况　多数患者营养状况正常，少数患者可因长期出血有不同程度贫血。

2. 局部检查　除 1 期内痔外，2、3、4 期内痔多可在肛门视诊下见到。蹲位排便后观察，可清楚地看到痔块大小、数目及部位的真实情况，特别是诊断环状痔更有意义。血栓性外痔呈暗紫色肿物，有明显触痛。肛门指诊对诊断痔意义不大，内痔无血栓形成或纤维化时，不易触到，但可了解直肠内有无肿瘤、息肉、狭窄等情况。

（三）检查

1. 血常规　有长期便血者可有贫血；一般无白细胞计数增高等表现。

2. 直肠镜　直肠镜检查可确定痔的数目、形态、部位等。

（四）诊断要点

1. 出血　排便时或排便后出现无痛性鲜血，量不大，少数为喷射状，便后自行停止。出血常为间歇性，便秘、腹泻、劳累、饮酒及进食刺激性饮食是出血的诱因。

2. 痔块脱出　见于2、3、4期内痔或混合痔。轻者发病时脱出肛门外，重者行走、咳嗽、用力等腹压增加时都可脱出，甚至形成环形痔。

3. 疼痛　单纯内痔仅有下坠不适感，无疼痛。合并血栓形成、感染、糜烂及嵌顿时，才出现疼痛。当有嵌顿和血栓形成时，患者行动不便，局部疼痛剧烈。

4. 瘙痒　痔和慢性感染刺激直肠壁黏膜，使腺体分泌增加，流出肛门外，刺激肛门周围皮肤引起瘙痒及湿疹。检查时可见肛门周围皮肤水肿、潮红。

5. 肛镜检查　可见到痔块大小、数目、部位及直肠黏膜有无充血、水肿、溃疡和肿块等。

（五）鉴别诊断

1. 直肠癌　是与痔鉴别诊断的最重要的疾病。直肠癌的早期表现以便血为主，与痔出血几乎一样，但直肠指诊可触到肿块，大多数的直肠中下端肿瘤，为质硬、表面高低不平的肿块，有血染指套；直肠镜可在直视下观察肿瘤的大小、侵犯范围，可做病理活检。

2. 直肠息肉　直肠下端较长蒂的息肉可突出于肛门外并可出血，息肉呈圆形、椭圆形，可活动。

3. 直肠脱垂　直肠脱垂可误诊为环状痔。但直肠脱垂黏膜呈环形，表面平滑，直肠指诊时括约肌松弛；环状痔的黏膜呈梅花瓣状，括约肌不松弛。

【治疗】

1. 一般治疗　改善饮食、改变排便习惯，便秘者口服液态石蜡、蜂蜜，便后热水坐浴以改善局部循环。

2. 注射疗法　用于 1、2 期内痔并发出血者。常用硬化剂有 5% 苯酚植物油，5% 鱼肝油酸钠等。

3. 胶圈套扎疗法　适用于 1、2、3 期孤立的内痔。用特制的胶圈套在痔的根部，阻断痔的血运，导致痔缺血、坏死、脱落，形成瘢痕愈合。

4. 手术疗法

（1）痔单纯切除术：适用于 2 期以上内痔、混合痔及嵌顿痔的治疗。

（2）痔环形切除术：用于环形痔。

（3）血栓外痔剥离术：当外痔合并血栓形成时，可于局麻下，在痔表面皮肤做梭形切除。摘除血栓，不缝合创口，用油纱条填塞即可。

（4）激光治疗：主要适用于 2、3 期内痔及混合痔。

【病情观察】

1. 一般治疗　患者对局部用药的反应，症状是否减轻，出血是否减少，突出的痔块是否回缩、变小或消失，上述情况主要在门诊随访。

2. 手术治疗　术后是否出血，出血的量，有无术后肛门疼痛、排尿困难、便秘等。

【病历记录】

1. 记录中要有鉴别诊断的内容，特别是与直肠癌鉴别诊断的内容。

2. 对于门诊患者，一定要写随访时间，注意事项。

【注意事项】

1. 医患沟通

（1）由于多数患者的治疗是在门诊诊治，应说明痔的预防要在日常生活中注意保持，否则反复发作，常导致治疗效果不确切。

（2）对痔的手术之前应告知可能出现的并发症及可能日后对肛门的影响（如狭窄等）。

（3）痔的手术后仍有复发的可能，可以预防，应将其告知患者。

2. 经验指导

（1）多种疾病可以引起排便时出血，不要轻易认为是内痔而掉以轻心，特别要警惕直肠癌的可能性。

（2）对出血量较多的患者应嘱休息，进食稀软食物，给予润肠通便药物。有内痔脱出，应立即用手复位，内痔脱出发生嵌顿，可试用手法复位，即先行高锰酸钾热水坐浴，当括约肌松弛时，于痔脱出部位垫上油纱布，轻柔送回肛管内；若水肿明显，可先用50%硫酸镁溶液做持续湿热敷，待水肿消退后自行复位或手法复位。

（3）痔的治疗重在预防，保持排便通畅与会阴部清洁是重要环节，以及积极治疗与痔的发生相关的疾病，可有效防止痔的发生与并发症的出现。

（4）痔一般以保守治疗为主，解除痔的症状较痔的大小变化更有意义，被视作治疗效果的标准。当保守治疗失败或3、4期内痔周围支持的结缔组织被广泛破坏时才考虑手术。

（5）内痔的治疗方法很多，可以根据病情、医院的设备条件、医疗技术的掌握程度来选择。

（6）患者对局部用药的反应，症状是否减轻，出血是否减少，突出的痔块是否回缩、变小或消失，该情况主要在门诊随访。

第十六节 直肠癌

直肠癌（rectal cancer）是乙状结肠直肠交界处至齿状线之间的癌，是消化道常见的恶性肿瘤。占消化道癌的第二位。中国人直肠癌与西方人比较，有 3 个流行病学特点：①直肠癌比结肠癌发生率高，约 1.5:1。②低位直肠癌所占的比例高，占直肠癌的 65% ~75%；大多数癌肿可在直肠指诊时触及。③青年人（<30 岁）直肠癌比例高，10% ~15%。直肠癌根治性切除术后总的 5 年生存率在 60% 左右，早期直肠癌术后的 5 年生存率为 80% ~90%。同时，由于消化道缝合器的应用，使许多原来须做肠造口的直肠癌患者免去了人工肛门的苦恼，提高了患者的生活质量。

【诊断】

（一）症状

1. 便血 肿瘤表现与正常黏膜不同，与粪便摩擦后易出血；低位大肠癌中，粪便较干硬，故便血常见。

2. 脓血便和黏液便 几乎所有的肛肠肿瘤发生出血时粪便检查都不是单纯的血便，粪便中混有脓细胞和黏液则是最常见的表现。

3. 排便习惯改变 排便习惯改变包括便秘、腹泻或两者交替，排便不尽，排便困难等。

4. 粪便形状改变 肛肠肿瘤在生长到一定大小时常使大便形状改变，表现为粪便变细变形。

（二）体征

1. 一般情况 如果患者有长期便血可有轻度贫血、消瘦、下肢水肿等。

2. 腹部情况 如果有梗阻时可有腹胀，有肝脏转移时可有肝大，腹腔内有转移可有腹水征阳性。

3. 直肠指诊 直肠中下段肿瘤可在肛指诊时触到直肠内肿块，肿块一般质地较硬，有不规则隆起，中央可有凹陷；肿块呈浸润性生长时可有肠腔狭窄，肿块向周围组织侵犯时一般不可推动；有血染指套。直肠指诊了解肿瘤下端距肛门缘的距离、所处的部位、侵犯的范围、固定程度等。

（三）检查

1. 粪便隐血检查 大规模普查时或对一定年龄段高危人群作为直肠癌的初筛手段。阳性者再做进一步检查。无症状阳性者的癌肿发现率在1%以上。

2. 直肠指诊 是诊断直肠癌最重要的方法，由于中国人直肠癌近75%以上为低位直肠癌，能在直肠指诊时触及。因此，凡遇患者有便血、排便习惯改变、粪便变形等症状，均应行直肠指诊。指诊可查出癌肿的部位，距肛缘的距离，癌肿的大小、范围、固定程度与周围脏器的关系等。

3. 内镜检查 包括直肠镜、乙状结肠镜和纤维结肠镜检查。门诊常规检查时可用直肠镜或乙状结肠镜检查，操作方便、不需肠道准备，但在明确盲肠癌诊断须手术治疗时应行纤维结肠镜检查，因为直肠癌有5%～10%为多发癌。内镜检查不仅在直视下肉眼作出诊断，而且可取活组织进行病理检查。

4. 影像学检查

（1）钡剂灌肠检查：是结肠癌的重要检查方法，对直肠癌的诊断意义不大。

（2）腔内超声检查：用腔内探头可检测癌肿浸润肠壁的深度及有无侵犯邻近脏器，内镜超声逐步在临床开展应用，可在术前对直肠癌的局部浸润程度进行评估。

（3）CT检查：可以了解直肠癌盆腔内扩散情况，有无侵犯膀胱、子宫及盆壁，是术前常用的检查方法。腹部 CT 可扫描有无肝转移癌。

（4）腹部超声检查：由于直肠癌手术时有 10% ~15% 同时存在肝转移，所以腹部超声检查应列为常规。

5. 肿瘤标记物 目前公认的在大肠癌诊断和术后监测有意义的肿瘤标记物是癌胚抗原。大量的统计资料表明，直肠癌患者的血清 CEA 水平与 Duke 分期呈正相关，Duke A、Duke B、Duke C、Duke D 期患者的血清 CEA 阳性率依次分别为 25%、45%、75%、85% 左右。CEA 主要用于预测直肠癌的预后和监测复发。

6. 其他检查 低位直肠癌伴有腹股沟淋巴结大时，应行淋巴结活检。癌肿位于直肠前壁的女性应做阴道检查及双合诊检查。男性有泌尿系症状时应行膀胱镜检查。

（四）诊断要点

1. 排便次数增多，大便带血、黏液血便，便前有肛门下坠感，里急后重。

2. 大便变形、变细，腹痛、腹胀、肠鸣音亢进。

3. 急性肠梗阻的表现。

4. 直肠指诊是诊断直肠癌最重要的手段，可以了解肿块部位、大小，距肛缘距离、范围与周围组织关系等。80% 直肠癌患者仅靠直肠指诊即可发现病变。

5. 内镜检查，可直视下肉眼判断，又能取活组织送病理检查。

6. 钡剂灌肠用来鉴别其他疾病。

7. CT 等其他辅助检查，可以了解直肠癌扩散情况。

（五）鉴别诊断

1. 痔 直肠癌主要应与痔相鉴别，约 90% 的直肠癌初被误诊为痔，甚至行痔手术后亦未发现肿瘤的存在，应引起重视。直肠指诊或直肠镜可以明确诊断。痔多为便后滴血，突出的痔块为紫色质软血管团。

2. 直肠息肉 直肠息肉有绒毛管状腺瘤、炎性息肉、增生性息肉、家族性腺瘤息肉病等，有的息肉可有恶变倾向。可表现出大便带血，并发感染时亦可有脓血便。直肠指诊息肉多柔软，表面光滑，可有蒂或无蒂，内镜病理组织学检查可以确定息肉的性质及有无恶变。

3. 溃疡性结肠炎 溃疡性结肠炎多发生在乙状结肠与直肠，可有脓血便、排便习惯改变等，有腹痛及贫血、发热等全身症状，钡剂灌肠造影见肠壁的边缘可呈毛刺状或锯齿状，结肠镜检可见病变处黏膜呈充血、水肿、黏膜脆弱，易出血，有黏液、脓性分泌物附着，有发散性浅小溃疡，病理检查可以确诊。

【治疗】

（一）一般治疗

术前纠正贫血，增强机体抵抗力。尽量给予高蛋白质、高热量、高维生素、易于消化的少渣饮食，以增加对手术的耐受力。同时进行术前准备。

（二）手术治疗

1. 根治性手术 手术方式根据癌肿在直肠的位置而定。为降低术后复发率，现强调全直肠系膜切除术。

（1）经腹直肠癌根治术（直肠癌低位前切除术，DiXon手术）：一般来讲适于距肛缘5cm以上的直肠癌，但随着近年来双吻合器技术的使用，行DiXon手术的直肠癌距肛缘有更近的趋势，但应强调以根治性切除为前提，要求远端切缘距肿瘤下缘2～3cm。由于此法术后常影响控便功能，因此较低位的直肠癌选用此法时应持慎重态度。

（2）腹会阴联合直肠癌根治术（Mile手术）：适用于距肛缘5～7cm的直肠癌。此手术切除彻底，治愈率高，但须做永久性乙状结肠造口，可对患者心理及生活上造成影响。

2. 局部切除 仅适合于早期瘤体小、局限于黏膜或黏膜下层、分化程度高、肿瘤小，与肠壁周径 <30% 的直肠癌，术后应定期随访，以防复发。

3. 经腹直肠癌切除、近端造口、远端封闭手术 适用于全身状况差、不能耐受根治性手术的患者，尤其是伴有梗阻时。但随着术后情况好转，还有行二期手术进行造口回纳的可能性。

4. 姑息性手术 如直肠癌已广泛转移或侵犯盆腔脏器不能根治，可采用近端结肠造口以解除梗阻。

5. 腹腔镜手术 有创伤小、恢复快的优点，但对清扫彻底等仍有不同意见。

（三）放射治疗

放射治疗在直肠癌治疗中的地位已日益受到重视，有与手术相结合的综合治疗和单纯放射治疗两种。术前放射治疗可提高手术切除率，减少复发；除病期较晚不能手术治疗的患者外，因体弱和不愿手术者放射治疗可延长生命，改善症状。

（四）化疗

现在倾向于术前新辅助化疗。术后因为瘢痕粘连，化疗药难以渗入创病灶周围组织。

（五）其他治疗

直肠癌的其他治疗方法还包括免疫治疗、热疗、介入性化疗、支架治疗等，但都处于摸索与经验积累阶段。

【病情观察】

1. 术前 患者对直肠癌的认识程度；腹部的情况，有无腹胀、腹痛、排便困难、腹泻；贫血、低蛋白血症等。

2. 术后 注意一般生命体征的变化、水与电解质的平衡、是否有术中失血致贫血、腹部体征、切口有无渗血、腹腔（骶前）引流的量、造瘘口的情况、排便排气及进食后的反应等。

【病历记录】

1. 记录患者有无慢性直肠炎症、直肠息肉等癌前病变。

2. 记录直肠指诊结果。

3. 及时记录患者的诊疗计划。

4. 术前谈话记录。

5. 记录医患沟通的过程。

【注意事项】

1. 医患沟通

（1）多数患者对能否保肛尤为注重，思想负担重，应做细致的心理疏导工作。

（2）直肠癌手术创伤大，术后多伴有不同程度器官功能和生命质量下降，因此必须在术前得到病理证实方可施行手术。

（3）术前向患者及其家属交代拟定的手术方案时应考虑周全，应多拟几条方案备选，以免术中更改术式时措手不及；尤其在施行保肛手术前，不能轻易将肛门改道方案否决掉。

（4）直肠肿瘤常有向周围器官（膀胱、子宫、阴道等）侵犯的趋势，如术中可能切除受损器官，必须有患者及其家属的签名认可。

（5）直肠癌手术大，手术并发症多，所以在与患者进行沟通时，要让患者理解，作为医务人员，会尽最大的力量减少手术的风险，医患双方的目标是一致的。

2. 经验指导

（1）在诊断方面直肠癌最主要的是与痔的鉴别，早期症状与痔无太大差别并且常与痔共存，因此门诊对便血的患者如无可靠证据均不可随便用痔来解释。

（2）直肠癌约75%发生在直肠中下段，直肠指诊易于发现，因此不能忽视指诊这一最基本的诊断手段；直肠指诊应在患者排便后进行。

（3）对于 40 岁以上的患者无明显诱因下出现肠梗阻症状，应考虑直肠癌的可能。

（4）术中有意识地找到两侧输尿管，可有效地避免输尿管损伤。应注意避免伤及骶前静脉丛，在解剖骶前间隙时锐性分离较钝性分离更安全。术中的骶前静脉丛出血在一般的止血方法无效时，不应过多将时间花在止血上，以免增加出血量，危及生命，经典的而且行之有效的方法仍是纱布条填塞。

（5）术中应注意保存盆神经与骶前神经，以降低术后性功能障碍的发生率。

（6）直肠癌术后引流管的管理尤其重要，应保持通畅。

（7）部分患者因手术需要行肠造口，应观察造口处肠襻的生命力，注意造口近期的并发症。

（8）保肛手术应在根治的基础上施行，同时应注意术后的控便功能，过分强调保留肛门可能会造成肿瘤远切端切除范围不足，导致肿瘤易复发。经验表明，接受腹部会阴联合直肠癌切除术的患者比接受前直肠切除术的患者生活质量好，尤其是相对于切除范围较低的直肠前切除术患者。

第十七节 细菌性肝脓肿

细菌性肝脓肿多为继发性，即机体任何部位的细菌感染通过各种途径侵入肝脏形成脓肿，以胆道系统的感染最为常见。其他尚可因胃肠道感染通过门静脉系统、全身其他部位感染通过肝动脉、肝脏邻近器官感染、肝创伤及术后继发感染导致肝脓肿。机体抵抗力减弱也是本病发病的重要内因。有时可能无法发现原发感染灶，仅在肝脏出现脓肿，称为隐源性肝脓肿，但此类患者往往有糖尿病等全身免疫功能低下的病理基础。细菌性肝脓肿的典型临床表现为寒战、高热、肝区疼痛、肝大等。

【诊断】

(一) 症状

1. 全身症状　乏力、全身酸痛、消瘦及头痛等全身中毒性反应。

2. 寒战、高热　见于发病早期，是最常见的临床表现，一般多在先驱病变后，突然出现寒战、高热，体温在40℃，呈弛张热型或间歇热型。每日可多次寒战、发热，体温很少降至正常。常伴有脉速、大量出汗等现象。每日有发冷、发热者，提示为多发性肝脓肿。

3. 肝区疼痛　因肝内化脓，被膜张力高，90%的患者有疼痛的症状。由于原发病不同，肝区疼痛出现的时间有差异、或在其他症状尚未再现之前发生、或与其他症状同时出现、或在其他症状出现以后才发生。疼痛多为持续性钝痛，疼痛剧烈者常提示单发性脓肿。右肝脓肿者感右侧季肋部疼痛，左肝或左右肝脓肿者上腹部可出现疼痛。有时因炎性刺激膈肌或感染向胸膜、肺部发展而引起胸痛。刺激性咳嗽和呼吸时疼痛加重。疼痛常向右肩放射，左肝脓肿亦可向左肩放射。

4. 消化道症状　由于脓毒性反应及全身消耗，多数患者有乏力、食欲减退、恶心、呕吐，短期内便可呈现重病容，少数患者有腹泻、腹胀、呃逆等症状。

(二) 体征

1. 肝大　70%的患者有肝大。肝脏明显向肋缘下增大者，多发性肝脓肿可能较大。若肋缘下未能触及肝脏，可能脓肿位于肝顶部或因腹肌紧张不易扣及。

2. 肝区压痛、叩痛　肝大常伴有明显压痛，叩击肝区时疼痛。肝右叶的脓肿，无论单发多发，多有右肋缘下压痛，肝左叶的脓肿可能有上腹部压痛。肝区有局限性压痛点者多为单发性，可能靠近肝表面。

3. 肝区局限性隆起　部分患者肝区可有局限性隆起，右胸常呈饱满状态，肋间隙增宽，有触痛。如果脓肿靠近体表，其上面的皮肤红肿，可触及波动感。

4. 脾大　脾常有增大现象。而阿米巴肝脓肿者，脾大不常见。有门静脉血栓形成者，疾病恢复后可出现门静脉高压症。

5. 腹水　见于晚期重症患者，以门静脉炎性肝脓肿较多见。腹水产生可能与以下因素有关：门静脉炎引起门静脉阻塞；多发性门静脉周围脓肿压迫门静脉影响循环；肝脏功能损害致低蛋白血症；若有脓肿破裂，合并弥漫性腹膜炎，亦可出现腹水。

6. 黄疸　多出现在晚期，常见于多发性肝脓肿。因门静脉炎引起的肝脓肿黄疸较轻，由化脓性胆管炎引起的则黄疸显著。

7. 肺部改变　多为呼吸运动受限，呼吸音减弱，肺底部啰音及摩擦音。

(三) 检查

1. 血常规　白细胞计数增高，核明显左移；有时出现贫血。

2. 影像学检查

(1) 超声检查：首选的检查方法，阳性诊断率在96%以上。表现为不同程度的肝大，根据肝脓肿不同的病理阶段，可有不同的声像特征。在脓肿前期，肝区内呈局限性低回声，边界不清，当肝组织破坏出血坏死时，局部回声增强，边界模糊不清。来自胆管感染的肝脓肿，因胆管壁增厚，坏死组织沿胆管分布呈多发性强回声光点。脓肿形成期脓腔呈无回声液性暗区，边界不甚清晰。脓肿恢复期无回声区逐渐变小直至消失。

（2）X 线片和 CT 检查：X 线片可见右侧膈肌抬高、活动受限、肋膈角模糊或少量的胸腔积液、右下肺不张、炎症改变等，肝区如果有液气平面显示则是肝脓肿的佐证。CT 图像上表现为密度减低区，增强后脓肿周围一般均有强化，可见密度增高的增强环。

（3）MRI 检查：特征性表现为在 T_1、T_2 加权像上出现无信号的气体或者气液平面。

3. 脓肿穿刺抽液及细菌学检查　细菌性肝脓肿一般脓液稀薄，有明显的恶臭。抽出液若培养出细菌则能够证实为细菌性肝脓肿。

4. 肿瘤标志物的检查　AFP、CEA、CA19-9 等肿瘤标志物的检测对于排除恶性肿瘤有很大的帮助。

5. 病理学检查　对于不能够完全排除恶性肿瘤者，可在超声或者 CT 引导下行肝脏穿刺活组织病理学检查，甚至开腹手术切除病理学检查。

（四）诊断要点

1. 寒战、高热，体温可高达 $39 \sim 40℃$，多表现为弛张热，伴有或无大量出汗、恶心、呕吐、食欲减退和全身乏力。

2. 肝大和肝区疼痛。肝区持续性钝痛或胀痛，刺激性咳嗽和呼吸时疼痛加重，可伴有右肩牵涉痛。

3. 较重的病例可有黄疸、贫血或水肿。

4. 白细胞计数和中性粒细胞比例增高。

5. 超声可分辨直径 $>2cm$ 的脓肿病灶，明确其部位和大小，为首选的检查方法。

6. 胸腹透视右叶脓肿可见右膈肌升高，运动受限；肝阴影增大或有局限性隆起；有时出现右侧反应性胸膜炎或胸腔积液。

7. 在超声或 CT 定位下距病灶最近处进行肝脏穿刺抽脓，对诊断价值较大。

(五) 鉴别诊断

1. 阿米巴肝脓肿　多有痢疾或脓血便史，起病缓慢，病史长，感染中毒症状较轻，肝区肿痛明显。白细胞计数升高不明显，以嗜酸粒细胞升高为主。粪便中可见阿米巴包囊或滋养体。穿刺液为"巧克力"样，抗阿米巴治疗有效。

2. 肝细胞癌　肝细胞癌偶有伴高热者，早期细菌性肝脓肿尚未完全液化者有时需与伴癌性高热的肝癌相鉴别，而伴癌性高热的肝癌有癌坏死液化者又需与单个细菌性肝脓肿鉴别。应结合病史、AFP 水平、超声及 CT 等进行鉴别。

3. 结核性肝脓肿　临床上罕见。在排除和常见的肝脓肿病因后有下列表现时应当考虑到结核性肝脓肿的可能：①有结核病史，特别是未经正规抗结核治疗的患者；②脓液呈干酪样；③脓液的常规细菌培养及厌氧细菌培养均阴性；④腹部 CT 检查发现多发钙化。脓液的结核杆菌培养、PPD 试验、脓腔壁活检及试验性抗结核治疗对诊断有较大的帮助。

4. 右膈下脓肿　常有溃疡病穿孔、阑尾穿孔等腹膜炎史或腹部手术后，通常全身症状略轻于细菌性肝脓肿，X 线检查右膈下常有液气平面出现，应结合超声及 CT 等进行鉴别。

5. 肝内胆管结石并发感染　两者颇难鉴别，后者通常临床症状较轻，超声检查常有助于肝内结石的诊断。

【治疗】

细菌性肝脓肿是继发性病变，对原发病能早期发现并进行合理的治疗，可以预防肝脓肿形成。若肝内已出现早期感染，给予大量敏感抗生素，亦可避免脓肿形成。一旦形成肝脓肿，应强调早期发现、早期诊断、早期治疗原则，根据不同的病情、病期、脓肿部位等选择适宜的治疗方法。

1. 非手术治疗　适用于尚未局限的肝脓肿和多发性小的肝脓肿。使用大剂量有效抗生素控制感染，促进炎症及脓液吸收。在选用种类上，应根据细菌培养及药敏试验结果来选择。如暂无法做细菌培养,可根据感染分析选用。如感染源不明,可采用联合用药,同时应用控制革兰阴性菌、革兰阳性菌感染的抗生素及控制厌氧菌感染的药物。注意抗生素治疗不能替代必要的外科手术治疗。

细菌性肝脓肿往往因病程长、高热消耗等因素,多数患者可出现严重的营养不良、贫血、低蛋白血症等。应及时纠正贫血,多次小量输血,尽量采用新鲜血液。补充足够的热量、多种维生素及微量元素,改善营养状况,增强机体的抵抗力。

2. 经皮肝脓肿穿刺引流术 经皮肝脓肿穿刺术既可作为一种诊断手段,又可作为一种治疗方法。它可以确定脓肿的存在,根据脓液的性质,鉴别为细菌性或阿米巴肝脓肿。

在超声或 CT 的定位引导下,经皮肝脓肿穿刺,尽量抽净脓液后,用生理盐水反复冲洗脓腔,然后注入有效抗生素,可以取得很好的疗效。对脓腔较大者,可沿穿刺针方向置入导管,持续引流加上间断冲洗。必要时,扩张窦道,放入较粗的导管保证引流通畅。此法简便、安全,可重复操作,成功率可达80%,多发性肝脓肿亦可 1 次同时多处穿刺置管引流,并发症与病死率低于手术切开引流。目前已得到广泛应用。

穿刺抽脓有其局限性,尤其对深在部位者存在一定危险性;有时因脓液黏稠或导管难以置入脓腔底部致引流不彻底。

3. 腹腔镜引流 适用于肝脏表面利于腹腔镜操作的巨大肝脓肿,如位于肝左叶、肝右叶前下方等;药物及穿刺引流疗效不良者;蛔虫引起的肝脓肿须清除死虫者。

4. 肝脓肿切开引流术

(1)经腹切开引流术:右肋缘下或旁正中切口进入腹腔,直接引流脓液,可以探查整个肝脏并寻找腹腔内原发病灶。穿刺抽出脓液后,沿针头方向用血管钳插入脓腔,排出脓液。

用生理盐水反复冲洗脓腔，留置有效抗生素，顺脓腔低位置引流管，引流管经腹壁另开口引出。必要时放置腹腔引流管，预防腹腔感染。此方法的缺点是有时引流位置不一定是最低位。

（2）经腹前壁切开引流：适于肝右叶前方肝脓肿和左肝外叶脓肿，与前腹膜粘连或十分表浅靠近腹膜者。右肋缘下切口，逐层切开腹壁与腹膜外，用手指在腹膜外向上钝性达脓肿部位，触之有囊性感。保护切口，穿刺证实后，切开脓肿壁，排出脓液。脓腔处理方法及引流同前所述。有时为防止腹腔污染，可行分期手术：一期手术将聚维酮碘纱条填塞于脓肿表面，使其与腹膜发生粘连，经 5～7 日后二期手术行切开引流。缺点是不能立即达到有效引流。

（3）后侧脓肿切开引流：适用于肝右叶膈顶部和后侧脓肿。左侧卧位，沿右第 12 肋稍偏外侧切口，切除一段肋骨，在第 1 腰椎棘突水平的肋骨床横行切开，显露膈肌，沿肾后脂肪囊向上钝性分离达脓肿。用穿刺针抽得脓液后，将长弯血管钳顺穿刺方向插入脓腔，引出脓液，除特别需要外，一般采用前两种方法。脓腔内可放置 2 根软质胶管或双导管以利于冲洗及引流。

5. 肝部分切除术　肝部分切除术治疗肝脓肿的适应证如下。

（1）慢性厚壁肝脓肿。

（2）局限性肝脓肿，多应用于左肝内胆管结石或肝胆管狭窄合并肝左内叶及左外叶脓肿。

（3）肝脓肿切开引流术后无效腔形成，创口长期不愈及窦道形成；各种造成慢性发炎、肝周围组织萎缩者。

（4）创伤后肝脓肿、其他原因致肝缺血坏死后肝脓肿，不能形成完整的壁或因感染有出血危险者。

（5）并发支气管瘘或形成胆管支气管瘘，难以修补者。

脓肿感染的肝胆组织与正常肝组织在解剖上肝叶或肝段是其自然隔离线，故肝部分切除应取典型的肝叶或肝段切除术，切缘应位于肝的正常组织处，利于缝合切口止血。

【病情观察】

1. 一般情况　体温、脉搏、血压、呼吸、氧饱和度及神智、反应，营养状态及贫血状态等。这对评估患者基本情况，选择何时的治疗方法十分重要。

2. 术前　了解脓肿部位、大小及范围，以确定手术方式及范围。

3. 术后　一般情况及生命体征的观察，除常规术后观察项目外，腹腔及腹腔引流的性状观察十分关键。

【病历记录】

1. 注意记载肠道、胆囊感染症状。

2. 记录发热的特点、肝大程度。

3. 记录鉴别诊断。诊疗计划简明扼要，技术补充或改变等情况。

4. 记录医患沟通情况。

5. 术后记录补液情况及体温波动。

【注意事项】

1. 医患沟通

（1）患者发病快、病情重、体温高，常有焦虑不安心理，医患交流时要稳定患者的情绪，使患者能积极配合医护人员的治疗。家属能理解本病的严重性，又能对治疗有信心。

（2）为改善患者的一般情况，须加强基础治疗，为控制感染，要大剂量使用抗生素，故治疗费用较高，治疗前一定要与患方沟通，费用较高且治疗需要的药物要有患方的知情同意签名。

2. 经验指导

（1）注意观察抗生素的治疗反应，及时做脓液培养和药敏试验，选用敏感的抗生素。在患者体温正常后，需要再使用1周的抗生素。目前大剂量强效抗生素的应用使不典型患者有增加趋势。

（2）超声检查，如出现休克症状应及时处理并尽早手术引流。注意引流液性状，引流管通畅情况，必要时用抗生素液冲洗脓腔。

（3）切开引流常用的手术途径有经腹腔切开引流和经腹膜外切开引流。前者适用于多数患者，术中注意避免脓液污染腹腔；后者主要应用于肝右叶后侧脓肿。可以经右侧第12肋骨床切口，在腹膜外用手指钝性分离至脓腔，行切开引流。用手指分离脓腔内纤维间隔组织时，操作应轻柔，若遇到条索状物不要强行撕裂，以免损伤肝内血管引起大出血或者脓毒血症。脓腔内少量出血，可以用温生理盐水纱布压迫止血；压迫止血无效可以在直视下将出血点缝扎止血或用纱布填塞压迫，另端经切口拉出。

（4）手术治疗中，脓肿穿破胸腔者应同时引流胸腔，行胸腔闭式引流术。由胆管结石、狭窄等疾患引起的胆原性肝脓肿，在脓肿切开引流的同时，应同时探查胆总管，解除胆管梗阻，引流胆道。血原性肝脓肿应积极治疗原发感染灶。

（5）病程长的慢性局限性的厚壁脓肿，也可行肝叶切除。

（6）肝脓肿可能是多种病原体的混合感染，比如阿米巴性肝脓肿并发细菌感染时，若仅仅针对细菌性肝脓肿治疗，极有可能导致治疗效果不满意，此时应该加用针对阿米巴原虫的特效药物。

第十八节 原发性肝癌

原发性肝癌（以下简称肝癌）是我国常见恶性肿瘤之一，通常是指肿瘤细胞来源于上皮组织的肝细胞性肝癌、胆管细胞性肝癌和两者同时存在的混合型肝癌，我国绝大多数是肝细胞性肝癌。我国肝癌的年病死率占恶性肿瘤病死率的第二位，仅次于胃癌。原发性肝癌多见于中壮年男性，以 30～60 岁最多见；在高发区，患者的年龄较轻。原发性肝癌按病理形态可以分为结节型、巨块型和弥漫型；按肿瘤大小分为微小肝癌（直径 ≤ 2cm）、小肝癌（＞2cm，≤5cm）、大肝癌（＞5cm，≤10cm）和巨大肝癌（＞10cm）。原发性肝癌是各种癌症中恶性程度很高的一种癌瘤，对健康危害很大。原发性肝癌多发生肝内转移，也可以通过血液和淋巴途径向肝外转移到肺、骨、肾、脑等；还可以直接侵犯膈肌及胸腔或癌细胞脱落种植入腹腔，发生腹膜癌瘤及血性腹水，腹水中可找到癌细胞；尚有少数情况发生医源性种植转移。肝外转移以肺转移最多见。

【诊断】

（一）症状

1. 肝区疼痛 最常见，多为持续性隐痛，钝痛或胀痛，因癌迅速生长使肝包膜绷紧所致。肿瘤侵犯膈肌，疼痛可放射至右肩或右背。向后生长的肿瘤可致右腰疼痛。突然发生的剧烈腹痛和腹膜刺激征提示癌结节包膜下出血或向腹腔破溃。

2. 消化道症状 食欲减退、消化不良、恶心、呕吐和腹泻等，因缺乏特异性而易被忽视。

3. 乏力、消瘦 全身虚弱，晚期少数患者可呈恶病质状。

4. 发热 一般为低热，偶达 39℃ 以上，呈持续或午后低热或弛张型高热。发热与癌肿坏死产物吸收有关。癌肿压迫或侵犯胆管可并发胆管感染。

5. 转移灶症状 肿瘤转移之处有相应症状，有时成为发现肝癌的初现症状。如转移至肺可引起咳嗽、咯血，胸膜转移可引起胸痛和血性胸腔积液。癌栓栓塞肺动脉或分支可引起肺梗死，可突然发生严重呼吸困难和胸痛。癌栓阻塞下腔静脉，可出现下肢严重水肿，甚至血压下降；阻塞肝静脉可出现 Budd-Chiari 综合征，亦可出现下肢水肿。转移至骨可引起局部疼痛或病理性骨折。转移到脊柱或压迫脊髓神经可引起局部疼痛和截瘫等。

6. 其他全身症状 癌肿本身代谢异常或癌组织对机体产生各种影响引起的内分泌或代谢方面的症候群称为伴癌综合征或癌旁表现，有时可先于肝癌本身的症状。常见的有自发性低血糖、高钙血症及红细胞增多症等。

（二）体征

1. 一般情况 肝病病容，可有消瘦、营养不良等症状。

2. 腹部检查 肝大，进行性肝大为最常见的特征性体征之一。肝质地坚硬，表面及边界不规则，常呈结节状，少数肿瘤深埋于肿瘤实质内者则肝表面光滑，伴或不伴明显压痛。肝右叶膈面癌肿可使右侧膈肌明显抬高。脾大，多见于并发肝硬化与门静脉高压患者。当侵犯肝内胆管或肝门淋巴结大压迫胆管时，可出现阻塞黄疸。有时肿瘤坏死组织和血块脱落入胆管引起胆管阻塞可出现梗阻性黄疸。

3. 转移灶相应体征 可有锁骨上淋巴结大，胸膜淋巴转移可出现胸腔积液或血胸。骨转移可见骨骼表面向外突出，有时可出现病理性骨折。脊髓转移压迫脊髓神经可表现截瘫，颅内转移可出现偏瘫等神经病理性体征。

（三）检查

1. 实验室检查

（1）AFP：AFP 是当前诊断肝细胞癌最特异的标志物。AFP 是胎儿时期肝脏合成的一种胚胎蛋白，当成年人肝细胞恶变后又可重新获得这一功能。由于孕妇、新生儿及睾丸或卵巢的生殖腺胚胎癌亦可出现，故 AFP 对肝细胞肝癌仅有相对特异的诊断价值。因检测方法灵敏度的提高，在一部分肝炎、肝硬化及少数消化道癌，如胃癌、结肠癌、胰腺癌等转移性肝癌亦可测得低浓度 AFP；故 AFP 检测结果，必须联合临床才有诊断意义。

(2) 其他肝癌标志物的检测对肝癌诊断具有较高价值：①γ-GT 同工酶（GGT Ⅱ）；②甲胎蛋白异质体（Fuc AFP）；③异常凝血酶原；④血清岩藻糖苷酶（AFu）；⑤M2 型丙酮酸激酶（M2-PyK）；⑥同工铁蛋白（AIF）；⑦α-抗胰蛋白酶（AAT）；⑧醛缩酶同工酶 A（ALD-A）。其他肝癌标志物对原发性肝癌尤其是 AFP 阴性病例的诊断有辅助意义，但仍不能取代 AFP 在肝癌诊断中的地位。根据实践经验联合检测优于单检测，血清 AFP 检测联合 1～2 个肝癌标记物即可明显提高原发性肝癌的阳性检出率。

(3) 生化肝功能检查：碱性磷酸酶（ALP）约有 20% 的肝癌患者增高。γ-谷丙氨酰转肽酶（γ-GT）70% 肝癌患者升高。其他主要的几项指标为转氨酶、胆红素、血红蛋白及凝血酶原时间。它虽无直接诊断意义，但在鉴别诊断与治疗的选择方面必不可少。

(4) 肝炎标志物检查：常检测的为乙型肝炎病毒（HBV）及丙型肝炎病毒（HCV）标记物。它可反映肝炎病毒感染的背景资料，对鉴别诊断有一定帮助。

2. 特殊检查

(1) 超声检查：最为常用，可获得肝脏及邻近脏器切面影图，能发现 2cm 左右的小肝癌。可显示肿瘤大小、部位、门静脉有无癌栓及与主要血管的关系等。

(2) CT 及 MRI：肝癌直径小于 2cm 或密度近似正常肝实质 CT 难以显示。经造影增强后可显示直径在 1～2cm，甚至更小的病灶。MRI 具有一定的优点，能更清楚地显示肝癌的转移性病灶，显示肿瘤与主要血管的关系、门静脉有无癌栓等。可做不同方位的层面扫描，立体重建、定位。

（3）选择性肝动脉造影或数字减影造影（DSA）：是一种灵敏的检查方法，可显示直径在 1cm 以内的肝癌。其属创伤性检查，故未作为常规使用。

（4）放射性核素肝脏扫描显像：大肝癌时呈现阳性结果。由于其他影像学技术发展迅速，该方法的使用已日趋减少。

（5）X 线检查：肝右叶癌肿可发现右膈肌升高，局限性凸起或运动受限。可显示肺、骨有转移灶，以及有无食管静脉曲张等。

（6）其他：超声引导下肝穿刺活检，有助于确诊和提高阳性率；对肝癌各种检查不能诊断，但有可能切除者，如情况许可，有及时开腹探查的必要。

（四）诊断要点

1. 早期肝癌常无特异性表现，症状常有肝区持续性隐痛，夜间及劳累后尤甚，上腹饱胀，食欲减退，乏力消瘦，低热。多数患者在肝硬化基础上发生肝癌，可有鼻出血、牙龈出血等肝硬化的症状。肝癌进行性肿大或上腹扪及肿块，表面光滑或有结节感，多数已不属于早期。晚期常有黄疸、腹水、下肢水肿等，并发肝硬化患者有蜘蛛痣，腹壁静脉曲张、肝掌等。

2. AFP 放免检查 $\geqslant 400\mu g/L$，持续 4 周以上，排除妊娠、活动性肝病、生殖腺胚胎原性肿瘤及转移性肝癌者。

3. 肝功能正常，无黄疸而碱性磷酸酶或 γ-谷氨酰转肽酶明显升高。

4. 超声及 CT 等影像学检查明确肝内实质性占位病变，能排除肝血管瘤和转移性肝癌。

5. 腹水中找到癌细胞或肝穿刺活检组织学检查证实为原发性肝癌。

（五）鉴别诊断

1. 继发性肝癌　肝脏亦为转移性癌肿好发器官。一般说来继发性肝癌病情发展较缓慢，病灶多为多发，AFP 检测一般为阴性，多无肝炎病史或肝硬化表现。除肝脏病变症状外，多有原发病灶的相应症状。主要的鉴别方法为检查肝脏以外器官有无原发癌肿病灶。

2. 肝硬化 通常肝硬化患者病史较长，多有肝炎史，患者经休息后症状可缓解，早期肝稍大，后期可缩小变硬，有肝硬化的体征表现，如脾大、食管胃底静脉曲张、蜘蛛痣、肝掌等，AFP 为阴性或低浓度阳性，放射性核素肝扫描、超声检查、肝动脉造影或 CT 检查等均有助于鉴别诊断。但如遇肝大、质硬有结节、因肝萎缩畸形，放射性核素肝扫描出现假阳性、AFP 低浓度阳性或小肝癌合并严重肝硬化时，鉴别较困难。此时密切观察 AFP 的动态变化和 AFP 与肝功能的关系（肝硬化患者出现 AFP 阳性时，多有肝功能改变），做血 AFP 异质体检查，反复做超声检查，必要时做 CT 或肝动脉造影，一般是可以鉴别的。

3. 肝脓肿 急性肝脓肿一般较易鉴别，而慢性肝脓肿有时比较困难，但肝脓肿多有阿米巴或细菌感染史及相应的临床表现。超声检查为液性暗区，肝穿刺吸脓常能最后确诊。

4. 肝棘球蚴病 多见于牧区，有牛、羊、犬等接触史，病史较长，患者全身情况好，常不伴肝硬化，Casoni 试验和补体结合试验常为阳性，超声检查为液性暗区，AFP 为阴性等，均有助于鉴别。但对肝泡状棘球蚴病，有时与 AFP 阴性的肝癌患者不易鉴别，常须病理检查，才能确诊。不过此类患者常有发热、黄疸等炎症表现，对鉴别诊断有一定帮助。

5. 肝脏良性肿瘤 通常病情发展慢，病程长，患者全身情况好，多不伴有肝硬化，AFP 为阴性，常见的有肝海绵状血管瘤、肝腺瘤等。借助 AFP 检查、超声、CT、肝血池扫描及肝动脉造影可以鉴别。

6. 邻近肝区的肿瘤 腹膜后软组织肿瘤来自右肾、右肾上腺、胰腺、胃、胆囊等器官的肿瘤，可在上腹部出现肿块，特别是右腹膜后肿瘤可将右肝推向前方，扪诊时误为肝大，肝受压变薄区在放射性核素肝扫描时可出现假阳性，鉴别起来比较困难，常需借助 AFP 检测、超声检查及其他特殊检查（如静脉肾盂造影、胃肠钡餐检查、气腹造影、选择性腹腔动脉造影或 CT 等）。必要时行开腹探查，才能明确诊断。

【治疗】

早期治疗是改善肝癌预后的最主要的因素。早期肝癌应尽量采取手术切除。对不能切除的大肠癌亦可采用多模式的综合治疗。

（一）手术治疗

肝癌的治疗仍以手术切除为首选，早期切除是提高生存率的关键，肿瘤越小，5 年生存率越高。手术适应证：①诊断明确，估计病变局限于一叶或半肝者；②无明显黄疸、腹水或远处转移者；③肝功能代偿尚好，凝血酶时间不低于 50%者；④心、肝、肾功能耐受者。在肝功能正常者肝切除量不超过 70%；中度肝硬化者不超过 50%或仅能做左半肝切除；严重肝硬化者不能做肝叶切除。手术和病理证实约 80%以上肝癌合并肝硬化，公认以局部切除代替规则性肝叶切除远期效果相同，而术后肝功能紊乱减轻，手术病死率亦降低。由于根治切除仍有相当高的复发率，故术后宜定期复查 AFP 及超声显像以监察复发。由于根治切除术后随访密切，故常检测到"亚临床期"复发的小肝癌，仍以再手术为首选，第 2次手术后 5 年生存率仍可达 38.7%。

（二）肝移植术

肝移植术不失为治疗肝癌的一种方法，国外报道较多，但在治疗肝癌中的地位尚未达成共识。术后长期免疫抑制药的应用，中晚期患者常死于复发。对发展中国家而言，更是常受供体来源及费用问题的困扰。

（三）姑息性外科治疗

适于较大肿瘤或散在分布或靠近大血管区或由于肝硬化

限制而无法切除者。方法有肝动脉结扎和（或）肝动脉插管化疗、冷冻、激光治疗、微波治疗、射频，术中肝动脉栓塞治疗或无水乙醇瘤内注射等，有时可使肿瘤缩小，血清 AFP 下降，为第二步切除提供机会。

（四）多模式的综合治疗

近年对中期大肝癌积极有效的治疗方法，有时使不能切除的大肝癌转变为可切除的较小肝癌。其方法有多种，一般多以肝动脉结扎加肝动脉插管化疗的二联方式为基础，加外放射治疗为三联，如合并免疫治疗四联。以三联以上效果最佳。经多模式综合治疗患者肿瘤缩小率达 31%，因肿瘤明显缩小，获二步切除，二步切除率可达 38.1%。上海医科大学肝癌研究所亦曾研究超分割放射治疗及导向治疗，超分割外放射和肝动脉插管化疗联合治疗的方法：第 1 周肝动脉导管内化疗，顺铂（CDDP）每日 20mg，连续 3 日。第 2 周肝肿瘤区局部外放射，上、下午各 2.5Gy（250rads），连续 3 日；2 周为 1 个疗程，如此隔周交替可重复 3～4 个疗程。导向治疗，以 [131]I-抗肝癌铁蛋白抗体或抗肝癌单克隆抗体或 ^{131}I-lipiodol 肝动脉导管内注射，每隔 1～2 个月 1 次，治疗期间动脉内化疗 CDDP 20mg，每日 1 次，连续 3～5 日。若治疗同时加免疫治疗，如胸腺素、干扰素、香菇多糖、白细胞介素-2 等则更佳。

（五）肝动脉栓塞化疗（TAE）

这是 20 世纪 80 年代发展的一种非手术的肿瘤治疗方法，对肝癌有很好疗效，甚至被推荐为非手术疗法中的首选方案。多采用碘化油混合化疗药和（或）[131]I 或 ^{125}I-lipiodol、[90]Y 微球栓塞肿瘤远端血供，再用明胶海绵栓塞肿瘤近端肝动脉，使之难以建立侧支循环，致使肿瘤病灶缺血坏死。化疗药常用顺铂 80mg + 氟尿嘧啶 1000mg、丝裂霉素 10mg（或阿霉素 40～60mg），先行动脉内灌注，再混合 MMC 10mg 于超声乳化的碘化油内行远端肝动脉栓塞。肝动脉栓塞化疗应反复多次治疗，效果较好。

（六）无水乙醇瘤内注射

超声引导下经皮肝穿于肿瘤内注入无水乙醇治疗肝癌。以肿瘤直径≤3cm，结节数在3个以内者伴有肝硬化而不能手术的肝癌为首选。对小肝癌有可能治愈，≥5cm效果差。

（七）放射治疗

由于放射源、放射设备和技术的进步，各种影像学检查的准确定位使放射治疗在肝癌治疗中地位有所提高，疗效亦有所改善。放射治疗适于肿瘤仍局限的不能切除肝癌，通常如能耐受较大剂量，其疗效也较好，外放射治疗经历全肝放射、局部放射、全肝移动条放射、局部超分割放射、立体放射，近有用质子做肝癌放射治疗者。有报道，放射总量超过40 Gy（4000rads）合并理气健脾中药，可使1年生存率达72.7%，5年生存率达10%，与手术、化疗综合治疗可起杀灭残癌之作用，化疗亦可辅助放疗起增敏作用。肝动脉内注射^{90}Y微球、^{131}I-碘化油或同位素标记的单克隆抗体等可起内放射治疗作用。

（八）导向治疗

应用特异性抗体和单克隆抗体或亲肿瘤的化学药物为载体，标记核素或与化疗药物或免疫毒素交联进行特异性导向治疗，是有希望的疗法之一。临床已采用的抗体有抗人肝癌铁蛋白抗体、抗人肝癌单克隆抗体、抗甲胎蛋白单克隆抗体等。"弹头"除^{125}I或^{131}I-Lipoidol外已试用^{90}Y，此外，毒蛋白和化疗药物与抗体的交联人源单抗或基因工程抗体等正在研究中。

（九）化疗

对肝癌较为有效的药物为顺铂（CDDP），常用的还有氟尿嘧啶、阿霉素（ADM）及其衍生物、丝裂霉素（MMC）

等。一般认为单个药物静脉给药疗效较差。采用肝动脉给药和（或）栓塞，以及配合内、外放射治疗应用较多，效果较明显。对某些中晚期肝癌无手术指征，门静脉主干癌栓阻塞不宜肝动脉介入治疗者和某些姑息性手术后患者可采用联合或序贯化疗，常用联合方案为顺铂 20mg + 氟尿嘧啶 750～1000mg 静脉滴注，共 5 日，每个月 1 次，3～4 次为 1 个疗程。阿霉素 40～60mg 第 1 日，继以氟尿嘧啶 500～750mg 静脉滴注，连续 5 日，每个月 1 次，连续 3～4 次为 1 个疗程。上述方案效果评价不一，总体疗效较差。

（十）生物治疗

生物治疗不仅起配合手术、化疗、放射治疗以减轻对免疫的抑制，还可起到消灭残余肿瘤细胞的作用。近年来，由于基因重组技术的发展，使获得大量免疫活性因子或细胞因子成为可能。应用重组淋巴因子和细胞因子等生物反应调节因子（BRM）对肿瘤生物治疗已引起医学界普遍关注，已被认为是第四种抗肿瘤治疗，目前临床已普遍应用 α 和 γ 干扰素（IFN）进行治疗，天然和重组 IL-2，TNF 业已问世，此外，淋巴因子激活的杀伤细胞-LAK 细胞肿瘤浸润淋巴细胞（TIL）等已开始试用。所用各种生物治疗药的疗效仍有待更多的实践和总结。基因治疗为肝癌的生物治疗提供了新的前景。

（十一）中草药

中草药扶正抗癌适用于晚期肝癌患者和肝功能严重失代偿无法耐受其他治疗者，可起改善机体全身状况，延长生命的作用，亦可配合手术、放射治疗和化疗以减少不良反应，提高疗效。

综上所述，早期肝癌宜尽早手术切除，不能切除者首选肝动脉栓塞化疗。无水乙醇瘤内注射适用于肝功能欠佳不宜手术的小肝癌，有可能起根治效果；中期大肝癌宜采用肝动脉插管结扎为主的多模式治疗或肝动脉栓塞化疗以杀伤肿瘤细胞减少肿瘤负荷，待肿瘤缩小后争取二步或序贯手术切除。晚期肝癌以中草药为主的中西综合治疗可望改善症状延长生存期。导向治疗已取得初步成功，基因治疗已前景在望。

【病情观察】

1. 术前 观察患者的一般情况，有无皮肤感染、腹部有无隆起。肝掌及蜘蛛痣等，同时了解肿瘤的部位、大小、以及与肝静脉、门静脉等大血管的关系，理解患者肝脏储备功能以确定手术方式及范围。

2. 术后 一般情况就生命体征的观察，除常规术后观察项目外，腹腔引流的形状观察十分关键。注意观察患者的神志、尿量。

（1）术后注意观察一般情况及生命体征，包括体温、脉搏、血压、呼吸、氧饱和度；神智、反应等。注意有无肝功能失代偿的表现。

（2）术后注意观察腹腔引流性状，肝癌常并发肝硬化，凝血机制较差，术后腹腔内渗血一般较多，从数十至数百毫升。

（3）术后要注意观察患者的神志，预防肝性脑病。

（4）术后注意患者的尿量，可以适当使用利尿药。

【病历记录】

1. 详细剂量、医患沟通情况、医方向患者交代病情的情况也要及时记录。

2. 各项检查结果要有记录，对于一些特殊的阳性结果，病历上要有分析和治疗方案。

3. 记录患者的情绪变化过程，及时发现患者的异常情绪，及时处理。

4. 诊疗方案要详细记录并要有患者的知情同意及签名。

5. 对诊断不能明确和疑难重症患者，应有详细的讨论记录。

【注意事项】

1. 医患沟通

（1）肝癌患者的病情重，手术风险大，预后不佳，在与患者沟通时应立足于树立患者的信心，配合医方的治疗。术后并发症较多，所以术前要向患者交代清楚，对患者的诊疗计划要及时告知，尊重患者的知情同意权。

（2）肝癌患者常合并有乙型肝炎、肝硬化，患者可能有一定的感染性，医护人员对患者进行检查、治疗时，一方面要注意自我防护，另一方面要注意尊重患者。

（3）治疗全程要与患者沟通，了解患者所思及其病情，多用换位思考与患者交流。对患者的病情变化要做客观的描述，不做预测或肯定、否定的回答。

（4）肝癌的治疗是以外科手术为主的综合治疗，需要患者的积极配合，医患交流时要树立患者的信心。

2. 经验指导

（1）AFP 阴性肝癌近年来有上升趋势，影像学检查常不典型，应注意鉴别诊断。

（2）小肝癌的 CT 表现常不典型，当无法明确诊断时应结合病史、其他检查，认真分析、慎重考虑，必要时按恶性肿瘤对待。

（3）早期诊断，早期治疗。根据不同病情进行综合治疗，是提高疗效的关键；手术切除仍是目前首选的、最有效的方法。

（4）对行手术切除的患者，都应加强术前、术后的治疗。术前应全身详细检查，包括心、肺、肝、肾功能及凝血功能，积极纠正贫血及血浆蛋白降低情况，给予适当的护肝药物及 B 族维生素和维生素 K。术后除给抗生素外，必须加强护肝治疗，特别对伴有肝硬化和切除半肝以上者，尤应注意护肝治疗，给予足够的蛋白质、葡萄糖、维生素等。术后 2 周至 1 个月开始有计划地辅以其他综合治疗，以提高手术疗效。

（5）肝切除术的关键是控制出血，常用的方法有在肝门区分离结扎血管切肝法和常温下间歇阻断肝门切肝法。

（6）肝癌可以产生多种并发症，临床上亦应注意对其并发症的处理。

第十九节 肝囊肿

肝囊肿是一种比较常见的肝脏良性疾病，分孤立的和多发的两种。一般无任何症状，常在体格检查行超声检查时发现，常为多发，又称多囊肝，中年女性较多，常伴多囊肾。先天性肝囊肿囊壁由上皮细胞组成，囊液多呈无色或透明，有出血者可呈棕色，多发囊肿常较小而遍布全肝。

【诊断】

（一）症状

小的囊肿可无任何症状，常在体检时发现。囊肿较大时可引起腹胀、腹泻、消化不良及上腹部不适等症状。如继发感染可出现发热症状，类似肝脓肿。囊肿破裂可有肝急剧肿大、内出血等急腹症状样症状。

（二）体征

1. 一般情况 良好，严重者可出现消瘦、营养不良。

2. 腹部检查 一般无体征，严重者常可触及肿大的肝脏或包块。肿大的肝脏有时呈局限性隆起。

（三）检查

1. 实验室检查 肝功能一般正常，偶见胆红素、ALT、AKP 及 γ-GT 升高者。AFP 及 CEA 常为阴性。

2. 特殊检查

（1）X 线检查：可见右侧膈肌抬高或局部隆起。

（2）超声检查：显示肝内囊性占位及其部位、大小及数目。

（3）CT 及 MRI 检查：对肝内囊肿检查较准确。

（4）核素扫描检查：现已不常用。

（四）诊断要点

1. 囊肿体积较小时，常无任何症状，多在体格检查时偶然发现。

2. 影像学检查显示肝内单发或多发性囊性占位。

3. 体格检查时肝大，有囊性感，此时要注意是否有多脏器囊肿。

（五）鉴别诊断

1. 肝棘球蚴囊肿　常有疫区居住史，棘球蚴皮试阳性，影像学检查可显示多个较小的子囊。

2. 肝脓肿　有炎症表现，常有化脓性疾病或痢疾史，影像学检查可见并无清晰薄壁，液性占位周边有炎症表现。囊肿继发感染时较难鉴别，一般后者炎症表现较轻，囊壁较厚。

3. 恶性肿瘤中央坏死液化　影像学上表现为囊实性病灶，液化常不规则，边缘不光滑，液性区周围实性病灶的影像学征象很容易导致肿瘤的诊断，如超声检查发现囊肿周围异常回声表现，CT 检查尤其是增强后可见占位病灶的征象，结合肿瘤学标志物的检查，易与肝囊肿相鉴别。

【治疗】

1. 一般治疗　症状严重者可进行营养支持，纠正水电解质失衡等。

2. 非手术治疗　对于小而无症状的肝囊肿可定期观察，无须特殊治疗。

3. 手术治疗　对于大而有症状或囊肿在近期生长过快或疑有恶变者可行以下治疗。

（1）囊肿穿刺抽液术：适用于肝囊肿浅表，不能耐受手术的患者。

（2）囊肿开窗术：开腹或在腹腔镜下将囊壁部分切除

（至少 1/3），吸尽囊液，囊腔开放。适用于囊液清而无胆汁成分者。疗效较好。

（3）囊肿切除术：适用于位于肝表面或带蒂的囊肿。本术式治疗彻底，疗效满意。

（4）囊肿内引流术：如囊肿空肠回肠 Roux-Y 吻合术。适用于囊液内含胆汁或囊壁厚而不易剥除或穿刺和开窗术均不能使囊肿闭合的患者。

（5）肝切除术：行肝叶、肝段或局部切除术。适用于肝囊肿并发感染，出血或癌变，病变局限于肝的一叶或肝段者疗效好。

【病情观察】

1. 患者的营养状态。

2. 水电解质平衡情况。

3. 术后一般情况及生命体征的观察，如行引流术应注意引流液的性状，有无胆汁成分。

【病历记录】

1. 记录囊肿是否有压迫症状。

2. 记录囊肿的数目、大小。

3. 记录医患沟通情况。

4. 记录发病年龄及有无家族史。

【注意事项】

1. 医患沟通

（1）无症状患者常不需特殊处理，嘱患者定期检查影像学以了解囊肿的变化。

（2）对于用无水乙醇注射治疗的患者，一定要讲明利弊，尤其是复发的可能，患者知情同意后方可施行。

2. 经验指导

（1）在诊断肝囊肿的过程中，首先要明确病变为"液性"还是"实性"，其次是通过影像学检查了解壁的形态、特征及其增强后的表现，再次是明确有无特异性的病理基础和临床表现。无症状的肝囊肿，一般临床上不易发现；具有临床表现的肝囊肿，诊断并不困难。确诊主要靠影像学检查。依其比较典型的影像学表现，多能够得到正确的诊断。

（2）有无明显症状为手术治疗的重要依据。多发性肝囊肿等仅切除引起症状的大囊肿也有较好的疗效。

（3）囊肿穿刺抽液术操作简单，不需开腹；缺点是不能一次彻底根治，有时会引起感染。

（4）囊肿内引流术后容易发生逆行性感染，尽量不采用该术式，禁用于多囊肝以免感染波及邻近的囊肿而导致无法控制的严重后果。行囊肿－肠道吻合时要最大限度地切除囊壁并低位引流。

（5）多囊肝的治疗比较棘手。对较大的囊肿进行穿刺抽液可使肝脏因减压而有增生代偿的机会，可以反复进行。近年来，随着肝移植技术的逐渐成熟，供肝问题的解决，对此类患者尤其是肝功能失代偿者有了一种后备的治疗选择。

第二十节　门静脉高压症

门静脉高压症是指各种原因造成门静脉血流障碍或血流异常增多而引起的以门静脉系统压力升高为主的一组临床综合征。正常门静脉压力为 $1.25 \sim 2.35 kPa$，由于各种原因使门静脉血流受阻，血液淤滞时，则门静脉压力升高，从而出现一系列门静脉压力增高的症状和体征。窦前性阻塞常见的原因是血吸虫病性肝硬化。窦后性阻塞的常见病因是肝炎后肝硬化。肝外形主要是肝外门静脉主干血栓形成，门静脉主要属支的阻塞所致。

【诊断】

（一）症状

1. 脾大、脾功能亢进　门静脉高压时，多数患者有不同程度的脾大,部分可平脐或达脐下。巨型脾大在血吸虫病性肝硬化中多见。早期,脾质软、表面光滑、边缘钝圆;晚期,由于脾内纤维组织增生而变硬,脾周围粘连而活动度减少。发生上消化道出血时,脾可暂时缩小,患者常自觉腹部肿块缩小或消失。脾大均伴有不同程度的脾功能亢进,表现为白细胞计数降至 $3 \times 10^9/L$ 以下,血小板减至 $(70 \sim 80) \times 10^9/L$ 以下,可出现贫血。少数患者可不发生脾大,但可存在脾功能亢进的表现。

2. 食管胃底静脉曲张破裂出血 曲张的食管、胃底静脉破裂,发生急性上消化道大出血,出血性休克是门脉高压症最致命的症状,24% ~69% 的患者会发生大出血。一旦出血,第 1 次出血的病死率即可达 40% ~70%。临床上通常表现以呕血为主,色鲜红,随着时间的推移,可出现黑便。肝功能损害和脾功能亢进引起的血小板计数减少,导致凝血功能的障碍、使出血不易停止,出血量大时,可引起出血性休克或诱发肝性脑病。

3. 腹水 腹水是肝脏功能失代偿的一种表现。呕血后常引起或加剧腹水的形成。腹水患者常伴有腹胀、食欲减退。

(二) 体征

1. 患者全身状况一般较差,乏力、倦怠、面色灰黄、巩膜皮肤可能黄染。

2. 腹部检查叩诊呈移动性浊音,肋下可扪及肝结节,可有肝掌、蜘蛛痣。

3. 左肋缘下扪及肿大的脾脏。

4. 若为上消化道出血者,检查有无意识模糊、脉搏细速、四肢厥冷。

(三) 检查

1. 血常规 白细胞、血小板、红细胞计数均减少,以白细胞和血小板计数的改变最为明显。

2. 尿常规 一般无明显变化。当有腹水、黄疸时，由于凝血机制的障碍、肾静脉回流障碍及胆红素对肾小管的毒性作用，可出现血尿、蛋白尿及管型尿等。黄疸患者尿中胆红素、尿胆原升高。

3. 粪便检查 当怀疑血吸虫病性肝硬化时，应采用粪便沉淀后毛蚴孵化法3次。

4. 肝功能检查 血浆白蛋白降低而球蛋白增高，白蛋白、球蛋白比例可倒置。在肝病活动期，血清转氨基酶和胆红素常增高，凝血酶原时间可以延长。乙型肝炎病原免疫学检查可了解门静脉高压的原因。

5. 食管吞钡 X 线检查 在食管被钡剂充盈时，曲张的静脉使食管的轮廓呈虫蚀状改变；2 排空时，曲张的静脉管表现为蚯蚓样或串珠状影。

6. 纤维胃镜检查 急性出血时的胃镜检查，可以判断曲张静脉管出血情况，对正在出血的曲张静脉管可在胃镜下注入硬化剂治疗及行套扎治疗等。

7. 超声检查 可了解肝硬化、脾大和腹水的情况。彩色普勒超声检查可提供有关门静脉血流动力学资料。

（四）诊断要点

1. 有慢性肝炎病史或长期饮酒史、疫水接触史。

2. 呈灰黑色慢性肝病面容、肝掌、蜘蛛痣、腹水。

3. 上消化道出血，止血药物治疗一般无效。

4. 黑便。

5. 体检发现脾大。

6. 肝功能检查常有转氨酶增高、血清胆红素增加、血浆蛋白减少、白蛋白/球蛋白比例倒置。

7. 血常规检查示白细胞、血小板及红细胞计数减少，尤以白细胞、血小板计数为甚。

（五）鉴别诊断

1. 肝前性门静脉高压症 常见原因有门静脉主干闭锁、

狭窄或门静脉血管瘤样病变；新生儿脐静脉炎、门静脉海绵样变、肝动脉与门静脉系统之间动静脉瘘形成等。临床上除有脾大、脾功能亢进、上消化道出血、腹水等与肝硬化门静脉高压症相似的表现外，还有小儿多见，成年人较少，肝功能多正常特点。超声尤其是彩色多普勒超声检查确诊率可达95%以上。主要特征为门静脉主干或主要分支的管腔显示不清；第一肝门处呈现蜂窝状无回声区，内有血流信号。

2. 肝后性门静脉高压症　又称 Budd-chiari 综合征，由先天或者后天性原因引起肝静脉和（或）其开口以上的下腔静脉段狭窄或阻塞所致。单纯肝静脉阻塞者，以门静脉高压的症状为主；合并下腔静脉阻塞者，同时可以有门静脉高压症和下腔静脉阻塞综合征的表现。晚期患者可以出现顽固性腹水或曲张静脉破裂出血的表现。诊断本病的最好方法是下腔静脉造影，可以清楚地显示病变部位、梗阻的程度、类型和范围。经皮肝穿刺肝静脉造影可以显示肝静脉有无阻塞。另外，食管胃底曲张静脉破裂出血时，需与胃十二指肠溃疡和出血性胃炎的急性大出血鉴别。

3. 胃和十二指肠出血（溃疡、胃癌、出血性胃炎）　门静脉高压曲张静脉破裂出血量大，出血急，一次出血量可达500~1000ml，可引起休克，而胃和十二指肠疾病所致出血量一般较少，易控制，以便血为主。

4. 其他原因所致脾大　慢性粒细胞所致巨脾，骨髓穿刺可确诊。脾肿瘤病变血常规检查常无明显变化。

5. 恶性肿瘤腹水　行腹腔穿刺可找到癌细胞。

【治疗】

1. 食管胃底曲张静脉破裂出血

（1）非手术疗法：对于有黄疸、大量腹水、肝功能严重受损的患者发生大出血，若进行外科手术，病死率很高，对这类患者应尽量采用非手术疗法。

①输血：在严密观察血压、脉搏的同时，根据患者的出血量，及时输血以纠正休克。

②应用垂体后叶素或生长抑素：垂体后叶素一般剂量为20U，溶于5%葡萄糖溶液200ml内，在20~30分钟内经静脉滴注，必要时4小时后可重复应用。生长抑素收缩内脏血管，减少门静脉血流，目前临床常用的生长抑素为人工合成的生长抑素8肽（善得定），首剂100μg静脉注射，以后每小时25μg，持续的24~48小时，也可每8小时，皮下注射100μg，其24小时止血率在80%以上，疗效肯定，已渐成为治疗食管静脉曲张出血的第一线药物。

③三腔管压迫止血：原理是利用充气的气囊分别压迫胃底和食管下段的曲张静脉，以达到止血目的，在使用三腔管前应首先检查气囊是否漏气，然后将三腔管表面涂上液态石蜡，从患者鼻孔缓慢地把管插入胃内，在抽得胃内容物后先向胃气囊充气（或等渗盐水）150~200ml。轻拉导管至贲门受阻时为度，利用滑车装置，在管端悬以重量约0.5kg的物品牵引压迫，观察止血效果，隔12小时将气囊放空10~20分钟，以观察是否有再出血，同时也避免压迫太久而使食管或胃底黏膜发生溃烂、坏死，甚至食管破裂。通常用于对垂体后叶素或内镜治疗食管胃底静脉曲张出血无效的患者。

④内镜治疗：经胃镜将硬化剂直接注射到曲张静脉腔内，使曲张静脉管闭塞，其黏膜下组织硬变，以治疗食管静脉曲张出血和预防再出血。急诊止血、择期控制出血、预防出血均可应用，近期疗效较好，但再出血率高，比硬化剂注射操作相对简单和安全的是经内镜食管曲张静脉套扎术。

⑤经颈静脉肝内门体分流术（TIPS）：是采用介入治疗技术，经颈静脉管途径，在肝内肝静脉管与门静脉管主支间置入支架以实现门体分流，从而降低门静脉压力，治疗食管胃底曲张静脉出血，并控制腹水发生。因其创伤性小，并发症

少，适应证广，近期疗效较好，可重复施行，故在临床上较快开展起来。TIPS适用于食管胃底曲张静脉破裂出血经药物和内镜治疗无效，肝功能失代偿不宜行门体分流手术的患者。主要并发症包括肝性脑病和支架狭窄或闭塞。

（2）手术疗法：可在食管胃底曲张静脉破裂出血时急诊施行，也可为预防再出血择期手术。手术治疗可分两类：一类是通过各种不同的分流手术来降低门静脉压力；另一类是阻断门静脉间的反常分流，从而达到止血的目的，即断流手术。

分流手术：即用手术吻合血管的方法，将门静脉系和腔静脉管两边连起来，使压力较高的门静脉系血液直接分流到腔静脉中去。可分为非选择性分流、选择性分流（包括限制性分流）两类。①非选择性门体分流术包括脾肾静脉分流术，门-腔静脉管分流术，脾腔静脉管分流术，肠系膜上、下腔静脉分流术等。此术式治疗食管胃底曲张静脉管破裂出血效果好，但肝性脑病发生率高，易引起肝衰竭。②选择性门体分流术旨在保存门静脉的入肝血流，同时降低食管胃底曲张静脉管的压力。代表术式为远端脾-肾静脉分流术。该术式的优点是肝性脑病发生率低。③限制性门体分流的目的是充分降低门静脉管压力，制止食管胃底曲张静脉管出血，同时保证部分入肝血流。主要术式为限制性门-腔静脉分流和门-腔静脉管"桥式"（H形）分流。

断流手术：即脾切除，同是结扎、切断冠状静脉，以阻断门静脉间的反常血流，临床上常用贲门周围血管离断术。此术式不仅离断了食管胃底的静脉侧支，还保存了门静脉入肝血流。这一术式还适合于门静脉循环中没有可供与体静脉吻合的通畅静脉，肝功能差（child C级），既往分流以手术和其他非手术疗法失败而又不适合分流手术的患者。

肝移植：是治疗终末期肝病并发门静脉高压食管胃底静

脉管曲张出血患者的理想方法，既替换病肝，又使门静脉系统血流动力学恢复到正常。但由于供肝短缺、费用昂贵、终身服用免疫抑制药的危险，限制了肝移植的临床应用。

2. 严重脾大、并发明显的脾功能亢进　最多见于晚期血吸虫病、脾静脉栓塞等，单纯行脾切除术效果良好。

3. 其他　对于肝硬化引起的顽固性腹水，有效的治疗方法是肝移植，其他方法包括 TIPS 和腹腔 – 静脉转流术。

【病情观察】

1. 观察患者血常规的动态变化，术后要注意血小板计数的变化。

2. 观察患者的神志情况。

3. 观察术后引流管引流物的性状、量。

【病历记录】

1. 及时记录患者入院时的情况。

2. 及时记录医务人员的抢救治疗措施。

3. 重大的抢救治疗方案要有患者及其家属的知情同意签名。

4. 记录患者血常规的动态变化过程，正常或异常都要记录。

5. 记录患者病情的动态变化。

【注意事项】

1. 医患沟通

（1）提倡诊疗全程的沟通，患者入院时要对患者的病情做一客观的评价，告知患者及其家属非手术治疗及外科治疗的风险。

（2）门诊高压症患者一旦出现大出血，病死率高，抢救困难，所以一方面要抢救及时到位，另一方面要及时向患者家属交代病情。

（3）医患交流时对患者的病情尽量做客观描述，对患者的病情转归不做预测。对患者的抢救要坚持到底。

（4）涉及患者的重大诊疗措施要有患者及其家属的知情同意签名。

（5）医患交流时，要让患者及其家属明白医护人员正在尽最大的可能治疗患者。对患者的病情交代不夸大，但决不能缩小，"没关系""没事""不要紧"之类的语言尽量不讲。

2. 经验指导

（1）对于门静脉高压症的患者，诊断并不困难，关键是要及早发现患者大出血的先兆和患者早期出血的症状，以便及时处理。

（2）对于大出血患者，主张早期急诊手术，不要等到患者出现腹水、黄疸时才做手术。

（3）任何一种分流手术，虽然一方面降低了门静脉的压力，但另一方面也影响了门静脉血向肝脏的灌注，术后肝性脑病的发生率高达10%。因此，有学者主张应用"选择性分流"手术。如远端脾肾静脉分流术：将脾静脉远断端与肾静脉的侧面或肾静脉的近侧断端吻合，通过脾静脉，胃短静脉，引流降低食管胃底曲张静脉压力，这样，既能改善脾肿大及脾功能亢进，又不降低门静脉压力。维持门静脉血液对肝的灌注，有利于肝细胞功能的改善，同时还保持了脾脏的免疫功能，预后较好。

（4）断流手术中以贲门周围血管离断术效果较好，即脾切除，同时彻底结扎、切断胃冠状静脉，包括高位食管支，胃后支及贲门周围的血管，此手术对防止大出血较确切，操作较简便，又不影响门静脉的血流灌注，对患者负担较小，预后较好。而且脾切除可减少门静脉系统来自脾静脉的血量20%～40%，尚可同时纠正脾功能亢进所致的症状。

（5）提倡自体输血，对于肝硬化脾切除患者可自体输注脾血。

第二十一节　胆囊结石

胆囊结石（cholecystolithiasis）是指原发于胆囊的结石，是胆石症中最多的一种疾病。近年来随着卫生条件的改善及饮食结构的变化，胆囊结石的发病率呈升高趋势，已高于胆管结石。胆囊结石以女性多见，男女之比为 1:(3~4)；其以胆固醇结石或以胆固醇为主要万分的混合性结石为主。少数结石可经胆囊管排入胆总管，大多数存留于胆囊内，结石越聚越大，可呈多颗小米粒状，在胆囊内可存在数百粒小结石，也可呈单个巨大结石；有些终身无症状而在尸检中发现（静止性胆囊结石），大多数反复发作腹痛症状，一般小结石容易嵌入胆囊管发生阻塞引起胆绞痛症状，发生急性胆囊炎。

【诊断】

（一）症状

1. 胆绞痛　胆绞痛是胆囊结石并发急性胆囊炎时的典型表现，多在进油腻食物后胆囊收缩，结合移位并嵌顿于胆囊颈部，胆囊压力升高后强力收缩而发生绞痛。小结石通过胆囊管或胆总管时可发生典型的胆绞痛，疼痛位于右上腹，呈阵发性，可向右肩背部放射，伴恶心、呕吐，呕吐物为胃内容物，吐后症状并不减轻。存留在胆囊内的大结石堵塞胆腔时并不引起典型的胆绞痛，故胆绞痛常反映结石在胆管内的移动。急性发作、特别是坏疽性胆囊炎时还可出现高热、畏寒等显著的感染症状，严重病例由于炎性渗出或胆囊穿孔可引起局限性腹膜炎，从而出现腹膜刺激症状。胆囊结石一般无黄疸，但30%的患者因伴有胆管炎或肿大的胆囊压迫胆管，肝细胞损害时也可有一过性黄疸。

2. 胃肠道症状　大多数慢性胆囊炎患者有不同程度的胃肠道功能紊乱，表现为右上腹隐痛不适、厌油、进食后上腹饱胀感，常被误认为"胃病"。有近 50% 的患者早期无症状，称为静止性胆囊结石，此类患者在长期随访中仍有部分出现腹痛等症状。

（二）体征

1. 一般情况　无症状期间患者大多一般情况良好，少数急性胆囊炎患者在发作期可有黄疸，症状重时可有感染中毒症状。

2. 腹部情况　如无急性发作，患者腹部常无明显异常体征，部分患者右上腹可有深压痛；急性胆囊炎患者可有右上腹饱满、呼吸运动受限、右上腹触痛及肌紧张等局限性腹膜炎体征，Murphy 征阳性。有 33% ~ 50% 的急性胆囊炎患者，在右上腹可扪及肿大的胆囊或由胆囊与大网膜粘连形成的炎性肿块。

（三）检查

1. 化验检查　胆囊结石合并急性胆囊炎有血液白细胞计数升高，少数丙氨酸转氨酶也升高。

2. 超声　超声检查简单易行，价格低廉且不受胆囊大小、功能、胆管梗阻或结石含钙多少的影响，诊断正确率可达 96% 以上，是首选的检查手段。典型声像特征是胆囊腔内有强回声光团并伴声影，改变体位时光团可移动。

3. 胆囊造影　能显示胆囊的大小及形态并了解胆囊收缩功能，但易受胃肠道功能、肝功能及胆囊管梗阻的影响，应用很少。

4. X 线　腹部 X 线片对胆囊结石的显示率有 10% ~ 15%。

5. 十二指肠引流　有无胆汁可确定是否有胆囊管梗阻，胆汁中出现胆固醇结晶提示结石存在，但此项检查目前已很少用。

6. CT、MRI、ERCP、PTC　在超声不能确诊或者怀疑有肝内胆管、肝外胆管结石或胆囊结石术后多年复发又疑有胆管结石者，可酌情选用其中某一项或几项诊断方法。

（四）诊断要点

1. 症状 20%~40%的胆囊结石可终生无症状，称"静止性胆囊结石"。有症状的胆囊结石的主要临床表现：进食后，特别是进油腻食物后，出现上腹部或右上腹部隐痛不适、饱胀，伴嗳气、呃逆等。

2. 胆绞痛 胆囊结石的典型表现，疼痛位于上腹部或右上腹部，呈阵发性，可向肩胛部和背部放射，多伴恶心、呕吐。

3. Mirizzi 综合征 持续嵌顿和压迫胆囊壶腹部和颈部的较大结石，可引起肝总管狭窄或胆囊管瘘，以及反复发作的胆囊炎、胆管炎及梗阻性黄疸，称"Mirizzi 综合征"。

4. 墨菲（Murphy）征 右上腹部局限性压痛、肌紧张，阳性。

5. 超声 胆囊暗区有 1 个或多个强回声光团并伴声影。

（五）鉴别诊断

1. 肾绞痛 胆绞痛需与肾绞痛相鉴别，后者疼痛部位在腰部，疼痛向外生殖器放射，伴有血尿，可有尿路刺激症状。

2. 胆囊非结石性疾病 胆囊良、恶性肿瘤、胆囊息肉样病变等，超声、CT 等影像学检查可提供鉴别线索。

3. 胆总管结石 可表现为高热、黄疸、腹痛，超声等影像学检查可以鉴别。但有时胆囊结石可与胆总管结石并存。

4. 消化性溃疡性穿孔 多有溃疡病史，腹痛发作突然并很快波及全腹，腹壁呈板状强直，腹部 X 线片可见膈下游离气体。较小的十二指肠穿孔或穿孔后很快被网膜包裹，形成一个局限性炎性病灶时，易与急性胆囊炎混淆。

5. 内科疾病 一些内科疾病如肾盂肾炎、右侧胸膜炎、肺炎等，亦可发生右上腹疼痛症状，若注意分析不难获得正确的诊断。

【治疗】

（一）一般治疗

饮食宜清淡，防止急性发作，对无症状的胆囊结石应定期超声随诊；伴急性炎症者宜进食，注意维持水电解质平衡，静脉应用抗生素。

（二）药物治疗

溶石疗法服用鹅去氧胆酸或熊去氧胆酸对胆固醇结石有一定溶解效果，主要用于胆固醇结石。但此种药物有肝毒性，服药时间长，反应大，价格贵，停药后结石易复发。适应证：胆囊结石直径在 2cm 以下；结石为含钙少的 X 线能够透过的结石；胆囊管通畅；患者的肝脏功能正常，无明显的慢性腹泻史。目前多主张采取熊去氧胆酸单用或与鹅去氧胆酸合用，不主张单用鹅去氧胆酸。鹅去氧胆酸总量 15mg/（kg·d），分次口服。熊去氧胆酸为 8~10mg/（kg·d），分餐后或晚餐后 2 次口服。疗程 1~2 年。

（三）手术治疗

对于无症状的静止胆囊结石，一般认为无须施行手术切除胆囊。但有下列情况时，应进行手术治疗：①胆囊造影胆囊不显影；②结石直径超过 2~3cm；③并发糖尿病且在糖尿病已控制时；④老年人或有心肺功能障碍者。

腹腔镜胆囊切除术适于无上腹创伤及手术史者，无急性胆管炎、胰腺炎和腹膜炎及腹腔脓肿的患者。对并发胆总管结石的患者应同时行胆总管探查术。

1. 术前准备 择期胆囊切除术后引起死亡的最常见原因是心血管疾病。这强调了详细询问病史发现心绞痛和仔细进行心电图检查注意有无心肌缺血或以往心肌梗死证据的重要性。此外还应寻找脑血管疾病特别是一过性缺血发作的症状。若病史阳性或有问题时应做非侵入性颈动脉血流检查。此时对择期胆囊切除术应当延期，按照指征在冠状动脉架桥或颈动脉重新恢复血管流通后施行。除心血管病外,引起择期胆囊切除术后第二位死亡的原因是肝胆疾病,主要是肝硬化。除术中出血外,还可发生肝衰竭和败血症。自从在特别挑选的患者中应用预防性措施以来,择期胆囊切除术后感染中毒性并发症的发生率已有显著下降。慢性胆囊炎患者胆汁内的细菌滋生率占 10% ~ 15%;而在急性胆囊炎消退期患者中则高达 50%。细菌菌种为肠道菌,如大肠埃希菌、产气克雷伯杆菌和粪链球菌,其次也可见到产气荚膜杆菌、类杆菌和变形杆菌等。胆管内细菌的发生率随年龄增长而增加,故主张年龄在 60 岁以上、曾有过急性胆囊炎发作刚恢复,同时并发胆总管结石的胆石症并发慢性胆囊炎患者,术前应预防性使用抗生素。

2. 手术治疗 对有症状胆石症已成定论的治疗是腹腔镜胆囊切除术。虽然此技术的常规应用时间尚短,但是其结果十分突出,以致仅在不能施行腹腔镜手术或手术不安全时,才选用开腹胆囊切除术,包括无法安全地进入腹腔完成气腹或由于腹内粘连或者解剖异常不能安全地显露胆囊等。外科医师在遇到胆囊和胆管解剖不清及遇到止血或胆汁渗漏而不能满意的控制时,应当及时中转开腹。目前,中转开腹率在 5% 以下。

(四) 其他治疗

体外震波碎石适用于胆囊内胆固醇结石,直径不超过 3cm,且胆囊具收缩功能。治疗后部分患者可发生急性胆囊炎或结石碎片进入胆总管而引起胆绞痛和急性胆管炎,此外碎石后仍不能防止结石的复发。因并发症多,疗效差,现已基本不用。

【病情观察】

1. 起病的缓急和时间,胆囊结石的发病常出现在饱食高脂餐后,以夜间多见。

2. 腹痛的性质，痛常较剧烈，患者坐卧不安。

3. 观察是否伴有休克及精神症状，警惕急性化脓性胆管炎。

4. 术后注意观察引流物的形状，引流物是否是血性，是否有胆汁。

5. 术后观察患者是否有腹胀及患者肠道通气情况。

6. 观察切口恢复情况。

【病历记录】

1. 记录患者腹痛的起病、诱因、程度、性质。

2. 记录医患沟通的情况。

3. 记录引流情况，患者体温及黄疸情况。

4. 动态记录患者的病情变化及其相应的处理措施。

【注意事项】

1. 医患沟通

（1）胆囊结石是常见病，多发病，患者对此常有轻视的思想，认为手术简单恢复快。实际上胆囊结石是外科较难处理的急诊，尤其是急诊手术病例，因为患者胆囊处于炎性水肿期，术中、术后易发生出血、胆漏等并发症，所以术前要让患者了解到手术的风险存在，当然，在与患者沟通时，也要树立其战胜疾病的信念。

（2）作为医师，心中要时刻有这样的理念，良好的医患沟通是避免医疗纠纷的最佳途径。

（3）医患交流时，要重视患者的知情同意权，对患者重要的诊疗活动都要有患者的知情同意。

2. 经验指导

（1）胆囊结石如无并发胆囊炎者多于症状，与正常人无异，并发急性或慢性胆囊炎者，则有急性或慢性右上腹疼痛症状与体征。如出现休克和精神症状，要考虑发生急性化脓性胆管炎的可能，需要及时进一步明确诊断，做相应的急诊处理。

(2) 术后要注意引流物的情况，尤其是引流物中是否有胆汁，胆漏可先行非手术治疗，如果并发腹腔感染，则须行开腹探查。

(3) 术后 3 日内如发生低热，不超过 38.5℃，这可能是术后的吸收热，不需要特别处理，如果术后一周仍有发热，则可能出现肺部、腹腔或是切口感染。

(4) 如胆囊炎出现明显的黄疸，应考虑有继发胆管结石或 Mirixxi 综合征。

(5) 胆囊结石原则上应采用手术治疗，但应灵活对待。着重注意几点：①对无症状的胆囊结石患者是否需及时手术仍有不同意见，现倾向认为应定期随诊，待患者有明确手术指征时再行手术。②对伴有急性胆囊炎的患者，除非怀疑胆囊坏疽，多先行抗感染、解痉、补液等措施控制，然后行胆道系统全面检查以决定下步治疗方案；慢性胆囊炎患者如结石小于 5mm，有认为是危险结石，因流动性大、较易嵌顿于胆囊管或排石中诱发胰腺炎，主张早期手术。③伴有继发胆总管结石宜及早手术，也可先行 EST，待排出胆总管结石后行 LC 术。④口服溶石治疗无症状胆囊结石的意义不肯定，其他侵袭性溶石方法成功率很低，即使促成排石，但由于胆汁代谢中可再生新石，故利少弊多，少数还会导致急性发作、形成继发胆管结石、甚至诱发胰腺炎。

第二十二节　胆管结石

胆管结石多为色素性结石，棕黑色，不定型，易碎，小者呈泥沙样，大者呈铸管型。结石形成常与寄生虫有关，男性女性无差异。肝外胆管结石包括左右肝管、肝总管、胆总管内结石，可以引起完全性或者不完全性的胆管梗阻、继发胆管系统感染导致急性化脓性胆管炎、胆原性肝脓肿、胆原性胰腺炎等疾病。

【诊断】

（一）症状

症状取决于有无梗阻及感染。一般平时无症状，继发胆管梗阻伴有胆管感染时，其典型表现为夏科三联症，即腹痛、寒战高热、黄疸。

1. 腹痛 发生在剑突下及右上腹部，多为绞痛，呈阵发性发作或为持续性疼痛阵发性加剧，可以向右肩背部放射，常伴恶心呕吐。

2. 寒战高热 约 2/3 的患者在发病过程中可以出现寒战高热，一般表现为弛张热，体温高者可达 39~40℃。

3. 黄疸 其轻重程度、发生和持续时间取决于胆管梗阻的程度及有无感染。胆石梗阻所致黄疸多呈间歇性和波动性。

（二）体征

1. 一般情况 体征与梗阻及感染的程度有关。发作时多有不同程度的黄疸，患者呈急性病容，感染严重时有体温升高、脉搏加快等感染中毒征象，AOSC 患者可出现血压下降、神志不清。如有呕吐及进食困难者可有脱水和酸中毒。

2. 腹部情况 发作期间腹部多有压痛，压痛多在剑突下偏右，如胆总管下端梗阻有时可扪及胀大的胆囊。

（三）检查

1. 实验室检查 并发感染时白细胞及中性粒细胞升高，白细胞计数可达 $20 \times 10^9/L$ 以上；长期的胆管梗阻可导致肝功能明显损害，血清胆红素、碱性磷酸酶及 γ-谷氨酰转肽酶升高，尿胆红素升高尿胆原降低，粪中尿胆原减少。

2. 特殊检查 超声检查可发现肝内、外胆管扩张、胆总管结石。PTC 和 ERCP 可更进一步了解结石和梗阻的情况。PTC 的优点是可清楚显示梗阻以上胆管的解剖，还能在造影的基础上行 PTCD，做术前准备；ERCP 还能显示胰管但不能了解梗阻近端情况。

（四）诊断要点

急性发作期特点：①长期反复发生的上腹痛及胆管炎史；②腹痛、寒战高热及黄疸症候群；③病情进展快，常并发脓毒症；④肿大触痛的胆囊。

（五）鉴别诊断

1. 肾绞痛 始发于腰部或者胁腹部，可以向股内侧或外生殖器放射，伴血尿，无发热，腹软，无腹膜刺激征，肾区叩痛明显。腹部 X 线片多显示肾、输尿管区结石，超声检查有助于诊断。

2. 肠绞痛 以脐周为主，多为机械性肠梗阻引起。腹部 X 线片显示有阶梯状气液平面。

3. 壶腹癌和胰头癌 起病比较缓慢，腹部仅轻度不适。黄疸进行性加深，较重。一般无寒战高热，无腹膜刺激征，肝大，常可以扪及肿大胆囊；晚期可以有腹水及恶病质表现。ER-CP、MRCP 或 CT 有助于诊断。

【治疗】

1. 肝外胆管结石的治疗以手术治疗为主

（1）手术治疗原则：①术中尽可能取尽结石；②解除胆管狭窄和梗阻，去除感染病灶；③术后保持引流通畅，预防结石再发。

（2）手术方法

①胆总管切开取石加 T 管引流术：可以采用开腹手术或者腹腔镜手术。适用于单纯胆管结石，胆管上下端通畅，无狭窄和其他病变者。若伴有胆囊结石和胆囊炎，可同时行胆囊切除术。

②胆肠吻合术：适应于胆总管扩张≥2.5cm，下端有炎性狭窄等梗阻性病变，难以用手术方法解除者，但上端胆管必

须通畅无狭窄；泥沙样结石。常用的为胆管空肠 Roux-en-Y 吻合术。

③Oddi 括约肌成形术：适应证同胆肠吻合术。

④经内镜下括约肌切开取石术：适用于胆石嵌顿于壶腹部和胆总管下端良性性狭窄，尤其是已经行胆囊切除的患者。

2. 非手术治疗

（1）肝外胆管结石并发感染应先控制感染，待控制感染后再行择期手术。

（2）本病多见于老年人，应该注意并发病的治疗。

（3）营养支持及其他治疗。

【病情观察】

1. 超声检查结果，对胆管结石诊断意义较大。

2. 是否有夏科（Charcot）三联症。

3. 观察是否伴有休克及精神症状，以及急性化脓性胆管炎。

4. 术后注意观察引流物的形状，引流物是否是血性，是否有胆汁。

5. 术后观察患者是否有腹胀及患者肠道通气情况。

6. 观察 T 形管引流的情况。

【病历记录】

1. 记录患者腹痛的起因、诱因、程度、性质。

2. 记录医患沟通的情况。

3. 记录引流情况，患者体温及黄疸情况。

4. 动态记录患者的病情变化及其相应的处理措施。

【注意事项】

1. 医患沟通

（1）胆管结石是常见病、多发病，患者常须进行胆总管切开探查，术后要放置 T 形管时间较长，术前要向患者讲明 T 管放置时间长的原因，以免引起不必要的误解。

（2）胆总管手术风险相对较大，术后并发症较大，患者需长期带 T 管，会给患者带来相当的不便，所以我们在术前要充分阐明。

（3）当今医疗技术的进步还不能完全解除患者的疾病，还不能完全防止手术的风险，但作为医师，心中要时刻有这样的理念，良好的医患沟通是弥补诊疗不足的最好方法。

（4）医患交流时，要重视患者的知情同意权，对患者重要的诊疗活动都要有患者的知情同意。

2. 经验指导

（1）根据结石的阻塞程度及有无感染，患者轻者可无症状，重者可表现为 AOSC。具典型的夏科（Charcot）三联症者易于诊断，无典型症状时需结合影像学检查，诊断多无困难。超声检查对胆总管下端阻塞的判断不佳，但胆总管扩张基本可说明下端阻塞。PTC 及 ERCP 的诊断价值更大，能提供更全面的信息。

（2）术前应借助超声、ERCP 等方法了解结石的位置、范围及有无胆管狭窄，黄疸患者需特别强调维生素 K 的补充及肝功能的保护。手术时机应尽量待患者全身状况较好时择期进行，因急诊手术常不能取尽结石或纠正其他病变且手术风险增加，除非伴有严重的急性病变，如胆囊坏疽等。

第二十三节　急性胆囊炎

急性胆囊炎是胆囊的一种细菌性或化学性炎症，如若治疗不当可导致严重的腹膜炎，甚至死亡。95% 的患者胆囊中存在结石，即结石性胆囊炎，其他 5% 的患者没有结石，即非结石性胆囊炎。急性结石性胆囊炎的一个常见的病因为胆囊管或者胆囊颈部结石梗阻；细菌入侵、继发性感染为另一重要病因。急性非结石性胆囊炎的病因尚不完全清楚，多见于严重创伤、手术、烧伤、感染及其他危重患者中。

【诊断】

（一）症状

突发性右上腹持续性绞痛，向右肩胛下区放射，伴有恶心、呕吐。发冷、发热、纳差、腹胀。10%患者可有轻度黄疸。

（二）体征

1. 腹膜刺激征 即右上腹或上腹剑突下部的压痛、肌肉紧张、反跳痛。

2. 墨菲征阳性。

3. 麻痹性肠梗阻 发生于弥漫性腹膜炎，肠鸣音消失。

4. 胆囊区肿块 可能是肿大的胆囊或网膜包裹。在病程后期，肿块则提示胆囊周围脓肿形成。

（三）检查

1. 化验检查 85%的患者白细胞计数升高，但老年人或正服用抗感染药时可正常。一半的患者血清胆红素升高，1/3的患者淀粉酶升高。

2. 影像学检查

（1）超声或CT：胆囊囊壁增厚，胆囊体积增大，有胆囊内或胆管内、肝管内结石者可发现结石。

（2）^{99}mTc扫描：特异性的检查是^{99}mTc-HIDA扫描。正常情况下，扫描可显示肝脏及完整的肝外胆管系统，以及核素流入小肠。在急性胆囊炎患者，胆囊不显影。

（四）诊断要点

本病根据临床症状、体征结合检查一般不难诊断。①右上腹持续性疼痛，与进油腻食物有关，绞痛后持续胀痛，放射致右肩、背部；②右上腹压痛，墨菲征阳性，肝区叩击痛存在，常可触及肿大的胆囊；③超声可明确诊断。

（五）鉴别诊断

1. 其他的急腹症 包括急性阑尾炎，穿孔性或穿透性十二指肠溃疡，急性或穿孔性胃溃疡，急性胰腺炎。大多数阑尾炎不难与胆囊炎鉴别，但高位、较长的阑尾，尖端位于胆囊附近时诊断较为困难，此时进行胆囊闪烁成像术检查以助鉴别。15%的患者血清淀粉酶升高，提示可能并发急性胰腺炎，在无并发症的急性胆囊炎患者中，淀粉酶升高的原因尚不清楚，而淀粉酶升高并不意味着一定并发急性胰腺炎。

2. 胆原性胰腺炎 是一种自限性疾病，与胆石从胆总管排入十二指肠过程有关，此时往往有淀粉酶升高，且有1/3的患者合并急性胆囊炎。同时发生胰腺炎和胆囊炎的病理生理机制尚不清楚，但这两种疾病在胆石排入十二指肠后均会缓解。这种相关性的重要之处对于急性胰腺炎的患者应考虑并发胆囊炎的可能，而对于淀粉酶升高的急性胆囊炎患者应考虑胰腺炎的可能。

3. 其他右上腹痛疾病 如急性肝大可导致右上腹疼痛，如病毒性肝炎、急性酒精性肝炎、右心衰竭、细菌性心包炎。这些疾病的胆囊绞痛很少超过3小时，临床并不表现为炎症过程。小肠梗阻，急性局限性肠炎等病在细致的病史采集和体检后可以容易的鉴别。

【治疗】

（一）一般治疗

纠正水、电解质、酸碱平衡紊乱，调整血压、血糖。解痉镇痛对症治疗，可选用山莨菪碱（654-2）10mg，肌内注射，酶6～8小时1次或阿托品0.5～1.0mg，肌内注射，酶6～8小时或33%硫酸镁口服，10ml，每日3次。使用抗生素预防和控制感染，一般可选用针对革兰阴性细菌及厌氧菌的抗菌药物，如氨苄西林、阿米卡星或第二、第三代头孢菌素，如舒普深2.0g，静脉滴注，每日2次；罗氏芬舒普深2.0g，静脉滴注，每日2次；用其中1种与甲硝唑或替硝唑配伍。

（二）手术治疗

1. 手术时机的选择 急诊手术适用于发病在48～72小时

之内者；经非手术治疗无效且病情恶化者；有胆囊穿孔、弥漫性腹膜炎、急性化脓性胆管炎、急性坏死性胰腺炎等并发症时。其他患者特别是年老体弱的高危患者，应争取在患者情况处于最佳状态时行择期性手术。

2. 手术方式 有胆囊切除术和胆囊造口术两种。

【病情观察】

1. 腹痛的诱因和时间 这有益于诊断，因为急性胆囊炎的发作一般是在高脂肪饮食后，以夜间多见。

2. 腹痛的性质 急性结石性胆囊炎的一般是右上腹持续性腹痛，如果腹痛性质发生改变，如果是持续性腹痛伴阵发性加剧，那有可能是急性化脓性胆管炎。

3. 观察患者对治疗的反应 如果治疗期间梗阻持续不缓解、症状加重，有化脓、穿孔的危险，则考虑手术治疗。

4. 术后注意观察引流物的性状 引流物是否是血性，是否有胆汁。

5. 肠功能 术后观察患者是否有腹胀及肠道通气情况。

6. 切口 观察切口恢复情况。

【病历记录】

1. 记录腹痛发生的诱因、性质、部位。

2. 记录是否伴有黄疸、发热。

3. 记录患者对治疗的反应。记录检查情况，重要的阴性检查也要有记录，三级医师查房要及时记录。

4. 记录医患沟通的情况。

【注意事项】

1. 医患沟通

（1）急性结石性胆囊炎患者在发病时常因疼痛剧烈难忍而要求立即手术，在不发作时又因无症状而不愿彻底治疗。周而复始，炎症反复发作导致胆囊管周围致密粘连，增加手术难度。在此基础上再一次发作时急诊手术常易出血，解剖不清，会增加胆管损伤的可能，为此应详细解释手术可能带来的风险，以免患者不理解而导致医患矛盾。

（2）患者一般情况差、病情较重时，尤其是合并心、肺功能不好时，应简化手术操作，缩短手术时间，胆囊切除较困难时，可选择胆囊造瘘术或胆囊部分切除术，以免增加手术病死率。手术前，必须充分估计这一情况，分析病情及可能遇到的问题，取得理解，减少医患之间的误解和矛盾。

（3）对患者的病情变化要仅做客观性描述，不能对患者单纯强调非手术治疗的效果，要讲明非手术治疗的客观效果，患者如果通过非手术治疗，症状没有改善，还需急诊手术。

（4）急性结石性胆囊炎急诊手术风险大，并发症多，这一点是要向患者及其家属说明，但也要树立患者战胜疾病的信念，不能给患者增加思想负担。

（5）医患双方的最终目标是一致的，那就是患者的康复，所以医患沟通时，要立足于这一点，这样的沟通才能顺利进行下去。

2. 经验指导

（1）病情较轻的急性胆囊炎主要进行保守治疗，主要包括禁食、输液、使用抗生素等。病情危重或出现其他并发症时则宜手术治疗。一般的手术方法是直接切除胆囊，但病情危重，患者体质不能耐受复杂手术时也可暂时不切除胆囊，而行胆囊造口术，防止胆囊坏死穿孔，待到患者情况好转后再次手术切除胆囊。

（2）手术时，如果患者的全身情况和胆囊局部和周围组织的病理改变允许，应该行胆囊切除术以根除病变。但对高危患者或局部炎症水肿、粘连重，解剖关系不清者，特别是在急症情况下，应该用胆囊造口术作为减压引流，3 个月后病情稳定后再行胆囊切除术。

第二十四节 急性梗阻性化脓性胆管炎

急性梗阻性化脓性胆管炎（acate obstructive suppurative cholangitis，AOSC），是由于胆管梗阻而引起的急性化脓性炎症。起病急，发展迅速而凶险，病死率高。其原因主要为胆管系统压力高，大量细菌繁殖并分泌出大量毒素，细菌的毒素进入血液，引起败血症。

【诊断】

（一）症状

1. 腹痛 突发性剑突下或右上腹痛，疼痛为持续性，阵发性加重，常放射到右肩、背部。若为胆管蛔虫引起疼痛常为阵发性绞痛，常伴有恶心、呕吐。

2. 寒战高热 体温呈弛张热，可高达 39 ~ 40℃，伴阵发性寒战，这为败血症引起。

3. 黄疸 本病发病基础是胆总管阻塞，黄疸为本病重要临床表现，部分患者的黄疸为间歇性的。

4. 休克 由于大量的细菌繁殖和毒素吸收，患者常在早期即出现感染性休克的表现，血压下降、脉搏细速、全身皮肤湿冷、皮肤黏膜发绀，呼吸困难，少尿或无尿。有 30% ~ 50% 的患者可出现此休克表现。严重的患者可出现多器官功能衰竭（MOF）、昏迷。

5. 意识障碍 由于低血压、休克对中枢系统的影响，常出现不同程度的意识障碍，如烦躁、谵妄、嗜睡，甚至昏迷。

（二）体征

1. 一般情况 长期胆管病史和胆管手术史，常使患者处于营养较差状态。病重面容，皮肤、巩膜黄染，呼吸急促、困难，脉搏细速，寒战、发热，意识障碍比较常见。

2. 腹部情况 腹部常可见 1 条或多条手术瘢痕，腹肌紧张、腹式呼吸减弱，右上腹压痛、反跳痛，肝区叩痛阳性。病情严重可见腹部膨隆，腹水征阳性。

（三）检查

1. 白细胞计数 >20×10⁹/L，中性粒细胞明显升高，出现中毒颗粒；血小板计数降低，可达（10～20）×10⁹/L，表示预后严重。

2. 肝功能损害，转氨酶、AKP、r-GT、LDH、BIL 均升高，凝血酶原时间延长。

3. 代谢性酸中毒、脱水、低氧血症、电解质紊乱。

4. 肾功能受损，尿中可有蛋白和颗粒管型。

5. 超声检查可见胆管明显增粗，胆管壁增厚，有时可见胆囊肿大及胆管内结石。

6. CT、MRI 在病情允许时才能进行检查，可帮助确定病因。

7. PTC 可明确梗阻的部位，对了解胆管内部的情况十分重要。病情严重时可同时行 PTCD 胆管引流，缓解症状。

8. ERCP 对了解胆管病变有帮助，可同时进行经内镜胆管引流。

（四）诊断要点

1. 有胆管疾病发作史或胆管手术史。

2. 发病急骤，病情发展快，出现夏科三联症（腹痛、寒战高热、黄疸）。

3. 病程晚期出现脉搏细弱、血压下降、发绀。进展迅速者，甚至在黄疸之前即出现。

4. 除出现夏科三联症外，还可出现休克、中枢神经系统症状，即 Reynolds 五联症。

5. 右上腹及剑突下明显压痛和肌紧张，肝大，有明显的压痛，可触及肿大的胆囊。结合临床典型的五联症表现、实验室检查及影像学检查可做出诊断。对于不具有典型五联征者，当其体温持续在39℃以上，脉搏每分钟>120次，白细胞计数>20×10⁹/L，血小板计数降低时，即可考虑为急性梗阻性化脓性胆管炎。

（五）鉴别诊断

1. 急性胰腺炎 同样具有胆管结石病史，疼痛以左上腹为主并反射至腰背部，伴发热，可无黄疸，病情进展较缓慢，腹部体征较轻，超声和CT扫描可见胰腺的水肿、周围渗液、胆管扩张不一定明显，血、尿淀粉酶的升高，可以帮助定性诊断。

2. 胃十二指肠溃疡穿孔 多于进食后突发剑突下或右上腹疼痛，很快出现满腹腹膜炎体征，疼痛并无阵发性加重，6~8小时后出现发热、无黄疸和胆管结石病史，腹部立位X线片可见膈下游离气体，有确诊意义。超声、CT扫描可帮助诊断。

【治疗】

原则是紧急手术解除胆管梗阻并引流，及早而有效地降低胆管内压力。临床经验证实，不少危重患者手术中，当切开胆总管排出大量脓性胆汁后，随着胆管内压降低、患者情况短期内即有好转，血压脉搏渐趋平稳。说明只有解除胆管梗阻，才能控制胆管感染，制止病情进展。

1. 非手术治疗 既是治疗手段，又可作为术前准备：①联合使用足量有效的广谱抗生素。②纠正水电解质紊乱。③恢复血容量，改善和保证组织器官的良好灌流和氧供。非手术时间一般应控制在6小时内。对于病情相对较轻者，经短期积极治疗后，如病情好转，则可在严密观察下继续治疗。如病情严重或治疗后病情继续恶化者，应紧急手术治疗。对于仍有休克者，也应在抗休克的同时执行手术治疗。④对症治疗，包括降温、支持治疗、吸氧等。

2. 手术治疗

（1）经积极非手术治疗后数小时内未见病情好转，反而有加重趋势者，应当机立断行急症手术，手术应简单、快速、有效，目的是迅速解除胆道内梗阻，减压引流，不必强求胆道结石取尽，不必切除胆囊、减少手术创伤。

（2）有效的非手术治疗后病情缓解，休克纠正，症状、体征及化验指标明显好转后，再次出现症状、体征加重的情况时，应立即考虑手术治疗，取出胆道内梗阻结石，通畅引流胆道。

（3）已行胆-肠内引流术的患者，如病情较重，术中仍以解除梗阻、通畅引流为主，以简单、有效的手术方式解决问题，即使以往所行内引流术不规范，一般也不同时做更正手术。少数病情较稳定的年轻患者可考虑同时行标准的胆肠Roux-en-Y内引流术。

【病情观察】

1. 起病的缓急和时间　急性化脓性胆管炎起病急。

2. 腹痛的性质　腹痛剧烈，呈持续性腹痛伴发性加剧。

3. 观察是否伴有休克及精神症状　急性化脓性胆管炎患者一般有高热、黄疸、休克和精神症状。

4. 术后注意观察引流物性状　引流物是否血性，是否有胆汁。

5. 肠道功能　术后观察患者是否有腹胀及肠道通气情况。

6. 切口　观察切口恢复情况。

【病历记录】

1. 记录患者腹痛的起因、诱因、程度、性质。

2. 记录医患沟通情况。

3. 记录引流情况，患者体温及黄疸情况。

【注意事项】

1. 医患沟通

（1）本病病情严重，病死率高，术前应及时详细向家属交代清楚，告知手术风险大，但不手术风险更大，要求其及时签名同意手术，避免自己承担耽误抢救时间的责任。

（2）简单而有效的手术可减轻患者的手术创伤，争取抢救的高成功率。术中不能力求完美，而只求实用。否则会导致病死率和并发症率的升高，带来医患纠纷。

（3）病情变化多，所以对患者的病情转归，尽量不做预测。对患者的病情不用"没关系""不要紧"之类语言。

（4）患者病情重，现有医疗技术还不能保证治疗都能成功，但作为医护人员，我们要明白，良好的医患沟通可以弥补医疗技术、医疗工作上的不足，时减少医疗纠纷的最有效方法。所以我们在抢救患者的同时，要注重与患者的沟通。

2. 经验指导

（1）既往有长期的胆管结石病史，有时伴胆管感染发作的患者，突然发作右上腹持续性疼痛，阵发性加剧，同时伴寒战高热、黄疸，应立即想到本病的诊断。

（2）对于出现休克症状的急性腹痛，首先考虑急性化脓性胆管炎、急性重症型胰腺炎、绞窄性肠梗阻的可能，再依据腹痛的部位可以明确诊断。

（3）急性梗阻性化脓性胆管炎是一紧急的情况，严重威胁患者生命，解除胆管梗阻是救治急性梗阻性化脓性胆管炎患者，促使病情向好的方面转化的基本措施，临床上应视具体病情，积极抢救，勿耽误治疗时机。

（4）依据腹痛的性质、部位，一旦确诊，就须一边抗休克治疗，一边准备急诊手术。手术要简单、快速。有效，目的是迅速解除胆道内梗阻，减压引流，不必强求胆道结石取尽，不必切除胆囊、减少手术创伤。

（5）术后要注意引流物的情况，尤其是引流物中是否有胆汁，胆漏可先行非手术治疗，如果合并腹腔感染，则须行开腹探查。

（6）对已做过胆－肠内引流的患者，术中常不能取尽结石，应在胆道内置引流管，以备日后胆道镜取石。如术中发现以往的胆－肠内引流术式不规范，病情严重时一般不做更正手术。如患者稳定，年龄较轻，可考虑同时行更正手术。

第二十五节　胆　管　癌

胆管癌（carcinoma of bile duct）系指发生在左、右肝管至胆总管下端的肝外胆管癌。根据肿瘤发生部位分为上段胆管癌（多见）、中段胆管癌和下段胆管癌。本病多发生在60岁以上者，男性女性发病率相似，病因不明，但胆管癌的发病率可能与下列因素有关：①约30%胆管癌合并有胆管结石；②原发性硬化性胆管炎；③先天性胆管扩张症，特别是行囊肿肠管吻合术后易发生；④其他，如华支睾吸虫感染、慢性炎性肠病等。

【诊断】

（一）症状

1. 早期表现　胆管癌早期缺乏特异性临床表现，仅出现中上腹胀痛、隐痛、不适、乏力、食欲减退、消瘦等全身症状。

2. 黄疸　①黄疸通常为肝门部胆管癌的最早的症状，出现黄疸时，肿瘤往往已有肝门部广泛侵犯；起源肝总管上段及胆管分叉部的癌，黄疸出现较早。②中下段胆管癌的主要症状也是黄疸，一般黄疸深且进展很快。有时黄疸也有起伏，主要原因是堵塞胆管的肿瘤坏死脱落使黄疸暂时减退，此时常可伴大便隐血阳性或黑便。

3. 皮肤瘙痒　梗阻性黄疸的患者一般都会伴有皮肤瘙痒。

4. 大小便颜色的改变　患者尿色加深，粪便颜色变为陶土色。

5. 疼痛　中下段胆管癌的患者40%～60%主诉右季肋部

钝痛，与胆管周围神经侵犯有关。

6. 发热　胆管癌常伴有胆管感染引起的寒战、发热，甚至发生感染性休克。

（二）体征

1. 患者多呈重度黄疸，明显消瘦，全身可见皮肤瘙痒的抓痕；早期患者全身状况尚好，但到晚期时，则严重消耗，呈恶病质；可能伴有腹水征。

2. 肝大、质硬、边缘锐，一般为对称大；如胆管癌位于右肝管或左肝管，则病侧肝脏萎缩，而对侧肝大。这种现象成为肝脏增大 – 萎缩综合征。

3. 肝门部胆管癌的患者胆囊空虚，故不可及，而中下段胆管癌的患者胆囊肿大。

4. 脾脏一般不大，但晚期的患者或并发肝硬化的患者可能增大并伴脾功能亢进。

5. 肝门部胆管癌一般少有远处转移；晚期患者，可能腹腔内的癌种植转移，有腹腔内肿块，脐部的转移见硬结节。

（三）检查

1. 实验室检查　血清总胆红素、直接胆红素、ALP 等均显著升高，而 ALT 和 AST 只轻度异常。凝血酶原时间延长。血清肿瘤标志物 CEA、AFP 及 CA19 – 9 可能正常。

2. 影像学检查

（1）超声：首选超声，可见肝内胆管扩张或可见胆管肿物；彩色多普勒超声检查可了解门静脉及肝动脉有无受侵犯，内镜超声探头准确性高，在超声引导下还可行 PTC 检查，穿刺抽取胆汁做 CEA、CA19 – 9、胆汁细胞学检查和直接穿刺肿瘤活检。

（2）ERCP：仅对下段胆管癌诊断有帮助或术前放置内支架引流用。

（3）CT、MRI：能显示胆管梗阻的部位、病变性质等，其中三维螺旋 CT 胆管成像和磁共振胆胰管成像（MRCP）将逐渐代替 PTC 及 ERCP 等侵入性检查。

（4）核素显影扫描、血管造影：有助于了解癌肿与血管的关系。

（四）诊断要点

1. 黄疸是胆管癌的早期的主要表现，黄疸呈进行性加重，常伴有皮肤瘙痒，尿色深黄、粪便呈白陶土色。上腹不适或隐痛、食欲减退、体重减轻等。皮肤黏膜明显黄染、肝大、质地韧硬、边缘圆钝。胆囊肿大但无触痛或胆囊萎缩。后期出现门静脉高血压症征象或恶病质表现。

2. 超声对胆管阻塞的诊断极有帮助。可了解阻塞的部位、肿块的位置、淋巴结的肿大，以及血管被侵犯的情况。胆管造影是一个最重要的诊断方法，可了解肿瘤的位置、范围，以便于估计切除的范围或选择其他治疗方法。CT、ERCP 与PTC 三者往往都有助于诊断。

（五）鉴别诊断

1. 传染性肝炎　转氨酶升高，肝细胞损害，胆红素升高以间接胆红素升高为主。胆囊不肿大，影像学检查未见胆管的扩张。超声、CT 扫描可明确诊断。

2. 胆总管结石　先疼痛后出现黄疸，黄疸为间歇性，伴有胆囊结石。CT、PTC、ERCP、MRCP 检查可明确诊断。

3. 胆囊癌　胆囊癌右上腹常可触及肿块，出现黄疸时病情已属晚期，预后差。超声、CT 扫描及造影检查能帮助鉴别。

4. 肝细胞癌　位置较高，位于肝内，引起黄疸可不明显，一般不引起胆管内感染，AFP 升高。既往有肝炎、肝硬化的病史，血清 HBsAg 检查呈阳性，影像学检查可见肝内的占位性病变。

5. 胰腺癌、胃癌、直肠癌的肝门区转移　此类疾病均可引起类似肝门部胆管癌的梗阻症状，但较少见，此时有原发病的表现及腹部手术史。

6. 硬化性胆管炎　肝门部胆管癌应与硬化性胆管炎相鉴别，组织学检查是最后确定病变性质的手段，但判断困难常导致误诊。

7. 良性胆管狭窄　一般有胆管手术史，无肿瘤标志物的升高。无胆管出血史，边缘较整齐，综合影像学检查结果可明确诊断。

8. 壶腹部癌　通过胃肠 X 线片及纤维十二指肠镜检查可以鉴别。

9. 胰头癌　多数患者有持续性的背痛，超声、CT、上消化道钡餐造影、血管造影等检查要明确诊断。

【治疗】

1. 手术治疗　是主要的治疗手段。

（1）根治性切除

①上段胆管癌：可以在切除肿瘤后行胆肠吻合术，手术切除范围包括十二指肠上方的肝外胆管、胆囊管、胆囊、肿瘤和近端部分左右肝管，以及肝十二指肠韧带内的淋巴结和脂肪。癌肿位置较高者，还须要切除肝门部的部分肝脏。

②中段癌：早期者可以行肿瘤切除加胆管空肠吻合术。胆管切缘至少距离肿瘤边缘 1cm。

③下段癌：须行胰十二指肠切除术。

（2）扩大根治术：除切除胆管癌外，还包括切除其他脏器，如右三叶肝、胰十二指肠、全胰腺切除、肝动脉和（或）门静脉的切除吻合或血管移植，但手术的并发症和病死率较高。适用于能根治切除，但有区域淋巴结侵犯转移、无远处转移的胆管癌。

（3）减黄手术：为解除胆管梗阻，可行各种肝管空肠吻合术，如切除部分肝的 Longmire 手术或圆韧带入路的左肝管–空肠吻合术，U 管引流术；中下段癌可行肝总管空肠吻合术。

（4）胃空肠吻合术：胆管癌可侵犯或压迫十二指肠，造成消化道梗阻，可行胃空肠吻合术恢复消化道通畅。

2. 非手术治疗

（1）非手术方法胆管减压引流：常用方法有 PTCD 和经内镜鼻胆管引流术。内引流生活质量较高。

（2）放射治疗、化疗：单用化疗药物和单用外照射放射治疗均难以控制肿瘤的生长，不能显著增加生存期或提高生活质量。但是单一外照射对切除术后和进展期患者的疼痛和控制出血有一定的效果，局部放疗联合外照射有一定的效果。

（3）光动力治疗：光敏剂激活产生的单线态氧具有细胞毒性，可破坏肿瘤细胞和新生的血管细胞，导致肿瘤血栓形成。

（4）生物治疗等。

【病情观察】

1. 观察血常规、肝功能、超声及 CT 等检查。

2. 是否有黄疸及发热。

3. 术后注意观察引流物的性状，引流物是否呈血性，是否有胆汁。

4. 术后观察患者是否有腹胀及患者肠道通气情况。

5. 观察切口恢复情况。

【病历记录】

1. 记录对患者的诊疗计划及对患者治疗的反应。

2. 重视记录，比如术后的主诉，记录医务人员的相应处理及患者对治疗的反应。

3. 三级医师查房要及时记录。

4. 记录医患沟通的情况。

【注意事项】

1. 医患沟通

（1）胆管癌患者一般在有症状前身体较为健康，一旦发病，预后很差，患者及其家属很难以接受，所以一定要与患者做好医患交流，帮助做好患者角色的转变，使其能配合医护人员的治疗。

（2）胆管癌患者多数发现较迟，一经确诊，多是晚期，常失去了手术时机，所以患者对此常较为悲观失望，难以接受现实，不能配合医务人员的治疗，所以我们要稳定患者的情绪，树立战胜疾病、乐观的信念。

（3）胆管癌患者手术大，术后并发症多，所以我们观察患者要较仔细，对于患者任何不适主诉，皆要有所重视，要做出相应的处理。

（4）抢点诊疗全程的医患沟通，无论术前、术中还是术后，重要的检查、患者病情的变化及转归、动态的诊疗计划都要及时与患者沟通，良好的医患沟通室弥补医疗技术不足、减少医患纠纷的重要方法。

2. 经验指导

（1）典型的肝门部胆管癌诊断不难，但要注意胆管癌的早期诊断，以免延误病情。

（2）临床上常根据临床表现、实验室检查和超声检查获得初步诊断。肝门部胆管癌是胆管癌最常见类型，要确诊肝门部胆管癌必须联合应用多种影像学检查，对肝门胆管癌患者很少进行诊断性手术，对诊断存在疑问时可进行腹腔镜探查或剖腹探查，术中进行活检，了解是否存在肝内转移和远处转移，进行准确的分期。

（3）胆管癌根治性切除是腹部外科较困难而复杂的手术，加之患者常伴有重度的梗阻性黄疸、营养不良、病程长者，可伴有胆汁性肝硬化，肝功能明显受损，手术的时间往往较长，失血量多，故手术过程中要随时注意患者的整体反应，保持足够的尿量，防止发生低血压。若患者的心血管状况不稳定时，要果断修正手术方案以适应患者的一般状况。

第二十六节 急性胰腺炎

急性胰腺炎（acute pancreatitis）是一种常见的急腹症，国内以胆管疾病为主，又称为胆源性胰腺炎。西方国家主要以过量饮酒有关。此外，十二指肠反流、创伤因素、胰腺血液循环障碍等也可致病。发病后，病情严重度差异悬殊，临床上将其分为轻型急性胰腺炎（mild acute pancteatitis，MAP）和重症急性胰腺炎（aevere acute pancteatitis，SAP）。轻型急性胰腺炎又称为急性水肿性胰腺炎，重症急性胰腺炎又称为急性出血坏死性胰腺炎。其中轻型急性胰腺炎具有自限性，预后良好。病死率在5%以下；重症急性胰腺炎多波及邻近组织，可并发远隔脏器损害，临床过程凶险、虽然近年来在治疗方法上有很大改进，但病死率仍在20%左右，难以下降。

【诊断】

（一）症状

1. 腹痛　开始常在上腹或略偏左侧，较剧烈，可向腰背部放射。胆源性胰腺炎常在饱餐后出现腹痛，酗酒诱发的胰腺炎常在酒后12~48小时发病。

2. 恶心、呕吐　剧烈而频繁，呕吐物为胃十二指肠内容物，偶为咖啡样内容物。

3. 腹胀　以上腹胀为主，常有肠鸣音减弱或消失。重症者腹胀如鼓。

4. 其他　初起常呈低-中度发热，并发胆管炎者可伴寒战、高热、黄疸。

5. 重症胰腺炎时可出现　①胸闷、气促、呼吸困难；②精神症状，如感觉迟钝、意识模糊、易怒或昏迷；③消化道出血，可有呕血和便血；④低钙血症；⑤高血糖；⑥少尿、氮质血症等急性肾衰竭表现；⑦可有DIC表现。

（二）体征

1. 轻型　仅有腹部体征，没有休克表现。腹部检查有轻度腹胀，上腹正中、偏左有压痛，无肿块，无腹膜炎体征，两侧腰背部皆无触痛或叩痛。

2. 重症　有程度不同的休克症状，心动过速，血压下降，腹部出现腹膜炎体征，压痛、反跳痛及肌紧张。根据坏死的范围及感染的程度，腹膜炎可局限于上腹部或延及全腹部，左侧腰背部多有水肿、饱满及触痛。部分患者腰部皮肤呈片状青紫色改变，称为 Grey truner 征。脐周皮肤呈青紫色改变称为 Cullen 征，这种皮肤青紫色改变是胰液外溢至皮下组织间隙，引起皮下脂肪溶解，毛细血管破裂出血所致。有明显的肠胀气，肠鸣音减弱或消失。大多数患者有移动性浊音。少数患者出现黄疸，可以是胆结石在胆总管下端嵌顿引起；亦可能由肿胀的胰头压迫胆总管下端所致。左侧胸腔往往有反应性渗出液。

（三）检查

1. 实验室检查

（1）胰酶测定：血清淀粉酶测定是被最广泛应用的诊断方法。血清淀粉酶增高在发病后 24 小时内可被测得，血清淀粉酶值明显升高 > 500U/dl（正常值 40～180U/dl，Somogyi 法），其后 7 日内逐渐降至正常。尿淀粉酶测定也为诊断本病的一项敏感指标。尿淀粉酶升高稍迟但持续时间比血清淀粉酶长。尿淀粉酶明显升高（正常值 80～300U/dl，Somogyi 法）具有诊断意义。淀粉酶的测定值越高，诊断的正确率也越高。但淀粉酶值的高低，与病变的轻重程度并不一定成正比。血清脂肪酶明显升高（正常值 23～300U/L）是诊断急性胰腺炎较客观的指标。血清淀粉酶的同工酶的测定提高了本病诊断的正确性。

（2）其他项目：包括白细胞计数增高，高血糖，肝功能异常，低血钙、血气分析及 DIC 指标异常等。诊断性穿刺偶尔用于诊断，穿刺液呈血性浑浊，淀粉酶和脂肪酶升高有诊断意义，由于本方法的侵袭性和可能的并发症，因此并不是理想的诊断方法。

2. 放射影像学诊断

（1）胸部 X 线片：左肺下叶不张，左半膈肌升高，左侧胸水等反映膈肌周围及腹膜后的炎症。支持急性胰腺炎的诊断但缺乏特异性，是辅助性诊断指标。

（2）腹部 X 线片：可见十二指肠充气，表示近段空肠麻痹扩张。还可见结肠中断征，表示横结肠麻痹扩张，脾曲结肠和远段结肠内无气体影。或可见到胆结石影和胰管结石影，及腰大肌影消失等，是急性胰腺炎的辅助诊断方法。

（3）腹部超声：可帮助诊断。超声扫描能发现胰腺水肿和胰周液体的积聚。还可探查胆囊结石、胆管结石。但受局部充气肠襻的遮盖，限制了其应用。

（4）增强 CT 扫描：是近年来被广泛接受的敏感的确诊急性胰腺炎的方法。胰腺的改变包括弥漫性或局灶性胰腺增大、水肿、坏死液化、胰腺组织变模糊、增厚、可见积液。还可发现急性胰腺炎的并发病症状，如胰腺脓肿、假囊肿或坏死等，增强 CT 扫描坏死区呈低密度。对诊断和治疗方案的选择有很大的帮助。

（5）MRI：可提供与 CT 相同的诊断信息。

（四）诊断要点

1. 酗酒或饱餐后出现上腹剧痛，可向左腰背放射。

2. 并发恶心、呕吐、腹胀。

3. 不同程度和范围的腹膜刺激征。

4. 血、尿淀粉酶升高。血清淀粉酶 >500U/dl 及尿淀粉酶 >300U/dl（somogyi 法）。

5. 超声和 CT 可助确诊。

6. 既往有胆管疾病、高脂血症等病史。

（五）鉴别诊断

1. 急性肠梗阻 有腹痛、腹胀、恶心呕吐、肛门停止排气排便等四大症状，查体可有腹胀不对称、肠型及蠕动波，有时可触及腹部肿块，机械性肠梗阻时肠鸣音亢进，麻痹性肠梗阻时肠鸣音减弱或消失。立位腹部透视或 X 线片可见肠管扩张、气液平面等改变。血、尿淀粉酶正常或轻度升高。

2. 胃十二指肠溃疡急性穿孔 开始即腹痛剧烈难忍，体检多呈板状腹，肠鸣音消失，立位腹透常见膈下游离气体。常有溃疡病史。

3. 急性胆管感染 发作性右上腹和上腹部绞痛、畏寒、发热和黄疸，腹膜刺激征常以后上腹为重，超声检查有助确诊。

4. 其他急腹症 如急性阑尾炎穿孔、肝癌破裂出血、急性肾绞痛、急性心肌梗死等。

【治疗】

1. 非手术治疗 急性胰腺炎的初期，轻型胰腺炎及尚无感染者均应采用非手术治疗。

（1）禁食、鼻胃管减压：持续胃肠减压，防止呕吐和误吸。给胃肠动力药可减轻腹胀。

（2）补充体液，防治休克：全部患者均应经静脉补充液体、电解质和热量，以维持循环稳定和水电解质平衡。预防出现低血压，改善微循环，保证胰腺血流灌注对急性胰腺炎的治疗有益。

（3）解痉镇痛：诊断明确者，发病早期可对症给予止痛药（哌替啶），但宜同时给解痉药（山莨菪碱、阿托品）。禁用吗啡，以免引起 Oddi 括约肌痉挛。

（4）抑制胰腺外分泌及胰酶抑制药：胃管减压、H_2 受体阻滞药（如西咪替丁）、抗胆碱能药（如山莨菪碱、阿托品）、生长抑制药（如奥曲肽）等，但后者价格昂贵，一般用于病情比较严重的患者。胰蛋白酶抑制药，如抑肽酶、加贝酯等具有一定的抑制胰蛋白酶的作用。

（5）营养支持：早期禁食，主要靠完全肠外营养（TPN）。当腹痛、压痛和肠梗阻症状减轻后可恢复饮食。除高脂血症患者外，可应用脂肪乳剂作为热源。

（6）抗生素的应用：早期给予抗生素治疗。在重症胰腺炎合并胰腺或胰周坏死时，经静脉应用广谱抗生素或选择性经肠道应用抗生素可预防因肠道菌群移位造成的细菌感染和真菌感染。

（7）中药治疗：在呕吐基本控制的情况下，通过胃管注入中药，注入后夹管 2 小时，常用如复方清胰汤加减银花、连翘、黄连、黄芩、厚朴、枳壳、木香、红花、生大黄（后下）。也可单用生大黄 15g 胃管内灌注，每日 2 次。腹腔渗出液的处理：急性胰腺炎的腹腔渗出液含有多种有害物质，可致低血压、呼吸衰竭、肝衰竭和血管通透性的改变等。在重症胰腺炎中，一般认为腹腔渗出液可自行吸收。如腹胀明显，腹腔渗出液多者应行腹腔灌洗。

2. 手术治疗 胰腺脓肿，胰腺假囊肿和胰腺坏死并发感染是急性胰腺炎严重威胁生命的并发症。急性胰腺炎的手术治疗指征包括诊断不确定；继发性的胰腺感染；并发胆管疾病；虽经合理支持治疗，而临床症状继续恶化。

（1）继发性胰腺感染的手术治疗（手术方式主要有两种）：①开腹清除坏死组织，放置多根多孔引流管，以便术后持续灌洗，然后将切口缝合；②开腹清除坏死组织、创口部分敞开引流术。经腹途径容易显露，尤其采用上腹横切口更易术中显露和操作。术中清除充满组织碎屑的稠厚的脓汁及感染坏死组织，不行规则性胰腺切除术，避免用锐器解剖防止胰管损伤。胰周游离松动要冲洗，区域引流要充分，放置多根引流管以备术后灌洗。创口部分敞开引流，除引流充分外，尚便于术后多次清除继续坏死的胰腺组织。术中可同时行胃造瘘、空肠造瘘（用于肠内营养支持）及胆管引流术。偶有单发脓肿或感染性胰腺假囊肿可采用经皮穿刺置管引流治疗。

（2）胆源性胰腺炎的处理：在重症胆源性胰腺炎，伴有壶腹部嵌顿结石，合并胆管梗阻或胆管感染者，应该急诊手术或早期（72小时内）手术，解除胆管梗阻；取出结石，畅通引流，并根据病情需要选择行胆囊切除术或小网膜腔胰腺区引流术。在有条件的情况下，可经纤维十二指肠镜Oddi括约肌切开取石；其疗效显著，并发症少。如果患者无胆管梗阻或感染，应行非手术支持治疗，待病情缓解后，于出院前行择期胆管手术，以免出院后复发。部分患者可能在住院期间自行排石，无须再手术。也可选择在急性胰腺炎治愈后2～4周再入院行胆管手术。

【病情观察】

1. 患者对药物及非手术治疗的反应，有无体温好转、腹痛、腹胀减轻，有无腹部体征减轻，有无脱水、休克、ARDS、急性肾衰竭等情况改善，有无血、尿淀粉酶正常，有无低蛋白血症、血糖、血钙、外周血WBC及中性粒细胞、贫血等得到纠正。

2. 对于术后患者，要观察生命体征变化，注意体温脉搏、呼吸和血压情况。动态观察腹部情况有无好转，注意腹腔引流液量和性质，有无腹腔出血、胰漏、胆漏、感染等。观察胃管引流量和性状，注意有无消化道出血。了解血糖高低、进食、排气、尿量及排便情况，计算患者营养、热量需要量。

3. 动态监测血尿淀粉酶及血电解质的变化。

4. 动态观察患者的体温变化。

【病历记录】

病历记录书写应及时、全面、完整，反映患者病情变化和各级医师查房意见、诊治过程。各项操作前征得患者及家属同意和签字。

【注意事项】

1. 医患沟通

（1）告知患者及其家属急性重症胰腺炎的凶险性、病情反复性和可能的不良后果，重症者病死率可高达25%～40%。宜及时较详细地交代抢救治疗方案。

（2）对需要手术治疗的患者，详细交代拟行手术方案，告知患者及其家属可能需要多次手术引流，阐明术中及术后可能发生的并发症，征得患者及其家属同意并签名为证。

（3）手术过程中如改变手术方案，应及时通知患者家属或委托代理人征得同意后方可实施，认真记录，家属签名。

（4）患者病情变化或发生并发症时应及时告知患者及其家属，针对并发症的处理方案也应征得同意。

（5）交代病情时尽量做客观性描述，对病情的变化及预后尽量不做过分肯定的评价，并有记录。

（6）注意医患沟通的技巧，医患双方有着共同的目标，恢复患者的健康，在此基础上与患方进行交流，会使交流易于进行，减少医患纠纷。

2. 经验指导

（1）淀粉酶是诊断急性水肿性胰腺炎的主要手段之一。血清淀粉酶在发病2小时后开始升高，24小时达高峰，可持续4～5日。尿淀粉酶在急性胰腺炎发作24小时后开始上升，其下降缓慢，可持续1～2周。由于胃十二指肠穿孔、小肠穿孔、急性肠系膜血管血栓形成、病毒性肝炎和异位妊娠等疾病也可导致淀粉酶升高。因此，血、尿淀粉酶的测值要非常明显的升高才有诊断价值。淀粉酶的测值愈高，诊断的正确率愈高。

（2）尽可能明确急性胰腺炎原因，以便针对不同原因采取相应的治疗原则，并对每例患者做到个体化治疗。

（3）急性胰腺炎最常用的手术方式是坏死组织清除加引流术。坏死组织清除的关键是有效的清除胰内、胰周和腹膜后的坏死组织和感染病灶，保护仍有活力的胰腺组织，尽量用手指钝性分离，坏死腔内主要血管周围、肠系膜根部周围的坏死组织无须分离，切忌坏死组织的彻底清除导致术中或者术后大出血。一旦发生出血，必须彻底止血，结扎主要血管。但若为肠系膜根部血管受累，只有保护防止其破裂。

（4）胰腺坏死组织清除术的主要并发症为胰腺坏死进展，继发感染加重，形成胰腺脓肿或胰腺假性囊肿；坏死胰腺累及主要血管发生大出血；严重感染、中毒进而发生脓毒血症；大出血继发休克；最终导致多器官功能衰竭。术后应控制感染，警惕胰腺组织坏死进展，预防各种严重并发症出现。若继发肠瘘，可将瘘口外置或近端造瘘术。胰瘘经置管引流后多可自行闭合，超过半年未闭合者则应手术治疗。形成假性囊肿者，可行内引流或者外引流术，或者经皮穿刺放置引流管。

（5）术后胰瘘的诊断，术后 7 日以上，每日引流量超过 50ml，引流液淀粉酶明显增高（>1000U/L），即可明确诊断。

（6）注意早期抗休克的综合措施，由于急性重症胰腺炎时可向腹腔、腹膜后、肠腔等广泛渗出，应根据脉搏、血压、脱水、尿量、血电解质、血气分析、血生化等指标调节补液量，并注意胶体补充。

第二十七节 胰 腺 癌

胰腺癌（cancer of the pancreas）是一种较常见的恶性肿瘤。在我国胰腺癌的发病率也有逐年增多的趋势。40 岁以上好发，男性比女性多见。胰腺癌包括胰头癌和腺体尾部癌，前者在临床常与壶腹部癌和胆总管下段癌难以区别，过去统称壶腹部周围癌。胰腺癌70%～80%发生于头部，体尾部约占25%，全胰癌少见，约占5%。胰腺癌多由胰管和腺泡发生，以导管细胞癌最多，其次为腺泡细胞癌、鳞状上皮细胞癌、黏液癌、囊腺癌等。胰腺癌的转移途径主要为淋巴转移和直接浸润，其次为血行转移和沿神经束蔓延。胰腺癌早期诊断困难，手术切除率低，预后很差。

【诊断】

（一）症状

1. 上腹痛和上腹饱胀、不适 此为最常见的首发症状，易与胃肠、肝胆疾病相混淆。腹痛为隐痛、腹痛或钝痛，后期可呈持续性疼痛并且加重，向腰背部放射，夜间疼痛明显。

2. 黄疸 梗阻性黄疸是胰腺癌最突出、最主要的症状。大部分患者出现黄疸时已属中晚期，黄疸呈进行性加重，伴皮肤瘙痒、粪便呈陶土色。

3. 消瘦、乏力 是胰腺癌的常见症状。

4. 消化道症状 食欲减退、腹胀、消化不良、腹泻或便秘，部分患者可有恶心、呕吐，晚期癌肿侵及十二指肠可出现上消化道梗阻或消化道出血。

5. 其他 部分患者早期表现为轻度糖尿病，故对中老年人突发糖尿病应提高警惕，有患者胰腺癌可能。少数为胆管感染表现。

（二）体征

1. 一般情况 可有消瘦、贫血或营养不良、巩膜及皮肤黄染，晚期还可有锁骨上淋巴结大、肛门指诊触及直肠外转移灶。

2. 腹部体检 可有肝大、胆囊大，腹内肿块，移动性浊音阳性。

（三）检查

1. 实验室检查 半乳糖转移同工酶-Ⅱ（GT-Ⅱ）是恶性

肿瘤的酶标记物，对胰腺癌的敏感性为 67.2%，特异性为 98.2%。黄疸的患者其血清胆红素常超过 256.5μmol/L（15mg/dl），用于诊断胰腺癌的肿瘤标记有 CA19-9、POA、PCAA、CEA、CA$_{50}$、Span-1、DU-PAN-2 等，其中 CA19-9 是特异性和敏感性较高的一种。

2. 超声检查　可提示肝内外胆管有无扩张、肝外胆管梗阻的部位、胰头或胆总管下端有无肿块，能发现直径 <2cm 的小胰癌，超声内镜可发现直径更小的肿瘤。

3. CT 检查　能清晰地显示胰腺的形态、肿瘤的位置及肿瘤与邻近血管、器官的关系，是胰腺疾病具有高度可靠性的检查方法，可发现直径为 1cm 的肿瘤。

4. ERCP　可观察十二指肠乳头改变，造影显示胆管狭窄和扩张，胰管扩张、中断，管壁僵硬变，造影剂排空延迟。可收集胰液进行细胞学、生化、酶学和分子生物学检查。

5. PTC　可显示肝内、外胆管扩张、狭窄、充盈缺损、中断、移位管壁僵硬改变。

6. 磁共振胰胆管成像（MRCP）　是一新发展的无创性胰胆管检查方法，与 PTC 和 ERCP 相比，更能反映胰胆管系统的全貌，对胆管梗阻的存在及其水平、范围和病因的诊断准确率达 90%～100%，在胰管扩张、狭窄、充盈缺损方面与 ERCP 的一致率达 80%～100%。

（四）诊断要点

1. 不明原因的上腹痛或上腹饱胀、不适，进行性黄疸伴尿黄、粪便呈陶土色。通常无寒战、高热。

2. 食欲减退、腹胀、消化不良、腹泻或便秘、消瘦、乏力等症状。

3. CA19-9、CEA 等血清肿瘤标记物增高。

4. 超声、CT、ERCP、MRCP 等影像学检查发现胰腺占位和胆管扩张。

（五）鉴别诊断

1. 急、慢性胆管疾病 胆管炎、胆总管结石可引起发作性右上腹和上腹部绞痛、畏寒、发热和黄疸，腹部体征方面有不同程度的腹膜刺激征，血白细胞计数增高，超声检查有助确诊。

2. 慢性胰腺炎 常有胆管疾病或酗酒史，腹痛、体重下降、糖尿病和脂肪样泻为其四联症，血清 CA19－9 及 CT、ERCP 等影像学检查和 K-ras 基因突变检测有助诊断。

3. 胆总管下段肿瘤 CT 显示肝内胆管及肿瘤梗阻以上肝外胆管扩张，胰腺无占位性病变；ERCP 可显示胆总管肿瘤。

【治疗】

1. 手术治疗

（1）胰十二指肠切除术：适用于胰腺头部癌。切除范围包括胰腺头部、胃远端、十二指肠全部、空肠上段 10cm 和胆总管远端以及区域淋巴结。手术指征：①患者全身情况较好，无肝转移和腹水者；②术中检查癌肿未波及周围重要组织和器官，如门静脉、下腔静脉、肠系膜上动静脉；③术中检查幽门上、下无淋巴结转移者可行保留幽门的胰十二指肠切除术。

（2）区域性胰十二指肠切除术：适用于胰腺头部癌侵犯门静脉系统而没有远处转移者。术中探查确有门静脉侵犯者，可行受累血管切除和重建。

（3）胰腺体尾部及脾切除术：适用于胰体尾部癌无转移者。

（4）全胰切除术：切除范围除胰十二指肠切除术范围外，还要切除余下的胰腺与清除脾脏、胰周围淋巴结、腹主动脉旁及肠系膜血管周围淋巴结。

手术指征：①胰头及体尾部多发癌无远处转移者；②胰头癌及体尾部有坏死者；③胰腺癌伴有慢性胰腺炎者。

（5）姑息性手术：胰腺癌晚期不能行根治性手术者，行姑息性手术以改善全身情况，缓解胆总管和十二指肠梗阻症状，消除黄疸，延长一定生命时间。应用于胰腺癌已侵及肠系膜上动静脉、门静脉、肝转移或胰周围淋巴结广泛转移者。

①内引流减黄术：胆总管空肠 Roux-en-Y 手术，胆囊空肠吻合术，胆总管十二指肠吻合术。

②外引流减黄术：胆总管 T 管引流术，胆囊造瘘术，术中经肝穿刺胆管引流术。

③胃空肠吻合：解除十二指肠梗阻。

④胰管空肠吻合：进行胰管减压，缓解背部疼痛等。

⑤化学性内脏神经切除术：50% ~70% 乙醇溶液20 ~40ml 或 5% 苯酚杏仁油 40ml 进行内脏神经阻滞。

2. 化疗 对于胰腺癌尤其是手术不能切除的胰腺癌是不可缺少的辅助治疗方法，但是目前临床疗效尚难令人满意。氟尿嘧啶是胰腺癌化疗中应用最广泛的药物，其他药物包括丝裂霉素 C（MMC）、阿霉素（ADM）、链脲霉素等，近年用于临床的吉西他滨可抑制胰腺癌的发展而延长生存期。

3. 放射治疗 放疗适用于术后辅助治疗和无法切除肿瘤的治疗，单纯放射治疗对不能切除的胰腺癌可改善其预后，有姑息治疗的作用；术后放射治疗联合化疗能够明显提高胰腺癌患者的生存期及肿瘤的局部控制率。目前术后放射治疗已成为胰腺癌患者提高肿瘤局部控制率、改善患者生活质量、延长患者生存期的重要方法之一。

【病情观察】

1. 术前有无腹部绞痛，有无黄疸波动、畏寒发热、腹水、恶病质。注意肝功能情况，有无低蛋白血症和凝血酶原时间延长，注意血糖、外周血 WBC 及中性粒细胞、血红蛋白高低。

2. 术后应密切观察生命体征，注意体温、脉搏、呼吸和血压，胃管引流量和性状，有无消化道出血，肝功能改变情况，血糖高低，进食、排便、排气情况。

3. 腹腔引流液性状和量，有无腹腔出血、胰漏、胆漏、感染等。

4. 术后饮食的情况。

【病历记录】

1. 患者的诊疗计划，对患者的主诉要有记录。

2. 记录书写应及时、全面、完整，反映患者病情变化和各级医师查房意见、诊治过程与家属沟通情况。

3. 操作前征得患者及其家属同意和签名。

【注意事项】

1. 医患沟通

（1）知患者及其家属术前诊断及可能诊断，诊断不确定时要注意留有余地，术后病理可能为慢性胰腺炎、囊肿、腺瘤或胰腺结核等少见良性病变。

（2）仔细交代拟行手术方案，告知胰十二指肠切除术为腹部特大手术，是腹部脏器手术中除移植以外难度最大的手术，既往手术后病死率高达 40%，阐明术中及术后可能发生的并发症及不良预后，手术需征得患者及其家属同意并签名为证。

（3）手术过程中如改变手术方案，应及时通知患者家属或委托代理人征得同意后方可实施，并记录在案，家属签名。

（4）患者病情变化或发生并发症时应及时告知患者及其家属，针对并发症的处理方案也应征得同意。

（5）对患者病情变化尽量不做肯定或否定的回答，而是做客观性描述。

（6）胰腺手术风险较大，并发症多，在当前技术还不能完全防止并发症的情况下，良好的医患沟通，是减少医患纠纷的最好方法。

2. 经验指导

（1）遵循以病史采集为基础，辅以实验室和影像学检查，从无创到有创，定位、定性和分期诊断兼顾的原则。

（2）较大的已浸润到胰外的胰头癌，术中确诊并不困难。即使活检，阳性率极高，表面取材的危险性并不大。

（3）开腹后除常规探查盆腔、肝脏、肝门、腹腔动脉、腹主动脉旁、肠系膜根部有无淋巴结转移或肿瘤浸润外，尚需进一步探查肿瘤与胰周大血管的关系，一般分三步探查。

第一步：Koch切口切开十二指肠侧腹膜，分离十二指肠、胰头与其后方的下腔静脉、腹主动脉。

第二步：自胰颈下缘打开后腹膜，显露肠系膜上静脉，沿其前壁在胰颈后方向门静脉方向做钝性分离，切忌暴力，此步骤为关键。寻找肠系膜上静脉方法：①根据结肠中动、静脉回流至肠系膜上静脉；②根据胰颈部凹陷标志；③从十二指肠水平部右侧向左侧解剖；④根据胃网膜右静脉回流至肠系膜上静脉，在胃网膜右静脉根部左下方 $0.5 \sim 1.0\,cm$ 处寻找。

第三步：十二指肠上缘解剖肝十二指肠韧带，分离出胃右动脉和胃十二指肠动脉，分别切断后结扎，游离胆总管并向右侧牵引，在门静脉前，胰腺后钝性分离，与肠系膜上静脉前分离汇合。

（4）镇痛药使用方案：①个体化原则，即根据具体患者疼痛强度、病期、全身状况及药物的作用等设置其治疗方案；②三阶梯原则，即从非麻醉药类镇痛药开始，效果不好后改用低作用麻醉药，直至强作用麻醉药；③定时给药原则，以维持一定的血药物浓度，而不是患者疼痛时给药，后者常不能及时达到镇痛效果；④按需给药，以达到有效镇痛，而不强调限制药物的用量；⑤处理药物的不良反应及做好患者思想工作，以减少或消除其不安和疑虑。

(5) 介入治疗能加强化疗药物的作用，使肿瘤有不同程度的缩小，也能作用于正常胰腺组织和胰腺周围组织，使肝脏转移灶明显缩小，有效控制腹腔动脉淋巴结的转移，减少肿瘤浸润血管，使肿瘤与血管间疏松组织水肿，出现"炎性水帘"，易于手术分离。同时亦使正常胰腺质地变韧，易于手术中缝扎止血和胰肠吻合，胰漏的发生率明显降低。对肿瘤标本的研究发现，介入治疗能有效地消灭血流中的游离肿瘤细胞。

第二十八节　急腹症

急腹症（acute abomen）是一类主要以急性腹痛为突出表现，同时伴有全身反应的外科临床病症。病因复杂多样，诊断困难，需详细询问病史、仔细体格检查，参考必要的实验室检查或其他特殊检查，进行综合处理。

【诊断】

（一）症状

1. 腹痛　①一般来说，进油腻食物后腹痛多为胆囊炎、胆石症；暴饮、暴食、饮酒后腹痛，应考虑急性胰腺炎；饱餐后刀割样上腹痛可能是胃十二指肠溃疡穿孔；剧烈活动后腹痛可能是肠扭转。②腹痛开始部位或最明显部位多为病变所在部位。如果急性腹痛由一点开始，波及全腹为实质脏器破裂或空腔脏器穿孔。阑尾炎常为转移性腹痛。胆管疾病常有右肩或右肩胛下角放射痛。胰腺炎可伴左肩及背部牵涉痛。输尿管与肾结石引起的肾绞痛为腰痛伴下腹及腹股沟区放射痛并向大腿内侧和会阴部的放射痛。③炎症性病变腹痛由轻逐渐加重。实质脏器破裂、空腔脏器穿孔、梗阻、绞窄及扭转，腹痛多为突然发生，迅速恶化。④腹痛的性质为持续性钝痛或隐痛，提示出血或炎症性病变。阵发性腹痛提示空腔脏器痉挛或阻塞。持续性腹痛伴阵发性加重提示炎症和梗阻同时存在。同一疾病不同阶段可能有不同性质的腹痛。⑤腹痛的程度能反映腹腔内病变的轻重。一般来说，痉挛、化学刺激、嵌顿绞窄及梗阻引起的腹痛严重，难以忍受，呈刀割样，不敢吸气。炎症引起的疼痛则较轻。

2. 伴随症状　厌食、恶心、呕吐常因胃肠道疾病所致。小儿先厌食后有腹痛发作，可能为急性阑尾炎，呕吐常发生在腹痛之后。成年人腹痛后3~4小时呕吐，考虑急性阑尾炎。早期频繁呕吐提示急性胃肠炎。小肠梗阻者，呕吐出现早且频繁，呕吐物为褐色、浑浊含有渣滓，呕吐后腹痛减轻。呕吐物含胆汁提示梗阻部位在十二指肠以下。呕吐物内不含胆汁，为宿食，见于幽门梗阻。呕吐物为咖啡样物，考虑上消化道出血。结肠梗阻者呕吐出现晚。咖啡色呕吐物伴有腥臭味，考虑急性胃扩张。

排便情况，腹腔急性炎症，可引起肠管蠕动减慢，出现肠麻痹。急性胃肠炎常有大量水样泻。机械性肠梗阻患者，会出现停止排便、排气。急性坏死性肠炎患者，脐周痛同时伴腹泻和腥臭味血便。盆腔脓肿患者，下腹痛伴里急后重、黏液样大便。小儿肠套叠常排果酱便。

此外，腹腔炎症病变可伴发热，重症患者有寒战、高热。肝、胆、胰疾病可伴有黄疸。腹腔内出血或消化道出血可伴休克或贫血。肾、输尿管疾病可伴尿频、尿急、尿痛、排尿困难及血尿等症状。

(二) 体征

1. 全身检查　血压、呼吸、脉搏、神志、表情、体位、皮肤、疼痛的程度、回答问题能力等。血压低、心率快，说明血容量低，考虑腹腔内出血或脱水；患者烦躁不安、面色苍白、呼吸浅快、明显脱水、被动体位，提示病情严重。

2. 腹部检查　检查时患者仰卧屈膝。按视、触、叩、听全面检查。

(1) 视诊：腹部有无手术瘢痕、出血点、瘀斑及静脉曲张。腹部是否对称、膨隆、有无肠型、蠕动波、腹式呼吸的变化情况及两侧腹股沟区有无肿物等。

(2) 触诊：从主诉无疼痛区开始，由远而近，最后触摸疼痛区。触摸法要轻柔，缓慢有序进行。检查时，手到、眼到、心到。

重点查：有无腹部压痛、反跳痛、肌紧张及其部位、范围和程度。腹部压痛最明显的部位即是病变所在部位。如上消化道溃疡穿孔全腹痛，但仍以上腹病变区最明显。早期炎症或腹部出血引起的肌紧张较轻；细菌感染、空腔脏器穿孔或器官坏疽引起的肌紧张较重，严重者可呈木板样僵硬变，见于胃、十二指肠、胆管穿孔。若腹膜炎时间长，支配腹膜的神经麻痹，腹肌紧张程度反而减轻。结核性腹膜炎患者腹部触诊为揉面感。对于年老体弱、小儿、肥胖者及休克患者即使病情较重，腹膜刺激征也不明显，应该加以注意，以免延误诊治。此外，触诊还可以判断有无肿块。急性绞窄性肠梗阻，可扪及胀大的肠襻。腊肠样肿块，有压痛提示肠套叠。柔软条索状团块，提示蛔虫性肠梗阻。

(3) 叩诊：重点叩肝浊音界、有无移动性浊音及叩痛明显的部位。叩诊时应从无痛区开始，用力均匀。当腹腔内有大量渗液或出血时可叩及移动性浊音。上消化道穿孔致膈下有游离气体时可叩及肝浊音界消失。

(4) 听诊：通过听肠鸣音判断胃肠蠕动功能。听诊部位一般选取在右下腹近脐部或左下腹近脐部。听诊内容包括肠鸣音的有无、肠鸣音的频率和音调。机械性肠梗阻时，肠鸣音活跃、音调高、有气过水声伴腹痛。腹膜炎、小肠缺血、绞窄性肠梗阻晚期或严重低血钾时，患者肠麻痹而导致肠鸣音减弱或消失。腹部听到振水音提示幽门梗阻或胃扩张的可能。

3. 直肠指诊　了解直肠、盆腔内有无肿物、触痛、肛门是否松弛，指套有无黏液及血迹。盆腔脓肿及积血时可查及直肠膀胱陷凹处饱满、有触痛及波动感。阴道双合诊可确定有无卵巢肿蒂扭转、异位妊娠内出血等。

（三）检查

1. 实验室检查　可根据病情有针对性选做。通过血常规化验，连续观察红细胞、血红蛋白、白细胞及分类、细胞比容、网织红细胞，可以判断有无腹腔内出血、有无感染等。有过敏性疾病时，嗜酸性粒细胞计数升高。腹部绞痛放射到大腿内侧，尿常规检出大量红细胞提示尿路结石。尿淀粉酶测定有助于急性胰腺炎诊断。大便常规隐血试验多次阳性，提示胃肠道肿瘤、溃疡等。血生化检查可根据病情选择。疑似急性胰腺炎者可测定血清淀粉酶、血钙、血糖、血尿素氮、乳酸脱氢酶等。胃肠道梗阻者和休克患者，应测血清钾、钠、氯及二氧化碳结合力。老年急腹症患者常规测血糖。

2. X线检查　胸腹立位X线片可了解有无膈下游离气体、胃扩张及肠积气、液气平面及结石阴影。如胃十二指肠溃疡穿孔，约80%患者以上可有膈下半月形、游离气体阴影。肠梗阻患者可见多个液气平面。膈下脓肿可显示膈肌抬高、活动受限、肋膈角模糊不清的胸膜反应。尿路结石患者90%以上可显示结石阴影。结石临床症状可以明确诊断。

3. 超声　主要用于实质脏器的损伤、破裂及占位的检查，也可用于腹腔内出血和积液的量的检测。

4. CT　可以清楚显示胰腺各部位的坏死和脓肿及坏死范围，对早期急性坏死性胰腺炎、胰腺脓肿有重要诊断价值。此外对腹腔脓肿及肿物诊断有一定意义。

5. 内镜检查　如纤维胃镜、结肠镜具有诊断、治疗双重作用。

6. 诊断性穿刺 对急腹症，尤其是闭合性腹部创伤，诊断困难的病例有重要诊断价值。包括腹部穿刺和阴道后穹窿穿刺。禁忌证：严重腹胀、肠梗阻患者。抽出腹腔液体后观察并记录其颜色、性状。穿刺抽取液做淀粉酶、胆红素测定及细菌培养、药敏试验，对明确诊断有重要意义。

（四）诊断要点

1. 急腹症是以急性腹痛为突出表现、腹部体征明显异常的一类疾病。

2. 排除腹部以外疾病或全身性疾病所致的腹痛。临床上常见疾病包括肺炎、肋间神经痛、胸膜炎、脑梗死、心绞痛、急性心肌梗死、心包炎、胸腹壁带状疱疹、糖尿病酮症酸中毒、癫痫、腹型过敏性紫癜、慢性铅中毒、尿毒症、白细胞、恶性淋巴瘤、系统性红斑狼疮等。

3. 根据急腹症病理特点诊断大致分为 5 类：①急性炎症性疾病（急性胆囊炎、胆管炎，急性胰腺炎，急性阑尾炎等）；②脏器破裂或穿孔性疾病（胃、十二指肠溃疡穿孔，急性肠穿孔，消化道肿瘤穿孔等）；③梗阻或绞窄性疾病（胆管结石，急性肠梗阻，腹腔脏器急性扭转等）；④腹腔脏器破裂出血性疾病（创伤性肝、脾、肾破裂，肿瘤破裂出血等）；⑤腹腔血管性疾病（腹主动脉瘤，肠系膜上动脉栓塞等）。

（五）鉴别诊断

1. 急性阑尾炎 转移性右下腹痛伴有右下腹固定压痛，常伴恶心、呕吐及局限性腹膜炎，有白细胞计数升高，中性粒细胞比例增加。

2. 急性胆囊炎 常在进油腻食物或饮酒后发作，右上腹绞痛，可向右肩背部放射，查体主要表现为右上腹局限性压痛，Murphy 征阳性；超声检查可见胆囊增大、壁厚，见胆囊内结石影。

3. 急性胆管炎 可有胆管结石病史或胆管手术史。主要表现为剑突下区剧烈疼痛，可放射至右肩部；伴寒战高热，可有黄疸，重症者可出现在休克和精神症状。超声检查提示胆管扩张及结石影。

4. 消化性溃疡急性穿孔 既往有溃疡病史，突然发生上腹部剧烈刀割样疼痛，持续性，迅速扩散到全腹部，常伴有轻度休克症状。体格检查示明显的腹膜刺激征，典型者表现为"板状腹"，肝浊音界缩小或消失，肠鸣音减弱，X线检查膈下有游离气体。

5. 急性胰腺炎 可有胆石症病史，多于暴饮暴食或饮酒后发病，为上腹部偏左侧腹痛，持续性，可向肩背部放射，恶心、呕吐后腹痛不缓解，腹胀较明显；血、尿淀粉酶明显增高，CT检查尤其是增强CT显示胰腺弥漫性肿大，可见局部低密度坏死区域，胰周积液等异常。

6. 急性小肠梗阻 突发腹部绞痛，常位于脐周，阵发加剧，间歇期疼痛缓解；常伴恶心呕吐，吐后腹痛可减轻；肛门停止排便、排气。腹部体检见蠕动或扩张的肠袢，肠鸣音活跃、亢进，可闻及高调金属音及气过水声。腹部立位X线片显示小肠扩张充气并见气液平面。若疼痛加剧呈持续性，伴明显腹膜炎体征，提示有绞窄或坏死。

7. 腹部闭合性损伤 实质性脏器破裂主要表现为急性失血征象或失血性休克，腹痛相对而言不严重，腹穿刺抽出不凝血液，超声或CT检查可显示肝、脾损伤及腹腔内积血。空腔脏器损伤主要为腹膜炎表现，腹穿刺可见消化道内容物，腹部立位X线片见膈下游离气体。

8. 急性盆腔炎 多见于年轻人，表现为下腹痛，发热；下腹部有压痛、反跳痛；阴道分泌物多，宫颈举痛，后穹隆触痛；经后穹隆穿刺可抽得脓液，涂片见白细胞内有革兰阴性双球菌。

9. 异位妊娠破裂 以输卵管妊娠破裂多见。有停经史，突发下腹痛，伴心率快、血压低，提示内出血；腹部可有压痛、肌紧张，反跳痛明显；阴道有不规则出血，后穹隆或腹腔穿刺抽出不凝血；人绒毛膜促性腺激素（hCG）阳性。

10. 卵巢滤泡或黄体囊肿破裂 临床表现与异位妊娠相似，但病情较轻，多发于排卵或月经中期以后。

【治疗】

（一）一般治疗

取卧位，禁食，胃肠减压，吸氧，留置导尿管，有效的静脉通道，对循环不稳定、病情较重者可行心电监护，血氧饱和度测定及中心静脉压监测；同时完成必要的实验室、影像学及其他辅助检查，包括血、尿常规，电解质，肝、肾功能，血、尿淀粉酶，凝血功能（PT，APTT）测定，血气分析，进行血型检测，交叉配血等，上述措施亦为术前准备的重要组成部分。

（二）药物治疗

1. 液体疗法 根据具体病因，患者临床表现及实验室检查结果判断有无水、电解质紊乱，酸碱平衡失调等异常，给予及时补充、纠正。常用液体包括生理盐水、林格液、平衡盐溶液、葡萄糖溶液（5%，10%），5%碳酸氢钠溶液等，若有明显失血等情况可给予输血（全血，成分输血），血浆、白蛋白输注，治疗期间应观察患者对液体治疗的反应，及时调整。

2. 抗生素 发病初期通常选用广谱抗生素，以后根据细菌学检查与药敏试验结果及治疗反应进行调整，目前常用抗生素有头孢菌素类、喹诺酮类、氨基糖苷类等。急腹症治疗中强调抗厌氧菌感染，主要药物包括甲硝唑、替硝唑等。

3. 其他药物 镇静药、镇痛药、止血药、制酸药等。

（三）手术治疗

1. 适应证

（1）腹腔内病变严重者，如内脏破裂、穿孔，绞窄性肠梗阻，胆管严重感染引起腹膜炎等。

（2）进行性内出血征象，经输血、补液、止血等治疗，病情无好转或一度好转即迅速恶化者。

（3）腹腔内空腔脏器穿孔，腹膜刺激征严重或有扩大趋势者。

（4）肠梗阻疑有血运供应障碍，有绞窄坏死者。

（5）突发性剧烈腹痛，病因不明，伴有明显腹膜刺激征，经短期治疗后不见缓解或反而加重者。

2. 手术原则

（1）力争在并发症出现前做好术前准备，及时给予手术，力求简单有效、迅速，尽量预防术后并发症发生。

（2）根据腹腔内病变情况，首先抢救生命，其次考虑根除病灶，全身情况允许下尽可能将病灶一次性根治，否则先行简单手术抢救生命，待症状好转再手术处理病灶。

3. 手术方法　诊断明确者根据具体病因采取相应的手术操作，如阑尾切除术，胆囊切除术，胆管探查引流术，肠切除术，胃大部切除术等；诊断不明但有手术指征者，多行开腹探查情况决定手术方案。

【病情观察】

1. 诊断明确者进行严密观察，包括生命体征监测，腹部体征的动态观察，尤其是腹痛部位、程度、性质及范围的变化，腹胀程度，肠鸣音，肝浊音界，移动性浊音的变化等；重要脏器（心、肺、肝、肾）功能的监测，完成必要的实验室及相关影像学检查，必要时也应做到动态观察，重点在于发现有无出血、休克、腹膜炎、血运障碍及绞窄性病变存在。

2. 诊断未明确者基本观察内容同上；观察期间，在患者条件允许的前提下，根据对病情的分析与判断，安排相应的辅助检查和适当的治疗。

【病历记录】

1. 详细记录发病出现的诱因、时间、程度、性质。

2. 对诊断不明，需要探查的患者应将检查结果技术记录并进行分析。

3. 记录与患方沟通的情况，重要的检查治疗要有患方签字同意。

【注意事项】

1. 医患沟通

（1）急腹症患者就诊或住院时，很多情况下仍不能明确诊断，特别是可能已经进行了多项检查，患者及其家属对此往往会不理解，需向其耐心解释说明；同时在安排检查时也应多从患者角度考虑，尽可能一次完成，不要让患者反复多次搬动进行检查操作。

（2）决定手术时，特别是行开腹探查，应向患者及其家属充说明探查的目的及可能出现的情况，使其了解探查的必要性；同时也要交代清楚急诊手术的风险。

（3）诊疗过程中针对患者出现的情况，要及时与患者及其家属沟通，以期取得患方的理解、支持和配合。

2. 经验指导

（1）疼痛的部位往往可以提示病变部位，腹痛最先出现及最明显处多为病变部位所在，但须注意内脏性疼痛定位较差。

（2）腹痛程度一般可反映病变程度，通常炎症刺激引起腹痛相对较轻，空腔脏器痉挛、梗阻、嵌顿、扭转或绞窄出血所致疼痛较重。

（3）注意腹痛有放射、转移和扩散等情况，如腹腔出血或膈下炎症可刺激膈肌出现肩胛区放射痛，胰腺炎可引起腰背部或左肩痛，急性阑尾炎最初上腹部、脐周疼痛可转移至右下腹，溃疡穿孔先出现上腹部疼痛，然后可扩散波及全腹。

（4）体格检查在病情允许下应全面、仔细，对患者全身情况大致了解后对腹部做重点检查。

（5）各种实验室及辅助检查应迅速，有针对性，切忌为明确诊断行过多的检查，耽误抢救或手术的最佳时机，尤其对内出血伴休克的患者，应积极术前准备，立即手术，抢救生命。

（6）对有明确病史，既往有类似发作的患者，往往在接诊时患者会主动提供诊断，可能会干扰我们的诊断思路，忽略其他病变的存在，需特别注意。

第二十九节　上消化道出血

上消化道出血（upper gastrointestinal hemorrhage）系指 Treitz 韧带以上消化道包括食管、胃、十二指肠或胆管、胰腺等病变所引起的出血，胃空肠吻合术后空肠病变出血变属此范围。大量出血一般指短时间内失血量超过 800ml 或循环血容量的 20%。上消化道出血为临床常见急症，主要表现为呕血和（或）黑便，常伴血容量减少引起的急性周围循环衰竭。

【诊断】

（一）症状

1. 休克　出血量 400ml 以内可无症状，出血量中等可引起贫血或进行性贫血、头晕、软弱无力，突然起立可产生晕厥、口渴、肢体冷感及血压偏低等。大量出血即可产生休克，若处理不当，可导致死亡。

2. 发热　中度或大量出血病例，于 24 小时内发热，多在 38.5℃ 以下，持续几日至 1 周。

3. 其他　呕血和（或）黑便。

（二）体征

1. 生命体征　一般为低热，不超过 38.5℃，脉搏快，呼吸急促，血压下降（收缩压下降，脉压变窄）。

2. 一般情况　消瘦，烦躁不安，神志不清，贫血面容，四肢湿冷，皮肤弹性差；皮肤黏膜黄染、紫癜或瘀斑，有无肝掌、蜘蛛痣等。

3. 其他 巩膜有无黄染，鼻咽部有无出血病变，口唇有无发绀，有无颈静脉怒张，肝颈静脉回流征，有无腹部手术瘢痕，腹壁静脉有无曲张，是否肝大、脾大，右上腹有无压痛，胆囊是否肿大，有无移动性浊音等。

（三）检查

1. 实验室检查

（1）血常规：血红蛋白测定、红细胞计数、血细胞比容可以帮助估计失血的程度。

（2）血尿素氮：测定值增高。

2. 辅助检查

（1）内镜检查：是大多数上消化道出血诊断的首选方法，纤维胃镜检查可直视下观察食管、胃十二指肠，判断出血病变部位、病因及出血情况，必要时取活检，同时可行内镜止血治疗。目前主张早期检查，入院后立即检查，也可 6~12 小时内进行。距出血时间愈近，诊断阳性率愈高。检查前先插胃管抽吸积血，并以冷盐水洗胃以改善视野。

（2）X 线钡餐：多主张在出血停止和病情基本稳定后进行，现一般多为胃镜检查所代替，但对经胃镜检查出血原因不明，疑为十二指肠降部以下小肠病变者具有特殊诊断价值。

（3）选择性动脉造影：内镜检查未能发现出血病因，胃内大量血块观察困难，出血速度大于每分钟 0.5ml，经选择性腹腔动脉或肠系膜上动脉造影，可发现造影剂溢出部位、血管畸形或肿瘤血管影像，对于出血定位诊断很有意义，且可同时行介入栓塞止血治疗。

（4）核素检查：静脉注射 ^{99}mTc 标记的红细胞，行腹部闪烁扫描，出血速度每分钟达到 0.05~0.1ml，核素即可聚集在血管溢出部位显像，且标记红细胞 24 小时后仍能显像，对间歇性出血诊断有独特价值，敏感性高，但定位精确性有限，常作为选择性腹腔内脏动脉造影前的筛选手段。

（5）鼻胃管及三腔二囊管检查：如鼻胃管放至食管与胃交界处，注入少量等渗盐水，抽吸出血液，说明出血来自食管或胃；如鼻胃管进入胃中，抽出清亮胃液，表明出血位于胃以下消化道；如抽出清亮胆汁，可以排除出血在十二指肠近端。该方法简单、安全，但约 10% 上消化道出血患者吸引呈阴性。三腔二囊管放入胃内后，将胃气囊和食管气囊充气压迫胃底和食管下段，用等渗盐水将胃内积血冲净，如果没有再出血，可认为是食管、胃底曲张静脉破裂出血；如果吸出胃液仍含血液，则以胃十二指肠溃疡或出血性胃炎可能较大。

（6）超声、CT 检查：有助于发现肝、胆、胰腺、脾等脏器病变，了解有无腹水、占位性病变等异常，进一步辅助诊断。

（四）诊断要点

1. 上消化道出血诊断确立　根据呕血和（或）黑便，失血性周围循环衰竭的临床表现，实验室检查示红细胞计数、血红蛋白浓度及血细胞比容下降。

2. 病因诊断　仔细的病史、症状询问，全面有重点的体格检查可以为出血病因提供重要线索，应有各种特殊器械、影像学检查多数可进一步明确病因及出血部位。

（五）鉴别诊断

1. 胃十二指肠溃疡　既往有上腹部间歇、节律性疼痛，服用制酸药可缓解或内镜检查有阳性发现；出血程度取决于被侵蚀血管，一般出血量不超过 500ml，经积极非手术疗法多能止血，日后可能再出血。

2. 门静脉高压食管胃底静脉曲张　患者多有病毒性肝炎、血吸虫病或酗酒病史，伴有肝硬化表现，可查见肝掌、蜘蛛痣、腹壁静脉曲张，肝大、脾大、腹水，既往有 X 线或内镜检查发现食管胃底静脉曲张。临床出血常很突然、量大，主要表现为呕血，经积极非手术疗法短期内仍可反复呕血。但须注意约 25% 患者可能是同时伴发溃疡或门静脉高压性胃病所致出血。

3. 应激性溃疡 患者多有酗酒、服用非甾体抗炎药物（吲哚美辛、阿司匹林等）或糖皮质激素药物史，也可以发生在休克、脓毒症、烧伤、大手术和中枢神经系统损伤之后。

4. 胃癌 患者表现有慢性上腹部不适，疼痛，进行性体重下降，厌食；黑便较呕血常见。

5. 胆管出血 常见病因包括肝创伤，肝脓肿，肝肿瘤及胆管感染，胆管手术等。出血量一般不多，很少引起休克，临床典型表现为胆绞痛，梗阻性黄疸及消化道出血三联症。积极非手术治疗后出血可暂时停止，但常呈周期性发作，间隔期一般为 1~2 周。

【治疗】

（一）一般治疗

卧位休息，保持呼吸道通畅，避免呕血时吸入引起窒息，吸氧，禁食，胃肠减压，留置导尿管，迅速建立两条有效的静脉通道，一条最好通过颈内静脉或锁骨下静脉途径，以便监测中心静脉压，危重患者应行心电监护及血氧饱和度监测。完成血液、生化等各项基本检查，同时进行血型鉴定与交叉配血。

（二）**药物治疗**

1. 积极补充血容量先输注平衡盐溶液 开始速度宜快，大量输注平衡盐溶液使血液稀释，有利于改善微循环，但需维持血细胞比容不低于 0.30；同时可输入以全血为主的胶体溶液（如血浆，5% 的白蛋白等）。临床应用晶体液与胶体液的比例以（3~4）:1 为宜。输液过程中避免因输液、输血过快、过多引起肺水肿，尤其在老年患者或原有心脏病的患者应特别注意。

2. 局部或全身应用止血药和血管活性药物

（1）静脉注射维生素 K_1、酚磺乙胺（止血敏）、止血芳酸、凝血酶原复合物及纤维蛋白原等。

（2）三七胶囊、云南白药或凝血酶口服或经胃管注入保留发挥局部止血作用；冰生理盐水反复洗胃将血块、胃液洗净，去甲肾上腺素 8～16mg 加入冰生理盐水 100～200ml，注入胃腔内，间隔 2～6 小时重复应用，可起到良好的局部止血效果。

（3）垂体后叶素（vasopressin）可收缩内脏血管，减少门静脉血流量，降低门静脉及侧支循环压力，控制食管、胃底静脉曲张出血。常用 20U 加入 200ml 葡萄糖溶液，于 20～30 分钟内滴完，需要时可在 3～4 小时后重复使用；以每分钟 0.2U 持续静脉滴注。但该药物可引起腹痛、血压升高、心绞痛、心肌梗死等不良反应，目前主张与硝酸甘油联合使用以减少不良反应。冠心病患者禁忌使用。

（4）生长抑素（somatostatin）的作用机制可能为减少内脏血流量，减少门静脉血流量从而降低门静脉系统压力，可以减少胃液分泌。临床制剂有 14 肽天然生长抑素，6mg 加入 100ml 生理盐水中，24 小时静脉缓慢滴注。本品半衰期极短，应注意滴注过程中不能中断，若中断超过 5 分钟，应重新注射首剂。

3. 制酸药 血小板聚集及血浆凝血功能所诱导的止血作用需在 pH>6.0 时才能有效发挥，因此抑制胃酸分泌提高胃内 pH 值有止血作用。临床上常用 H_2 受体拮抗药或质子泵抑制剂，后者在保持胃内持续高 pH 优于前者。急性出血静脉途径给药：奥美拉唑或兰索拉唑 40mg，每日 2 次，静脉推注或滴注。

（三）手术治疗

由于各种止血方法的不断改进，约80%上消化道出血患者可经非手术疗法达到止血目的，对于那些经积极保守治疗，出血仍不能得到有效控制者，可行手术治疗。手术首要目标是止血，若条件允许可对原发病根治手术；对未明确诊断而出血不停止者，考虑开腹探查，查明病因，行相应处理。

1. 消化性溃疡　切除出血的溃疡是防止再出血的最可靠方法，常用方法为胃大部切除术。对年老体弱或有重要器官功能不全的患者，可选择出血点缝扎、迷走神经切断加幽门成形术，创伤较小。

2. 门静脉高压食管、胃底静脉曲张　肝功能较好，无黄疸，没有严重腹水，应积极采取手术治疗。手术方式根据门静脉高压病因、肝硬化类型、肝功能分级等情况选择，包括断流与分流手术。贲门周围血管离断术适应于大部分患者，能够完全阻断食管、胃底曲张静脉的反常血流，达到立即确切的止血。

3. 应激性溃疡　绝大多数可由非手术治疗止血。如果不能止血，可采用胃大部切除术或加行选择性迷走神经切断术。

4. 胃癌　胃癌引起大出血，应根据局部情况行根治性胃大部或全胃切除。

5. 胆管出血　多数可经非手术疗法止血。术中可行胆管镜或术中胆管造影检查，确定出血部位，根据具体病变情况可选择靠近病灶部位结扎肝动脉，常可收到止血效果，单纯结扎肝总动脉是无效的。肝叶切除既能控制出血，又可清除病灶。适用于其他方法难以止血，而明确病灶局限于一侧肝内者。

（四）内镜治疗

对于消化性溃疡出血，内镜如发现有活动性出血或显露血管的溃疡，可以进行激光、热凝、高频电灼、微波治疗或出血部位局部注射 1/1 万肾上腺素，组织胶或硬化剂等药物。对于门静脉高压静脉曲张出血，可内镜直视下注射硬化剂至曲张静脉或用皮圈套扎曲张静脉或两种方法同时使用，不但能达到止血目的，而且可有效防止早期再出血。

（五）介入治疗

行选择性腹腔动脉或肠系膜上动脉造影，明确上消化道出血部位的同时行介入治疗。经导管灌注去甲肾上腺素或垂体后叶素，促进小动脉和毛细血管收缩，达到止血目的，另外，对消化道血管畸形或恶性肿瘤出血暂不能立即手术者可行选择性动脉栓塞止血。

【病情观察】

1. 诊断明确者 应密切过程患者生命体征、神志、呕血或黑便的情况，鼻胃管抽吸物性状、尿量、外周循环状况等；动态行血液、生化等各项实验室检查，根据这些资料分析判断临床治疗是否有效，出血是否得到有效控制或停止，以决定下一步治疗方案。

2. 诊断未明确者 基本观察内容同诊断明确者，需进一步考虑如何选择合适的检查手段来明确诊断。

【病历记录】

1. 患者病情重，变化快，病历要及时记录患者病情的动态变化，以及医护人员的处理方案。

2. 向患者及其家属交代病情要有记录，重要的检查和治疗要有患方知情同意签名。

【注意事项】

1. 医患沟通

（1）首先应向患者及其家属明确交代上消化道出血的严重性，需积极救治，否则有生命危险，以引起重视。

（2）采取非手术治疗时需向患者及其家属说明其治疗目的、疗效及预后，让他们明白这些措施主要目的与作用为控制出血，待病情稳定后仍需进一步根治性治疗。同时在进行某些特殊尤其是创伤性检查或治疗时，应常规谈话告之相关风险及并发症，签名后方可执行。

（3）若选择手术治疗，应详尽地告之围术期各种可能出现的情况，特别要讲明术后再出血的可能性。

（4）对于诊断不明须开腹探查者，应特别交代探查阴性结果的可能性及术后再出血等情况。

（5）施行诊疗全程医患沟通，及时向患者及其家属交代病情，解释医护人员的相关治疗措施及风险，以期取得患者及其家属最大的配合，让医护人员全力抢救患者。

2. 经验指导

（1）在急性失血的初期，由于血浓缩及血液重新分布等代偿机制，血红蛋白测定、红细胞计数、血细胞比容可以暂时无变化。一般需组织液渗入血管内补充血容量，即 3～4 小时后才会出现血红蛋白下降，平均在出血后 32 小时，血红蛋白可被稀释到最大程度。如果患者出血前无贫血，血红蛋白在短时间内下降至 70g/L 以下，表示出血量大，在 1200ml 以上。大出血后 2～5 小时，白细胞计数可增高，但通常不超过 15×10^9/L。然而在肝硬化、脾功能亢进时，白细胞计数可以不增加。

（2）在急性上消化道出血时，纤维胃镜检查安全可靠，是首选的诊断方法，其诊断价值比 X 线钡剂检查为高，阳性率一般达 80%～90%。对一些 X 线钡剂检查不易发现的贲门黏膜撕裂症、糜烂性胃炎、浅溃疡，内镜可迅速做出诊断。X 线检查所发现的病灶（尤其存在两个病灶时），难以辨别该病灶是否为出血原因。而胃镜直接观察，即能确定，并可根据病灶情况做相应的止血治疗。

（3）对于诊断明确的部分上消化道患者采取手术治疗时，切忌认为出血肯定由明确的病因所致而不进行全面探查，以致遗漏可能存在的其他病变，导致术后再出血发生。

（4）对诊断不明且需要剖腹探查者，一定要充分估计手术的困难性，因为这种情况下病变往往不明显，难以发现，有条件尽可能配合术中内镜检查，甚至切开胃或肠壁，从近至远逐段仔细地直接观察病变情况，确定病因，进而采取有效的治疗。

第三十节　下肢静脉曲张

单纯性下肢静脉曲张，即原发性下肢静脉曲张，系指病变范围仅局限于下肢浅静脉者，与深静脉病变引起的浅静脉曲张不同。大多数发生在大隐静脉，少数并发小隐静脉曲张或单独发生在小隐静脉。先天性静脉壁薄弱、静脉瓣膜功能不全和静脉内压持续增高是发病的主要原因。

【诊断】

（一）症状

1. 下肢静脉曲张　患者站立时，病肢浅静脉隆起、扩张、迂曲，甚至卷曲成团，一般在小腿和足踝部明显，以大隐静脉行程区为重，单纯的小隐静脉曲张少见，常无肢体肿胀。

2. 下肢不适　早期可无明显症状，曲张较重时，大多数患者在走路过多或站立过久后，感到下肢沉重、胀痛、麻木、易疲劳乏力，甚至疼痛，平卧、休息或抬高患肢后症状缓解。

3. 血栓性浅静脉炎　由于曲张静脉内的血流缓慢，易发生血栓性浅静脉炎。表现局部疼痛，静脉表面皮肤潮红、肿胀，静脉呈条索状，压痛，范围较大者可发热。血栓机化及钙化后，可形成静脉结石。

4. 局部组织营养障碍　病程长、静脉曲张较重者，足靴区皮肤可出现萎缩、脱屑、色素沉着、湿疹及慢性溃疡等，慢性溃疡为最常见的并发症，多发生在小腿下端的内侧和足踝部，溃疡样变化，有时呈急性炎症发作。

5. 出血 曲张静脉因溃疡侵蚀或创伤致破裂，可发生急性出血。

（二）体征

1. 一般检查 患侧下肢静脉扩张、迂曲，站立时明显，行走或平卧时消失。下肢足靴区皮肤的营养性变化，如皮肤萎缩、脱屑、瘙痒、色素沉着、皮下硬结，甚至湿疹和溃疡形成，多不伴有下肢水肿。

2. 专科检查

（1）深静脉通畅试验（Perthes 试验）：单纯性静脉曲张者为阴性，深静脉回流通畅。

（2）大隐静脉瓣膜功能试验（Trendelenburg 试验）：患者仰卧，患肢抬高，使曲张静脉空虚，在大腿上 1/3 处扎一根橡皮止血带，阻止大隐静脉血液倒流。然后让患者站立 30 秒，松解止血带，密切观察大隐静脉曲张的充盈情况：①要松解止血带前，大隐静脉萎陷空虚。当松解止血带时，大隐静脉立即自上而下充盈，提示大隐静脉瓣膜功能不全，而大隐静脉与深静脉之间的交通支瓣膜功能正常。②在松解止血带前，大隐静脉已部分充盈曲张，松解止血带后，充盈曲张更为明显，说明大隐静脉瓣膜及其与深静脉间交通支瓣膜均功能不全。③未松解止血带前，大隐静脉即有充盈曲张，而松解止血带后，曲张静脉充盈并未加重，说明大隐静脉与深静脉间交通支瓣膜功能不全，而大隐静脉瓣膜功能正常。

（3）交通静脉瓣膜功能试验（Pratt 试验）：患者平卧、抬高患肢，大腿扎止血带，先从足趾向上至腘窝绑缠第一根弹力绷带；再自止血带处向远端绑缠第二根弹力绷带，让患者站立一边解开第一根弹力绷带，一边向下继续绑缠第二根弹力绷带，如果在两根绷带之间出现曲张静脉，即表明该处有瓣膜功能不全的交通静脉。

（三）检查

1. 实验室检查 临床主要是行常规的血、尿及肝肾功能检查了解患者全身情况。

2. 特殊检查

（1）下肢静脉造影：有顺行性与逆行性两种造影方法，对诊断与鉴别有重要价值。当疑有深静脉病变时，可采用。

（2）彩色多普勒超声检查：以确定大、小隐静脉及深静脉的瓣膜功能及通畅程度，可了解功能不全的交通静脉瓣膜的位置。

（四）诊断要点

1. 中老年男性多见，经常从事站立工作或重体力劳动者。

2. 早期在下肢，尤其是小腿，浅静脉蜿蜒扩张迂曲，站立时更明显，自觉下肢沉重、发胀、易倦或有隐痛，久立后踝部轻度肿胀。

3. 皮肤萎缩、脱屑、瘙痒、色素沉着、皮肤和皮下组织硬结，甚至湿疹和溃疡形成。

4. 大隐静脉和小隐静脉行程区看到迂曲扩张的静脉，即可做出诊断。

5. 彩色多普勒超声或下肢静脉造影可确定诊断。

（五）鉴别诊断

单纯性下肢静脉曲张的诊断，必须排除下列几种疾病才能确立。

1. 原发性下肢深静脉瓣膜功能不全 各种症状相对严重，做下肢浅静脉测压试验时，站立活动后压力下降率减少，一般为20%～25%。最可靠的检查方法是下肢静脉造影，能够观察到深静脉瓣膜关闭不全的特殊征象。

2. 下肢深静脉血栓形成后综合征 在深静脉血栓形成的早期，浅静脉曲张属于代偿性表现，伴有肢体明显肿胀。在深静脉血栓形成的再通过程中，由于瓣膜遭破坏，静脉血液逆流及静脉压升高导致浅静脉曲张，伴有活动后肢体肿胀。如鉴别诊断仍有困难，应做下肢静脉造影检查。

3. 动静脉瘘 动静脉瘘的患肢皮肤温度升高，局部有时可扪及震颤或有血管杂音，浅静脉压力明显上升，静脉血的含氧量增高。在先天性动静脉瘘，患肢常比健肢长且粗。

【治疗】

1. 非手术疗方案 适用于下列情况。

（1）病变局限、程度较轻而无症状者。

（2）妊娠女性，因分娩后症状往往自行消失。

（3）重要器官有器质性病变不能耐受手术者：方法包括适当卧位休息、抬高患肢、避免长久站立等，患肢穿弹力袜或用弹力绷带，便于血液回流。

2. 注射疗法 将硬化剂注入曲张的静脉内，静脉内膜发生无菌性炎性反应，使血管腔粘连闭塞，曲张静脉变成硬索条状物。适用于局限性静脉曲张而瓣膜功能健全及术后残留的曲张静脉。常用的硬化剂有 5% 鱼肝油酸钠、酚甘油溶液及 50% 葡萄糖溶液等。患者取斜卧位，使曲张静脉充盈，选用细针穿刺，穿入静脉后，患者平卧，在穿刺点上下各用手指压迫，使穿刺的静脉段处于空虚状态。注入硬化剂 0.5ml 后，持续手指压迫 1 分钟，然后局部换用卷起的纱布垫压迫。1 次注射不超过 4 处。整个下肢自踝至注射处近侧，应用弹力绷带包扎或穿弹力袜后，立即开始主动活动。维持弹力织物压迫时间，不少于 6 周。

3. 手术疗法 ①大（小）隐静脉高位结扎术，适用于大（小）隐静脉瓣膜功能不全，而大（小）隐静与深静脉间交通支瓣膜功能正常者；②交通支结扎术，适用于大（小）隐静脉与深静脉间交通支瓣膜功能不全，而大（小）隐静脉瓣膜功能正常者；③大（小）隐静脉剥脱术，临床最为常用，适用于大（小）隐静脉瓣膜功能不全，以及大（小）隐静脉与深静脉间交通支瓣膜功能也不全者。分高位结扎静脉、剥脱曲张静脉和结扎切断交通支三个步骤。单纯大（小）隐静脉瓣膜功能不全，从理论上讲，单纯高位结扎并结扎其分支，即可阻断深静脉血的倒流，使曲张静脉消失，达到治疗目的。但由于浅静脉曲张后，静脉壁已失去弹性，站立时下肢血液仍能使曲张的浅静脉充盈，因而单纯高位结扎术后效果不好，仍应行剥脱术。术后用弹力绷带或弹力袜给予稳妥而有一定弹性的压力，以防止剥脱部位出血；床尾抬高 15~20cm，使平卧位时下肢略高于心脏平面，有利于下肢静脉的回流；鼓励及早做床上活动，使深静脉血受肌肉泵挤压而加速回流，有利于防止深静脉血栓形成。

4. 并发症处理

（1）血栓性静脉炎：抬高患肢，扎弹力绷带、抗感染、热敷及理疗。炎症消退后及时手术。

（2）溃疡形成：抬高患肢，伤口换药，争取伤口愈合后手术治疗。溃疡经久不愈时，可先行大隐静脉剥脱术，术后继续换药治疗。

（3）急性出血：给予抬高患肢，加压包扎或缝扎止血。愈合后手术治疗。

【病情观察】

1. 下肢浅静脉曲张早期应着重观察患肢酸胀不适和疼痛等症状变化情况及相关的诱发或缓解因素。

2. 后期则应重点观察下肢静脉曲张的进展情况及患肢皮肤的营养性改变，包括皮肤萎缩、脱屑、瘙痒、色素沉着、皮下组织硬结、湿疹和溃疡。

3. 注意观察有无肢体水肿，单纯性浅静脉曲张多不伴有水肿，合并有严重的下肢水肿，应考虑其他原因，如原发性深静脉瓣膜功能不全或深静脉血栓形成等。后期应同时注意观察是否下肢静脉高压引起的出血及血栓性静脉炎。

【病历记录】

1. 下肢静脉曲张的时间、生长过程、皮肤的变化。

2. 是否从事长期站立工作。

3. 各项检查结果，尤其是深静脉通畅试验结果。

4. 记录与患者沟通的内容。

【注意事项】

1. 医患沟通 术前详细交代拟行手术方案，阐明术中及术后可能发生的并发症，如术中损伤股经脉或隐神经，术后复发等，尽可能避免遗漏。征得患者及其家属同意并签字。

2. 经验指导

（1）下肢浅静脉曲张具有明显的形态特征，诊断并不困难。下肢静脉造影一般不作为常规检查。

（2）单纯性下肢静脉曲张需与原发性下肢深静脉瓣膜功能不全、下肢深静脉血栓后遗综合征、动静脉瘘及静脉畸形骨肥大综合征等相鉴别。其实，单纯性下肢静脉曲张仅是上述疾病的表现之一，当合并有其他一些症状（如水肿等），则应考虑为单纯性下肢静脉曲张，必要时可通过下肢深静脉造影等检查明确诊断。

（3）绝大多数单纯性下肢静脉曲张保守治疗有效，疗效显著与否取决于患者抬高患肢休息的程度及弹力袜的应用情况。当出现患肢脱屑、瘙痒，甚至色素沉着等皮肤营养性障碍时，建议手术治疗。

（4）为保证手术治疗效果，大隐静脉高位结扎时须注意结扎其所有属支。常见属支有腹壁下静脉、阴部内浅静脉、股内侧静脉、股外测静脉、旋髂浅静脉。

第三十一节 血栓闭塞性脉管炎

血栓闭塞性脉管炎（thrombosis angitis obliterance，TAO）

是一种节段分布的血管炎症，病变主要累及四肢远端的中、小动静脉。1908 年，Buerger 首先对 11 条截肢肢体的动、静脉进行研究，发现主要病理变化是病变血管的血栓形成和机化，与动脉硬化不同。因此，本病又称 Buerger 病，国内简称脉管炎。

【诊断】

（一）症状

1. 患肢疼痛　是主要症状，由血管炎及供血不足引起，全部患者都有疼痛，而且常为首发症状，起病隐匿，进展缓慢，有时可同时累及两个或两个以上肢体。按其发展过程分期：第一期（局部缺血期），表现为间歇性跛行；第二期（营养障碍期），表现为缺血症状逐步发展，出现静息痛，夜间尤甚，坐起放低患肢可缓解；第三期（组织坏死期），此时患肢静息痛明显，常整夜无法入睡。

2. 患肢感觉异常　可相继出现下肢发凉、麻木、感觉异常。

3. 血运循环障碍　早期表现皮肤干燥、脱屑、肌肉萎缩，进一步发展为患肢趾端干性坏死，多为足趾；严重者可累及小腿，继发感染后，可变为湿性坏死，严重者出现全身中毒性症状，危及生命。

4. 游走性浅静脉炎　50% 患者可出现患肢游走性浅静脉炎。

（二）体征

1. 一般检查　患肢营养障碍，皮温降低，肤色苍白或出现紫斑，肌肉萎缩，趾（指）甲增厚变形，患肢足背动脉搏动减弱或消失。严重时趾端发黑，甚至溃疡或湿性坏死等。

2. 专科检查

（1）步行试验：用以检查患肢动脉功能代偿情况。方法是令患者赤足按每分钟 120 步疾走，代偿功能正常者如常人，代偿不全则不能坚持、肢端苍白、浅静脉瘪陷。代偿功能尚好者上述观象可在 10 秒以内恢复，代偿功能愈差则恢复时间愈长。

（2）Buerger 试验（或称肢体位置试验）：其目的同步行试验，方法是令患者平卧，患肢抬高 45°，3 分钟后观察足趾和足背渐成苍白蜡黄色，有自觉麻木或疼痛；下肢自然垂于床旁，足部逐渐出现潮红或发绀为阳性，提示患肢供血不足。

（3）神经阻滞试验：通过腰麻或硬膜外麻醉，阻滞腰交感神经，若患肢相同部位皮温明显升高，提示肢体远端缺血，主要为动脉痉挛所致，反之则可能已有动脉闭塞。

（三）检查

1. 实验室检查　目前诊断血栓闭塞性脉管炎除了行病理切片观察外，尚缺乏有效的实验室检查手段。临床主要是常规的血、尿及肝肾功能检查以了解患者全身情况；测定血脂、血糖及凝血指标以明确有无高凝倾向和其他危险因素。此外，还可行风湿免疫系统检查排除其他风湿病可能，如查 RF、CRP、抗核抗体、补体和免疫球蛋白等。

2. 肢体血流图　电阻抗体积描记和光电血流仪显示峰值降低，降支下降速度减慢。前者提示血流量减少，后者说明流出道阻力增加，其改变与病变严重程度成正比。

3. 彩色多普勒超声检查　应用多普勒听诊器，根据动脉管音的强弱，判断动脉血流减少或动脉已闭塞。同时还能做节段动脉压测定，了解病变部位和缺血严重程度。踝肱指数，即踝压（踝部胫前或胫后动脉收缩压）与同侧肱动脉压之比，正常值 >1.0，如 >0.5、<1，应视为缺血性疾病；<0.5，表示严重缺血。彩色多普勒超声显像仪可显示动脉的形态、直径和流速等。

4. 磁共振血管成像（magnetic resonance angiography, MRA）　能在整体上显示患肢动、静脉的病变节段及狭窄程度，但是对四肢末梢血管的显像效果不佳，这一点限制了 MRA 在血栓闭塞性脉管炎患者中的应用。

5. 数字减影血管造影（DSA） 血栓闭塞性脉管炎的 DSA 主要表现为肢体远端动脉的节段性受累，即股、腘动脉以远的中、小动脉，但有时也可同时伴有近端动脉的节段性病变，但单纯的高位血栓闭塞性脉管炎较为罕见。病变的血管一般呈狭窄或闭塞，而受累血管之间的血管壁完全正常，光滑平整，这与动脉硬化闭塞症的动脉扭曲、钙化及虫蚀样改变不同，可资鉴别。此外，DSA 检查还可显示闭塞血管周围有丰富的侧支循环建立，同时也能排除有无动脉栓塞的存在。

（四）诊断要点

1. 疼痛是本病最突出的症状。病变早期表现为患肢（指、趾）疼痛、针刺、烧灼、麻木等异常感觉。随病变发展出现间歇性跛行（血管性间歇性跛行），表现为行走一段路程后，患肢足部或小腿胀痛，休息片刻疼痛即能缓解，行走后疼痛又会出现。重者出现静息痛，即使肢体处于休息状态，疼痛亦不能缓解，此时疼痛剧烈、持续，尤以夜间为甚。患者常屈膝抱足而坐或将患肢下垂以减轻疼痛。

2. 患肢发凉、怕冷，对外界寒冷敏感，随病情发展可出现患肢皮肤温度降低。

3. 患肢缺血常使皮肤颜色呈苍白色，肢体抬高后更加明显，部分患者可出现紫斑、潮红改变。

4. 急性发作时，肢体浅表静脉呈红色条索、结节状，伴有轻度疼痛和压痛。2~3 周后，红肿疼痛消退，但往往留有色素沉着。经过一段时间，相同部位或其他部位又可重新出现。

5. 肢体营养障碍表现为患肢皮肤干燥、脱屑、皲裂，汗毛脱落、出汗减少，趾（指）甲增厚、变形、生长缓慢，肌肉萎缩、肢体变细，严重时可出现溃疡、坏疽。

6. 肢体动脉搏动减弱或消失。根据病变累及的动脉不同，可出现受累动脉搏动减弱或消失，常见的是足背动脉。

7. 彩色多普勒超声检查、肢体血流图、动脉造影等可用来协助诊断。

（五）鉴别诊断

1. 动脉硬化闭塞症 本病多见于 50 岁以上的老年人，患者往往同时伴有高血压、高血脂及其他动脉硬化性心脑血管病史（冠心病、脑梗死等），病变主要累及大、中动脉，如腹主动脉、髂动脉、股动脉等，X 线检查可见动脉壁的不规则钙化，血管造影显示有动脉狭窄、闭塞，伴扭曲、成角或虫蚀样改变。

2. 糖尿病性坏疽 应与血栓闭塞性脉管炎晚期出现肢端溃疡或坏疽进行鉴别，糖尿病者往往有相关病史，血糖、尿糖升高，而且多为湿性坏疽。

3. 急性动脉栓塞 患者起病突然，既往多有风湿心脏病伴心房纤颤史，在短期内可出现远端肢体 "5P" 症状：苍白、疼痛、无脉、麻木、麻痹。血管造影可显示动脉连续性的突然中断，而未受累的动脉则光滑、平整；同时，心脏超声还可以明确近端栓子的来源。

4. 多发性大动脉炎 多见于青年女性，主要累及主动脉及其分支动脉，包括颈动脉、锁骨下动脉、肾动脉等，表现为动脉的狭窄或闭塞，产生相应的缺血症状。同时在活动期可有血细胞沉降率增快，有其他风湿指标异常，很少出现肢端坏死。

【治疗】

（一）一般治疗

严禁戒烟，防寒、防潮，保持患肢体清洁。防止外伤及感染。足部不宜过热，以免加重组织缺氧。锻炼可以促进建立侧支循环，缓解症状，保存肢体，主要适用于较早期的患者。主要有两类运动方法：一是缓步行走，在预计发生间跛性疼痛之前停步休息，如此每日可进行数次；二是 Brerger's 运动，即让患者平卧，先抬高患肢45°，1~2分钟后再下垂2~3分钟，再放平2分钟并做伸屈或旋转运动10次，如此每次重复5次，每日数次。

（二）药物治疗

1. 血管扩张药 用于血栓闭塞性脉管炎存在明显血管痉挛。可使用血管 α 受体阻断药妥拉唑啉，钙离子阻滞药尼卡地平、佩尔地平，地巴唑，盐酸罂粟碱及烟酸等来缓解症状。

2. 抗凝药 理论上对血栓闭塞性脉管炎并无效，但有报道，可能减缓病情恶化，为建立足够的侧支循环创造时间。

3. 抗血小板聚集药 例如阿司匹林、双嘧达莫和噻氯匹定等，可防止血小板聚集，继发血栓形成。

4. 改善循环的药 例如潘通等，可加强红细胞变形能力，促进毛细血管内的气体交换，改善组织氧供。

5. 地诺前列酮（PGE1） 抑制血小板聚集并扩张局部微血管，静脉用药可明显缓解疼痛并促进溃疡愈合。目前在临床上使用较为广泛。

6. 血管内皮生长因子（VEGF） 尚属试验阶段，可局部注射或基因导入，结果表明有助于侧支循环形成，缓解静息痛，促进溃疡愈合。

7. 镇痛药 用于对症处理，可口服、肌内注射，甚至硬脊膜外置管给药。

（三）手术治疗

1. 腰交感神经节切除术 适用于第一、第二期患者，尤其是神经阻滞试验阳性者，切除患肢同侧2、3、4腰交感神经节及神经链，近期内可解除皮肤血管痉挛，缓解疼痛，促进侧支形成，但远期疗效不确切。上肢血栓闭塞性脉管炎可考虑采取胸交感神经节切除。

2. 血管移植术 适用于动脉节段性闭塞，远端存在流出道者，移植物可采用 ePTFE 或自体大隐静脉。可惜有血管条件能做动脉旁路移植者很少。

3. 动静脉转流术即动脉静脉化 大部分血栓闭塞性脉管炎患者患肢末梢动脉闭塞，缺乏流出道，因此希望通过动脉血向静脉逆灌来改善缺血症状。此类手术一般分两期进行，分为高位深组、低位深组及浅组 3 类术式。实践表明，此法有时可缓解静息痛，但并不降低截肢率。

4. 截肢术 对于晚期患者，溃疡无法愈合，坏疽无法以控制，只能截肢或截指。截肢术后可安装假肢，截指术后创面敞开换药，创面逐渐愈合。

【病情观察】

观察间歇性跛行的距离，患肢的感觉情况，患肢的血运循环情况，是否有肌肉萎缩、干性坏死及手术后要注意观察患肢末端。

【病历记录】

记录病程式的长短及进展情况；记录既往有无吸烟史，患肢是否慢性损伤和感染；记录手术可能的风险，并有患者知情同意签字；记录重要检查结果，并有治疗方案。

【注意事项】

1. 医患沟通

（1）当患者经保守治疗效果不佳难以忍受时，可考虑手术，但因为本病自身的特点导致本病手术的可实施性较小或难度较大，另外大部分手术方法的远期效果也不理想，所以应根据患者的具体情况选取适当的深褐色方式，失去应详细交代拟行手术方案，将上述情况及术中、术后可能发生的并发症，如术中血管、神经损伤，大出血，术后血栓松弛，远期血管闭塞疗效不佳等向患者及其家属仔细阐明，尽可能避免遗漏。征得患者及其家属同意并签字为证，否则不应手术。

（2）须行截肢术的患者，除应征得患者及其家属同意外，还应报经医院医务处等部门批准同意并备案。

2. 经验指导

（1）首先对肢体的疼痛应根据其间歇性跛行、夜间痛及坐起放低患肢可缓解等特点，初步判断为动脉缺血性疾病，然后根据患者年龄、性别、吸烟史、发病缓急程度及有无糖尿病、高血压、病窦综合征、心脏病伴心房纤颤等病史与其他缺血性疾病相鉴别，结合 ABI 及彩色多普勒超声多可诊断，必要时行 DSA 家常进一步明确诊断。

（2）到了第二、第三期，大多较易诊断，但此时已是器质性病变为主，甚至依据坏疽致残，不论手术诊疗或非手术之类效果均不理想，故应强调早期诊断，这就要求对有间歇性跛行，甚至是单纯下肢疼痛的患者应引起警惕，不要草率处理。

（3）对肢端溃疡、溃烂或坏疽已不可回逆时，方考虑截肢或截趾术，但应以尽量保留肢体长度长于膝关节为原则。

（4）效果与是否戒烟密切相关，病情加重或一度治疗缓解后又复发大多与不遵守戒烟有关。

（5）截肢时应注意不宜使用止血带，当动脉阻塞而小腿上端血供较好者，应尽量保留膝关节。

第五章

泌尿外科 ◀◀◀

第一节 肾损伤

肾脏隐藏于腹膜后，一般受损伤机会很少，但肾脏为一实质性器官，结构比较脆弱，外力强度稍大即可造成肾脏的创伤。肾损伤大多为闭合性损伤，占 60% ~ 70%，可由直接暴力，如腰、腹部受硬物撞击或车辆撞击，肾受到沉重打击或被推向肋缘而发生损伤；肋骨和腰椎骨折时，骨折片可刺伤肾，间接暴力，如从高处落下、足跟或臀部着地时发生对冲力，可引起肾或肾蒂伤。开放性损伤多见于战时和意外事故，常伴有胸腹部外伤，在临床上按其损伤的严重程度可分为肾挫伤、肾部分裂伤、肾全层裂伤、肾蒂损伤、病理性肾破裂等类型。

【诊断】

（一）症状

1. 血尿　损伤后血尿是肾损伤的重要表现，多为肉眼血尿，血尿的轻重程度与肾脏损伤严重程度不一定一致。

2. 疼痛　局限于上腹部及腰部，若血块阻塞输尿管，则可引起绞痛。

3. 肿块　因出血和尿外渗引起腰部不规则的弥漫性胀大

的肿块，常伴肌强直。

4. 休克 面色苍白，心率加快，血压降低，烦躁不安等。

5. 高热 由于血、尿外渗后引起肾周感染所致。

(二) 体征

1. 一般情况 患者可有腰痛或上腹部疼痛、发热。大出血时可有血流动力学不稳定的表现，如面色苍白、四肢发凉等。

2. 专科体检 上腹部及腰部压痛，腹部包块。刀伤或穿透伤累及肾脏时，伤口可流出大量鲜血。出血量与肾脏损伤程度及是否伴有其他脏器或血管损伤有关。

(三) 检查

1. 实验室检查 尿中含多量红细胞。血红蛋白与血细胞比容持续降低提示有活动性出血。血白细胞计数增多应注意是否存在感染灶。

2. 特殊检查 早期积极的影像学检查可以发现肾损伤部位、程度、有无尿外渗或肾血管损伤及对侧肾情况。根据病情轻重，除需紧急手术外，有选择地应用以下检查：

(1) 超声检查：能提示肾损害的程度，包膜下和肾周血肿及尿外渗情况。为无创检查，病情重时更有实用意义，有助于了解对侧肾情况。

(2) CT扫描：可清晰显示肾皮质裂伤、尿外渗和血肿范围，显示无活力的肾组织，可了解与周围组织和腹腔内其他脏器的关系，为首选检查。

(3) 排泄性尿路造影 (excretory urography)：使用大剂量造影剂行静脉推注造影，可发现造影剂排泄减少，肾、腰大肌影消失，脊柱侧突及造影剂外渗等。可评价肾损伤的范围和程度。

(4) 动脉造影：适宜于尿路造影未能提供肾损伤的部位和程度，尤其是伤侧肾未显影，选择性肾动脉造影可显示肾动脉和肾实质损伤情况。若伤侧肾动脉完全梗阻，表示为创伤性血栓形成，宜紧急施行手术。有持久性血尿者，动脉造影可以了解有无肾动静脉瘘或创伤性肾动脉瘤，但系有创检查，已少用。

（5）逆行肾盂造影（retrograde pyelography）：易导致感染，不宜应用。

（四）诊断要点

一般都有创伤史，可有腰痛、血尿、腰部肿块等症状体征，出血严重时出现休克。定时查血尿常规，根据血尿增减、血红蛋白变化评估伤情。检查首选肾脏超声，快速且无创伤，对于评价肾脏损伤程度有意义，CT 可以进一步显示肾实质损伤、肾脏出血及肾蒂损伤情况。条件允许时行静脉肾盂造影检查。

（五）鉴别诊断

1. 腹腔脏器损伤 主要为肝、脾损伤，有时可与肾损伤同时发生。表现为出血、休克等危急症状，有明显的腹膜刺激症状。腹腔穿刺可抽出血性液体。尿液检查无红细胞；超声检查肾脏无异常发现；IVU 示肾盂、肾盏形态正常，无造影剂外溢情况。

2. 肾梗死 表现为突发性腰痛、血尿、血压升高；IVU 示肾显影迟缓或不显影。逆行肾盂造影可发现肾被膜下血肿征象。肾梗死病者往往有心血管疾病或肾动脉硬化病史，血清乳酸脱氢酶及碱性磷酸酶升高。

3. 自发性肾破裂 突然出现腰痛及血尿症状。体格检查显示腰腹部有明显压痛及肌紧张，可触及边缘不清的囊性肿块。IVU 检查示肾盂、肾盏变形和造影剂外溢。超声检查示肾集合系统紊乱，肾周围有液性暗区。一般无明显的创伤史，既往多有肾肿瘤、肾结核、肾积水等病史。

【治疗】

肾损伤的处理与损伤程度直接相关。轻微肾挫伤经短期休息可以康复，多数肾挫裂伤可用保守治疗，仅少数需手术治疗。

1. 紧急治疗 有大出血、休克的患者需迅速给予抢救措施，观察生命体征，进行输血、复苏，同时明确有无并发其他器官损伤，做好手术探查的准备。

2. 保守治疗

（1）绝对卧床休息2~4周，病情稳定，血尿消失后才可以允许患者离床活动。通常损伤后4~6周肾挫裂伤才趋于愈合，过早过多离床活动，有可能再度出血。恢复后2~3个月不宜参加体力劳动或竞技运动。

（2）密切观察，定时测量血压、脉搏、呼吸、体温，注意腰、腹部肿块范围有无增大。观察每次排出的尿液颜色的深浅变化。定期检测血红蛋白和血细胞比容。

（3）及时补充血容量和热量，维持水、电解质平衡，保持足够尿量。必要时输血。

（4）应用广谱抗生素以预防感染。

（5）使用镇痛、镇静药和止血药物。

3. 手术治疗

（1）开放性肾损伤：几乎所有这类损伤的患者都要施行手术探查，特别是枪伤或从前面腹壁进入的锐器伤，须经腹部切口进行手术，清创、缝合及引流并探查腹部脏器有无损伤。

（2）闭合性肾损伤：一旦确定为严重肾裂伤、肾碎裂及肾蒂损伤需尽早经腹进路施行手术。若肾损伤患者在保守治疗期间发生以下情况，须施行手术治疗：①经积极抗休克后生命体征仍未见改善，提示有内出血；②血尿逐渐加重，血红蛋白和血细胞比容继续降低；③腰、腹部肿块明显增大；④有腹腔脏器损伤可能。

手术方法：经腹部切口施行手术，先探查并处理腹腔损伤脏器，再切开后腹膜，显露肾静脉、肾动脉，并阻断之，而后切开肾周围筋膜和肾脂肪囊，探查患侧肾。先阻断肾蒂血管，并切开肾周围筋膜，快速清除血肿，依具体情况决定做肾修补、部分肾切除术或肾切除。必须注意，在未控制肾动脉之前切开肾周围筋膜，往往难以控制出血，而被迫施行肾切除。只有在肾严重碎裂或肾血管撕裂，无法修复，而对侧肾良好时，才施行肾切除。肾实质破损不大时，可在清创与止血后，用脂肪或网膜组织填入肾包膜缝合处，完成一期缝合，既消除了无效腔，又减少了血肿引起继发性感染的机会。肾动脉损伤性血栓形成一旦被确诊即应手术取栓，并可行血管置换术，以挽救肾功能。

4. 并发症及其处理 常由血或尿外渗及继发性感染等所引起。腹膜后囊肿或肾周脓肿可切开引流。输尿管狭窄、肾积水须施行成形术或肾切除术。恶性高血压要做血管修复或肾切除术。动静脉瘘和假性肾动脉瘤应给予修补，如在肾实质内则可行部分肾切除术。持久性血尿可施行选择性肾动脉造影及栓塞术。

【病情观察】

①观察生命体征：如体温、血压、脉搏、呼吸，神志反应；②专科变化，腹部或腰腹部有无肿块及大小变化，血尿程度；③重要生命脏器，心、肺、肝、脾等脏器及骨骼系统有无合并伤。

【病历记录】

记录血尿的程度和肾区包块大小的动态变化；记录是否为复合伤；记录急诊处理的时间、过程、效果；保守治疗期间要详细记录患者生命体征的动态变化过程。

【注意事项】

1. 医患沟通

（1）如拟保守治疗，应告知患者及其家属仍可能做手术的可能性及肾损伤后的远期并发症。

（2）做开放手术，应告知可能切肾的方案，如做保肾手术，则有继续出血、尿外渗的可能。

（3）手术探查决定做肾切除时，应再一次告知家属，并告知术后肾功能失代偿或须做肾代替治疗的可能。如合并腹腔或其他部位脏器损伤，手术时要一期处理，亦应告知家属并签名。

（4）交代病情时要立足于当前患者病情，对于病情变化不做肯定与否定的预测。

2. 经验指导

（1）对于肾损伤的患者应留院观察或住院1日，必须每30~60分钟监测1次血压、心率、呼吸，记录每小时尿量。做好血型分析及备血。

（2）对于肾损伤病情明确者，生命体征不稳时，可重复做腹腔穿刺及CT、超声影像学检查。

（3）手术后要观察腹部情况，切口有无渗血，敷料有无潮湿；为防止切口裂开，可使用腹带保护。

（4）肾切除患者要计算每天出入量，了解肾功能变化。

（5）确保引流管无扭曲，密切观察引流量、颜色的变化。

（6）腹部外伤合并肾损伤的比例不是很高，临床工作中易忽视。血尿是肾外伤的重要表现，但与病情严重程度不成比例；输尿管有血块堵塞、肾蒂损伤或低血压休克时可无血尿出现。

第二节　肾结石

肾结石（calculus of the kidney）指发生于肾盏、肾盂及肾盂与输尿管连接部的结石。肾结石在尿路结石中占有重要地位。这是因为泌尿系任何部位的结石都可以原发于肾脏，尤其是输尿管结石几乎均来源于肾脏，而且肾结石比其他部位的结石更易直接损伤肾脏，若不经妥当治疗，会严重的阻塞尿路，而造成感染和肾功能不全，因而早期诊断和及时处理颇为重要。本病好发于青壮年，男性多于女性。结石大多位于肾盂内，其次是下盏。单侧肾结石最多，左右侧发病率相似，双侧占10%。

【诊断】

（一）症状

1. 疼痛 疼痛是由尿路梗阻导致肾盂内压力增加引起，肾盏或肾盂内不活动的结石或无尿路梗阻的结石可以不出现症状，如结石经常活动时，可出现间歇性、持续性的疼痛，多数有钝疼感觉，劳动后可使疼痛发作或加重，较小的肾盏结石阻塞肾盏颈部可引起腰痛，肾盂结石嵌顿在肾盂输尿管连接部发生梗阻，可引起肾绞痛。典型的肾绞痛呈剧烈刀割样痛，突然发作，疼痛向一侧肋脊角或上腹部放射至下腹部、腹股沟或大腿内侧，男性可放射至阴囊和睾丸，女性放射至阴唇附近。

2. 血尿 常伴腰痛出现，多为镜下血尿，也可为肉眼血尿，非梗阻性的结石在活动或劳累后可出现无痛性全程血尿，活动后血尿加重，20%～25%患者无血尿。

3. 脓尿 肾结石如并发感染时，有寒战、高热、腰痛、尿频、尿急、尿痛的膀胱刺激症状，常被误认为尿路感染而延误了诊治。脓尿也存在于一些并无感染的肾结石。

4. 急性梗阻性无尿 结石梗阻可引起肾积水，导致急性无尿则可能为两侧肾或输尿管同时有结石梗阻，孤立肾的结石梗阻，患侧结石梗阻而对侧肾无功能，患侧结石梗阻而对侧正常肾反射性尿闭等原因引起者应及时处理。

5. 胃肠道症状 胃与肾均受腹腔神经节支配，肾绞痛时常伴恶心呕吐，有时可因反射性肠麻痹引起腹胀，使诊断困难，少数患者无上述症状而仅出现消化道症状。

6. 其他 甲状旁腺功能亢进和痛风引起的肾结石，尚有各自原发病的临床症状，体格检查可能完全正常，肋脊角有轻度叩击痛，感染时压痛明显，积水或积脓时可触及肿物，肾结石有时仅以高血压及氮质血症就诊。

（二）体征

体检患侧脊肋角压痛及局部肌紧张，可有肾区叩击痛；在结石引起肾积水多时能摸到肿大的肾脏。

（三）检查

1. 尿液检查 可有镜下血尿。伴感染时有脓尿。运动前后尿常规检查，若运动后尿中红细胞多于运动前，有诊断意义。有时可发现晶体尿。尿细菌培养。

2. 了解代谢状态 酌情测定血钙、磷、肌酐、碱性磷酸酶、尿酸和蛋白以及24小时尿的尿钙、尿酸、肌酐、草酸含量了解代谢状态，应判明有无内分泌紊乱，是否存在高血钙、高血尿酸、低血磷、高尿钙、高尿酸等，必要时做钙负荷试验。

3. 泌尿系 X 线片 95%以上结石能在 X 线片中发现。应作正侧位 X 线片，以除外腹内其他钙化阴影，如胆囊结石、肠系膜淋巴结钙化、静脉石等。侧位 X 线片上尿路结石位于椎体前缘之后，腹腔内钙化阴影位于椎体之前。输尿管插管 X 线片双曝光斜位 X 线片亦有助于鉴别。结石过小或钙化程度不高，相对纯的尿酸结石及基质结石，可不显示。

4. 排泄性尿路造影 可显示结石所致之肾结构和功能改变，有无引起结石的局部因素。透 X 线的尿酸结石可表现为充盈缺损。对治疗方法的选择有帮助。

5. 超声检查 结石表现为特殊声影。能发现 X 线片不能显示的小结石和透 X 线结石。亦能显示肾结构改变和肾积水等。不适宜行排泄性尿路造影时，如对造影剂过敏、孕妇、无尿或慢性肾衰竭等，可用以作为诊断和选择治疗方法的手段。

6. 平扫 CT 能发现 X 线片、排泄性尿路造影和超声检查不能显示的或较小的输尿管中、下段结石。

7. 逆行肾盂造影 仅适用于其他方法不能确定时。

8. 输尿管肾镜检查 当腹部 X 线片未显示结石，排泄性尿路造影有充盈缺损不能确定诊断时，做此检查能明确诊断并进行治疗。

（四）诊断要点

1. 与活动有关的肾区疼痛和血尿。

2. 发作时有血尿，特别是肉眼血尿。

3. 超声和 KUB 可明确诊断。

（五）鉴别诊断

1. 急性胆绞痛 胆囊炎、胆石症等引起的急性腹痛，均以右上腹明显，易与右侧肾绞痛相混淆。但 Murphy 征阳性，一般无血尿。

2. 急性肾盂肾炎 可表现为腰痛及血尿，尿液检查可发现多量蛋白、脓细胞及管型，KUB 肾区无结石影像，超声检查无强回声光点及声影。

3. 肾结核 可表现为血尿及脓尿，多为终末血尿，有明显的膀胱刺激症状，KUB 钙化影像分布于肾实质，呈不规则斑块状，密度不均匀。尿中找到结核杆菌可明确诊断。

4. 肾癌 可有腰痛和血尿，但多为无痛性肉眼血尿。KUB 钙化影局限于肿瘤区，呈大小不等的斑点状或螺旋状，肾外形改变；IVU 示肾盂肾盏受压移位变形；超声和 CT 显示肾实质占位性病变。

5. 腹腔内淋巴结钙化 钙化一般为多发散在，且靠近脊柱，很少局限于肾区，其密度不均匀呈斑点状，侧位 X 线片位于肾区阴影之外。超声检查钙化灶位于肾脏之外，不随呼吸而改变位置。

6. 髓质海绵肾 常见症状为反复发作的肉眼或镜下血尿，腰痛及尿中排出小结石，KUB 平片上可见肾区多发钙化灶，常误诊为肾结石。但 KUB 平片显示结石位于肾小盏的椎体部，呈簇状或放射状排列；IVU 显示肾盂肾盏正常或肾盏增宽，杯口外侧见到造影剂在扩大的肾小管内扇形、花束状、葡萄串状和镶嵌状阴影。病变多为双侧。

【治疗】

肾结石治疗的目的不仅是解除疼痛，保护肾功能，而且尽可能找到并解除病因，防止结石复发，根据每个人的全身情况、结石的大小、数目、结石的成分、有无梗阻、感染、积水、肾实质的损害程度及结石复发的预防等方面，制订防治方案。

1. 保守治疗

（1）镇痛：可采用哌替啶 50mg 或合用异丙嗪 25mg 肌内注射，症状无好转，4 小时重复 1 次。黄体酮对镇痛及排石效果均较满意。硝苯地平 10mg，每日 3～4 次。吲哚美辛栓肛用。吲哚美辛、阿托品、吗啡、哌替啶或普鲁卡因肾囊封闭。针灸、指压、局部热敷等。

（2）排石治疗：适用于小于 0.6cm×1cm、表面光滑、外形规整、停留时间在 3 个月以内的结石。

①多饮水：尿量保持在 2000～3000ml，对无梗阻积水、结石无粘连、外形光滑者为宜，否则易加重肾积水。尤其注意夜间饮水。

②运动：多做跳跃运动，弯腰时叩击肾区。

③中药排石：可用金钱草、车前子、海金沙等。

④辅助治疗：结石滞留时间长者可经膀胱镜行输尿管插管扩张，松动结石与输尿管间的粘连，中小结石表面光滑、中下段者可行套石。

⑤总攻疗法：中药、氢氯噻嗪、阿托品等，适于输尿管结石尤其下段。年老体弱有心血管疾病者、梗阻积水者不宜使用。

⑥热水浴：每日 1 次，对输尿管下段结石有一定疗效。

（3）溶解疗法：对尿酸和胱氨酸结石效果较为理想。

（4）病因治疗

①原发性甲状旁腺功能亢进：应首先治疗原发性甲状旁腺功能亢进再处理结石，否则术后易并发高血钙危象。高血钙危象的确切治疗是甲状旁腺切除。为降低血钙，可采用无机磷酸盐或硫酸盐。一旦做出原发性甲状旁腺功能亢进的诊断，应行颈部探查；如为腺瘤应切除，如为腺体增生引起，应切除三个半腺体。

②肾小管酸中毒：Ⅰ型可有碱性尿、高尿钙、高磷酸盐、枸橼酸尿，如并发磷酸钙结石宜服用枸橼酸钾以降低尿钙。此外碳酸氢钠或枸橼酸合剂可纠正酸中毒。停药后易复发，如有新结石形成，可服用磷酸盐合剂或氢氯噻嗪以减少尿钙。

③原发性高尿钙：适量饮水，保持尿量在 2000ml 以上；低钙饮食；氢氯噻嗪 25mg，每日 2 次，逐渐增加 50mg，每日 2 次；磷酸盐合剂每日 1.5 ~ 3.5，分 3 ~ 4 次用，可以逐渐加量，肌酐清除率低于每分钟 30ml 及磷酸钙、磷酸镁结石患者禁用。氯化钙 140mg，每日 3 次；金钱草每日 30 ~ 60mg，代茶饮。

④肠溶性高草酸尿：主要由于在肠道内能与草酸盐结合的钙离子减少以致草酸盐吸收过多，故有学者主张采用高钙饮食或口服钙剂，也有学者主张同时口服噻嗪类利尿药。

⑤低枸橼酸尿：草酸钙结石，枸橼酸钾每日 6g；金钱草代茶饮。

⑥原发性高尿酸尿：维生素 B_6，每日 400mg，多饮水，限制草酸饮食。

⑦海绵肾：是一种先天性肾小管扩张疾病，因患者多有吸收性高尿钙，故应按原发性高尿钙的方法治疗。

⑧原因不明的高钙结石：10%~20%无法查明任何代谢和尿酸异常，用正磷酸盐（每日含磷2g）可获一定预防效果，如腹泻严重也可用氢氯噻嗪+别嘌呤醇治疗。

⑨尿酸结石：多饮水，尿量在2000~3000ml以上，低嘌呤饮食，碱化尿液，保持尿pH6.5~7.0，别嘌呤醇0.1g，每日3次。

⑩胱氨酸结石：多饮水，碱化尿液，尿pH7.5~8.0，限制蛋氨酸食物，每日摄入蛋白质20g时，可降低尿胱氨酸1/3量。D-青霉胺、a-MPG、维生素C等。

2. 外科治疗 手术目的是为了解除或减轻病痛，控制或缓解感染，防止结石复发，最大限度地保护肾功能。手术一般待代谢试验完成后进行，如梗阻感染严重则应先手术处理。手术指征：①绞痛反复发作，结石直径>1cm，经非手术治疗后估计结石仍不能溶解或排出；②存在梗阻或感染等严重并发症；③急性梗阻性少尿或无尿；④结石诱发癌或癌变并结石；⑤已形成脓肾，肾功能损坏或有畸形等。任何肾脏手术前必须了解两侧肾的功能，结合全身健康情况，综合分析病因、并发症、取石方式、溶石方法等。近年来术中使肾降温达15~20℃，以保护肾功能，运用超声，X线摄片与经皮肾穿刺、肾镜等辅助方法，对较小结石的清除起了很大作用。

（1）肾盂切开取石术：手术创伤小，并发症少，术后复发率低。

（2）肾实质切开取石术：用于经肾盂切开不能取出的结石，如肾小盏结石，可在局部做一小放射切口或做背部切口，但手术创伤大，术后可有出血及复发率高等。如需广泛切开肾实质时，可在局部低温下手术，也可术前做血管造影，有助于切口部位的选择，有时与肾盂切开术联合运用。

（3）肾部分切除术：适于一极有严重梗阻，尤其肾下极多发性与局部严重的肾结石，术后复发较少，要求缝合严密并充分止血。

（4）肾窦内肾盂切取石术：经肾盂周围脂肪与肾盂或输尿管间隙钝性分离进入肾窦，适用于肾内型肾盂结石，较大的肾盂结石，鹿角形结石，必要时亦可经肾盂肾实质联合切口取石。

（5）肾切除：适用于一侧肾积脓或一侧多数结石严重影响肾功能，而对侧肾功能良好的情况。

（6）肾造瘘：适用于结石梗阻引起肾积水或并发化脓性感染而全身情况衰弱，对侧肾功能减退者。

（7）无萎缩性肾切开取石术：约在肾背侧缘后方1cm弧形切开肾实质和肾盏肾盂，主要为巨大多分支的鹿角形或珊瑚状结石，处理较困难的结石，肾实质无萎缩者。目前已趋向做扩大性肾盂切开术，以保护更大的肾功能。低温下离体肾切开取石及自体肾移植术：将肾先取下剖开取尽结石再自体肾移植，但需较高手术水平与条件。

3. 其他治疗 近年来上尿路结石外科治疗取得了新的进展，90%以上的结石不再采用传统的手术治疗，而采用经皮肾取石术、输尿管肾镜取石碎石术及体外震波碎石术，缩短了疗程，提高了疗效。

（1）经皮肾镜取石术（percutaneous nephrolithotomy，PNL）

①操作方法：持续硬膜外麻醉，俯卧，术侧垫高15°左右，经腋后线肋缘下按结石位置而定穿刺水平，对穿刺道进行扩张，然后在肾盂镜下直视取石，结石过大则须先碎石再取出。如做"逆行经皮肾镜成石术"，则用特制套式输尿管导管，经膀胱镜插入输尿管到肾，再用空心长钢针经导管由肾中盏刺出肾实质达腰部体外，在钢针内引入导丝经腰部达输尿管，最后经腰向皮下、肾内扩张，余下步骤同上述，结石

取尽后置入 F18～20 带囊尿管，留置 5～7 日。

②适应证：位于肾盂内 <2cm 的结石，通过肾盂镜可取出肾盏漏斗部结石、肾盏颈部狭窄的中下盏结石和肾盂输尿管连接部结石。

③禁忌证：凝血功能障碍有出血倾向，结石过大过多填满肾盂，无法穿刺扩张者，过于肥胖，穿刺针达不到肾盂内者。

④并发症：发热、出血、感染、尿外渗及周围脏器损伤。

（2）体外震波碎石（extracorporeal shock wave lithotripsy, ESWL）

①原理：利用铜合金的椭圆形反射器聚能装置，在短时间内产生高强压力，放电发生于反射器的第一焦点处的水中，电火花使局部水汽化产生冲击波，经反射器聚焦能量密集于第二焦点，以粉碎该焦点处的结石。

②适应证：肾输尿管上端（第 3 腰椎横突以上）结石，直径在 2.5cm 以内效果较好；集中于一个肾盏内的多发性结石；小型鹿角形结石；感染性结石先控制感染后进行；经皮肾镜取石或外科手术后残留在肾内的结石。

③禁忌证：结石于下尿路梗阻者；阴性结石定位困难者，但超声定位已可克服这一缺点；过于肥胖，其体表到结石距离大于椭圆体至第二焦点距离；第三腰椎横突以下的输尿管结石，现通过将结石推入肾内再行 ESWL 获得较好效果；孕妇（未经临床试验）；心、肝、肾等功能不良者；凝血机制障碍；肾上极与横膈距离 <7cm 者；肾动脉钙化。

碎石成功率达 99% 以上，其中肾结石效果较输尿管结石佳，复杂结石须再次或多次冲击治疗，对人体无多大影响。术中可出现疼痛、二联律等，术后可出现输尿管梗阻所谓结石串、血尿、疼痛、粪便隐血、痰中带血丝、尿路严重感染。如碎石后在输尿管内积聚达 2～4 周以上，宜用经皮肾镜取石或输尿管肾镜取石。震波碎石加上 PCIV 等措施几乎替代了开放手术，也彻底改变了传统的治疗方法。

肾和输尿管结石引起急性梗阻性无尿的处理：首先应摄 X 线尿路片，有结石可疑者宜做膀胱镜检查，插入输尿管 - 导管，必要时做逆行造影，明确诊断后即手术取石。若导管能通过结石梗阻部位，病情较重者，可留置输尿管导管持续引流数日，待病情改善后再行手术治疗。

【病情观察】

1. 术前患者对药物及非手术治疗的反应；尿常规中脓细胞数量及中段尿培养结果和药敏试验结果；对侧肾脏形态、功能，腰腹部有无包块；血常规中 WBC 及中性粒细胞计数。

2. 术后一般情况及生命体征。创腔引流液的量和色，有无继发出血或尿漏；体温及外周血常规；伤口有无红肿、渗出；导尿管是否通畅、移位，排便、排气情况，有无呕吐、呃逆。

【病历记录】

记录患者的职业、居住地区和饮食习惯；记录血尿的出现是否与活动有关；记录病程演变过程；记录诊疗方案和治疗结果。

【注意事项】

1. 医患沟通

（1）手术方案应设计合理，但术中仍可能相应变更，术前要反复交代。要告知术后残留结石，必要时切除患肾的可能，同意后方可手术。

（2）对于术后可能出现的并发症术前要交代，术前谈话时要注意树立患者的信心，不仅要说明可能的并发症，更重要的是要向患者及其家属交代针对可能的并发症的应对措施，让患者及其家属理解医护人员会尽力减少手术风险，降低手术并发症。

2. 经验指导

（1）根据病史、体格检查和必要的 X 线片、检验等检查，不难做出肾结石的诊断，但还应进一步了解结石的大小、数目、形状和部位，有无伴发梗阻、感染、肾功能减退，以及可能的原发病因与估计结石的成分。

（2）进行静脉尿路造影可以了解双肾功能、有无积水和整个尿路情况，为选择治疗提供依据；还能发现引起肾结石的局部病因。

（3）是否多发性结石，如合并同侧尿路或对侧尿路结石，必要时做血甲状旁腺激素测定。

（4）开放或腹腔镜手术、经皮肾镜手术要注意腹部或腰部切口有无渗血、感染征象。术后如切口有淡血性或淡黄色液体流出，要警惕肾盂切口漏尿。肾周围渗血、渗尿可使患者腹胀明显，减慢肠蠕动恢复，更使感染率上升。做肺部听诊，有无气胸发生，必要时做胸穿或置管引流。

（5）确保导尿管通畅，防止堵管后尿液反流、继发感染，加重肾切口尿外渗。观察患者体温变化，警惕肾实质、肾盂内感染。排气、排便，一般术后 72 小时左右恢复肠蠕动。

第三节　输尿管结石

输尿管结石绝大多数来源于肾脏，包括肾结石或体外震波后结石碎块降落所致。由于尿盐晶体较易随尿液排入膀胱，故原发性输尿管结石极少见。有输尿管狭窄、憩室、异物等诱发因素时，尿液滞留和感染会促使发生输尿管结石。输尿管结石大多为单个，左右侧发病大致相似，双侧输尿管结石占 2%～6%。临床多见于青壮年，20～40 岁发病率最高，男性与女性比为 4.5∶1，结石位于输尿管下段最多，占 50%～60%。输尿管结石之上尿流均能引起梗阻和扩张积水并危及患肾，严重时可使肾功能逐渐丧失。

【诊断】

（一）症状

1. 疼痛 多表现为急性绞痛，少数出现钝性腰痛或腹痛。疼痛部位及放射范围根据结石梗阻部位而有所不同，上段输尿管梗阻时，疼痛时位于腰部或上腹部，沿输尿管放射至同侧睾丸（或阴唇）和大腿内侧。当输尿管中段梗阻时，疼痛放射至中下腹部。结石位于输尿管膀胱壁段或输尿管开口处，常伴有膀胱刺激症状及向尿道和阴茎头部放射痛。

2. 血尿 输尿管结石急性绞痛发作时，可发生明显的肉眼血尿，尤其在绞痛伴有结石排出者。不发生急性绞痛时，以镜下血尿多见。

3. 尿路感染症状 表现为尿频、尿痛、排尿困难，甚至畏寒发热，膀胱刺激症状多见于输尿管下段结石。

4. 无尿 比较少见，一般发生于双侧输尿管结石或孤立肾的输尿管结石完全梗阻，也可一侧输尿管结石阻塞，反射性对侧肾分泌功能减退。

5. 排石史 常有既往排石史，特别在疼痛和血尿发作后从尿中排出砂粒或小结石。

（二）体征

查体可发现肾区叩击痛；肾积水严重时，可扪及肿大肾脏。

（三）检查

1. 实验室检查

（1）尿常规检查：可有镜下血尿。伴感染时有脓尿。运动前后尿常规检查，若运动后尿中红细胞计数多于运动前，有诊断意义。有时可发现晶体尿。

（2）尿细菌培养。

（3）酌情测定血钙、磷、肌酐、碱性磷酸酶、尿酸和蛋白及 24 小时尿的尿钙、尿酸、肌酐、草酸含量；了解代谢状态；应判明有无内分泌紊乱，是否存在高血钙、高血尿酸、低血磷、高尿钙、高尿酸等，必要时做钙负荷试验。

（4）肾功能测定。

2. 影像学诊断

（1）泌尿系 X 线片（KUB）：95% 以上结石能在 X 线片中发现。应行正侧位 X 线片，以除外腹内其他钙化阴影，如胆囊结石、肠系膜淋巴结钙化、静脉石等。侧位 X 线片上尿路结石位于椎体前缘之后，腹腔内钙化阴影位于椎体之前。输尿管插管 X 线片双曝光斜位 X 线片亦有助于鉴别。结石过小或钙化程度不高，相对纯的尿酸结石及基质结石，可不显示。

（2）静脉尿路造影（IVU）：对诊断帮助最大，能了解结石的大小、位置和肾功能损害程度及梗阻情况并可以了解对侧肾功能。但有时需大剂量延时拍片。

（3）膀胱镜检查和逆行肾盂造影（RGP）：如 IVU 后，仍不能了解梗阻部位，此检查可以帮助了解梗阻部位。可以鉴别输尿管下段结石是否已降入膀胱。

（4）超声检查：结石表现为特殊声影。能发现平片不能显示的小结石和透 X 线结石。亦能显示肾结构改变和肾积水等。不适宜行排泄性尿路造影时，如对造影剂过敏、孕妇、无尿或慢性肾衰竭等，可作为诊断和选择治疗方法的手段。

（5）平扫 CT：能发现 X 线片、排泄性尿路造影和超声检查不能显示的或较小的输尿管中、下段结石。

3. 输尿管肾镜检查　当腹部 X 线片未显示结石，排泄性尿路造影有充盈缺损而不能确诊时，做此检查能明确诊断并进行治疗。

（四）诊断要点

1. 有与活动有关的肾区疼痛和血尿。

2. 发作时有血尿，特别是肉眼血尿。

3. KUB、IVU 或 RGP 可明确诊断。

（五）鉴别诊断

1. 急性阑尾炎 急性阑尾炎以转移性右下腹痛为特点，可伴发热，右下腹麦氏点固定压痛、反跳痛及肌紧张，血常规白细胞计数升高而尿常规无异常或仅有少量白细胞。X 线和超声检查有助于鉴别诊断。

2. 卵巢破裂 多发生于生育期女性，突然发生下腹部剧痛，多在月经前发病，短时间剧痛后持续性坠痛，伴有内出血，出现休克症状。下腹部有轻度触痛，重者有明显触痛且有反跳痛。腹穿获不凝固血液，尿常规多正常，KUB 有助于鉴别诊断。

3. 异位妊娠 多为输卵管妊娠破裂，有突发性下腹部剧痛，异位妊娠有停经史及失血症状，下腹部有腹膜刺激征。腹穿获不凝固血液，尿常规及 KUB 有助于鉴别诊断。

4. 输尿管肿瘤 可引起输尿管梗阻和肾积水，需与输尿管结石（尤其阴性结石）相鉴别。输尿管肿瘤一般无绞痛，以无痛性肉眼血尿为其特点，晚期腹部可能触及肿块。尿脱落细胞可找到肿瘤细胞。排泄性或逆行输尿管造影显示输尿管内充盈缺损，CT 和输尿管镜检查可明确肿瘤或结石。CT 三维重建图像对确诊有帮助。

【治疗】

（一）非手术治疗

1. 一般治疗 适用于结石直径小于 1cm 的小结石、表面光滑、无频繁发作、不影响生活及肾功能良好者。方法同肾结石处理，急性肾绞痛处理原则是解痉与镇痛，止血和抗感染，中西药结合排石治疗。

2. 体外冲击波碎石（ESWL） 绝大多数输尿管结石均可行 ESWL 治疗，效果与结石停留时间、所在部位的炎性反应和黏膜包绕程度有关。输尿管结石一般采用原位碎石，必要时预置输尿管内支架管或插入输尿管导管后碎石。

（二）手术治疗

1. 输尿管镜取石或碎石术 适用于中、下段输尿管结石，直视下取出或套出结石。对结石大、取出困难者，可用超声、液电、激光或气压弹道碎石后取出。输尿管口处结石可经膀胱镜逆行插管扩张，注入液态石蜡或输尿管开口剪开，有助于结石排出。

2. 腹腔镜下输尿管切开取石术 在有选择的患者中应用，痛苦小，恢复快。

3. 输尿管切开取石术 适用于嵌顿较久或腔内手术无效的结石。术前应摄泌尿系 X 线片，根据结石部位选择手术径路。术中放置输尿管支架管可减少术后尿瘘、输尿管狭窄等并发症。

【病情观察】

1. 术前 尿常规是否有脓细胞、中段尿培养及药敏试验结果。患侧肾功能状况及积水程度，患者每日尿量及肾功能。有无发热及腰部包块或肾区叩痛。

2. 术后 一般情况及生命体征。引流液量及导尿管是否通畅，创口有无尿外渗，患者是否发热。

【病历记录】

记录患者的居住地区、饮食习惯及职业；血尿与患者活动的关系；体检的阳性表现，对于重要的阴性结果也要记录；患者的肾功能情况，对于切除无功能病肾一定要有详细的记录。

【注意事项】

1. 医患沟通

（1）拟行 ESWL 手术时应告知可能做腔内碎石的可能，拟行腔内碎石时药告知可能转开发手术的可能，如术中改变术式应再次告知、签名并记录为证。

（2）如要切除无功能患肾，一定要有明确的证据，并有患者的知情同意签名。

2. 经验指导

（1）典型症状时血尿、肾绞痛，应用 KUB、IVU 基本能确诊，对于阴性结石可做逆行尿路造影、CT 或输尿管镜检查。肾图可做筛查用。阴性结石要与输尿管肿瘤鉴别。

（2）EWSL 及腔内技术的进步，开放性手术越来越少。<0.5cm 的光滑结石，如肾功能良好，结石能自行排出。非妊娠状态、无出凝机制障碍、输尿管技术下端无梗阻者，结石均可经 EWSL 碎石而治愈。

（3）对于输尿管结石原位停留 >3 个月者，多于输尿管皆粘连或被包裹，必要时行开放手术。一定要在结石上方扩张处纵切管壁，取石后内置支架管，下端结石手术时要先排空膀胱以利显露。

第四节 膀 胱 炎

膀胱炎（cycstitis）常伴有尿道炎，统称为下尿路感染。许多泌尿系统疾病可引起膀胱炎（入膀胱结石、异物等），而泌尿系统外的疾病（如生殖器官炎症、胃肠道疾病和神经系统损害等亦可使膀胱受到感染。膀胱炎有特异性和非特异性细菌感染。前者指膀胱结核而言。非特异性膀胱炎系大肠埃希菌、副大肠埃希菌、变形杆菌、铜绿假单胞菌、粪链球菌和金黄色葡萄球菌所致。

【诊断】

（一）症状

1. 急性膀胱炎 发病突然，排尿时有烧灼感，在尿道区有疼痛。有时有尿急和严重的尿频。很重要的一点是症状既发生于晚间，又发生在白天，女性常见。终末血尿常见。时有肉眼血尿和血块排出。患者感到体弱无力，有低热，也可有高热，以及耻骨上不适和腰背痛。

2. 慢性膀胱炎　症状与急性膀胱炎相似，但无高热，症状可持续数周或间歇性发作，使患者乏力、消瘦，出现腰腹部及膀胱会阴区不舒适或隐痛，有时会出现头晕、眩晕等神经衰弱症状。

（二）体征

急性膀胱炎体格检查有时耻骨上有不适，但无腰部压痛。男性并发附睾炎或尿道炎。女性并发盆腔炎并易反复发作。慢性膀胱炎在膀胱镜观察，可以看到膀胱颈及膀胱三角区有水肿性炎症，整个膀胱呈现片状红肿黏膜，易出血，严重者出现黏膜溃疡，有时被渗出物所覆盖。炎症细胞侵及黏膜及肌层，伴有纤维性变，使膀胱弹性和容量减少。

（三）检查

1. 实验室检查　血常规正常或有白细胞计数轻度升高。尿液分析常有脓尿或菌尿，有时可发现肉眼血尿或镜下血尿。尿培养可发现致病菌。如没有其他泌尿系疾病，血清肌酐和血尿素氮均正常。

2. X 线检查　如果怀疑有肾脏感染或其他泌尿生殖道异常，这时须做 X 线检查。对变形杆菌感染的患者，如治疗效果差或根本无疗效者，应做 X 线检查，确定是否合并有尿路结石。

3. 膀胱镜检查　在急性膀胱炎时，忌行膀胱镜检查。出血明显时，可做膀胱镜检查，但必须在感染急性期后或在感染得到充分治疗后进行。

4. 尿路造影　慢性膀胱炎表现膀胱容积缩小，膀胱边缘毛糙或不规则。

5. 超声表现　膀胱腔缩小，膀胱壁普遍增厚。

6. CT 表现　慢性膀胱炎表现为膀胱壁广泛不规则增厚、

膀胱缩小和内外缘不光滑，坏疽性膀胱炎还可见膀胱内气体、盆腔内炎性渗出液。

7. MRI 表现 膀胱壁增厚常不光滑，信号不均，以低信号为主。

（四）诊断要点

1. 尿频、尿急、尿痛等膀胱刺激症状。

2. 尿液细菌学检查阳性。

（五）鉴别诊断

1. 急性肾盂肾炎 除有膀胱刺激症状外，还有寒战和高热、肾区叩痛等症状。

2. 结核性膀胱炎 发展缓慢，病程长，呈慢性膀胱炎症状，对一般抗菌药物治疗反应不佳，尿中可找到抗酸杆菌，尿路造影显示患侧肾有结核病变。

3. 间质性膀胱炎 尿液清晰，极少有脓细胞，无细菌，膀胱充盈时有剧痛，耻骨上区可触及饱满而有压痛的膀胱。尿常规检查多数正常，极少脓细胞。

4. 嗜酸性膀胱炎 临床表现与一般膀胱炎相似，但尿中有嗜酸性粒细胞并大量浸润膀胱黏膜。

5. 腺性膀胱炎 临床表现为尿频、尿急、尿痛、排尿困难和血尿，超声检查可显示为膀胱内占位性病变或膀胱壁增厚等非特异性征象，膀胱镜检查和黏膜活组织检查可有助于鉴别诊断。

6. 输尿管下段结石 输尿管结石降至壁间段时也可产生膀胱刺激症状。如同时合并感染，则不易与膀胱炎鉴别。通过 KUB 及 IVU 可以显示结石的部位并判断有无合并梗阻。

【治疗】

（一）一般治疗

卧床休息，多饮水，避免刺激性食物，热水坐浴，支持治疗。

（二）药物治疗

1. 碱化尿液　给予碳酸氢钠0.5g，口服，每日3次，降低尿液酸度，缓解膀胱痉挛，黄酮哌酯（泌尿灵）也可接触痉挛，减轻排尿刺激症状。

2. 抗菌药物　下尿路感染首次发作的非复杂行尿路感染的主要病原菌是大肠埃希菌，多属院外感染，对多数抗菌药物敏感，炎症局限于膀胱黏膜。此时尿内药物浓度是关键，常选用的抗菌药，如甲氧苄啶或磺胺甲唑、阿莫西林、环丙沙星、氧氟沙星等。一般以3日疗法为主。

（三）手术治疗

治疗原发病，因膀胱结石、异物、肿瘤或膀胱颈部以下梗阻者，行手术治疗。

【病情观察】

患者对药物治疗的反应，全尿路形态、功能状态，尿培养及尿常规结果变化。

【病历记录】

记录是否有感染的诱因存在，如性生活、导尿、个人卫生不洁；记录辅助检查结果；记录发病以来的诊疗措施及结果。

【注意事项】

1. 医患沟通　告知患者诊断及抗感染治疗方案时，应嘱其定期复诊。如反复发作，要延长用药疗程或做系统检查，以免漏诊。指导患者注意个人卫生。

2. 经验指导

（1）膀胱炎多见于已婚女性或老年患者，临床症状典型，尿常规明显异常。

（2）诊断膀胱炎的同时要寻找有无泌尿系结石、梗阻、糖尿病、前列腺增生症、神经源性膀胱等基础病变。

（3）中段尿培养可明确诊断、指导治疗。

（4）不要急于用药，在使用抗生素以前，留取中断尿做尿培养，寻找致病菌和敏感的抗菌药物。

（5）因为是下尿路感染，多不需静脉途径、全身使用抗生素，口服药物即可。

（6）强调辅助用药、对症处理，缓解患者的尿路刺激症状。

（7）反复发作者，要注意有无尿路梗阻或畸形，小部分患者要手术矫治。

第五节　前列腺炎

前列腺炎（prostatitis），尤其慢性前列腺炎是男性常见病。前列腺炎类型：临床上分为急性和慢性细菌性前列腺炎、非细菌性前列腺炎和前列腺痛等四种类型。非细菌性前列腺炎和细菌性前列腺炎的感染途径：①上行性尿路感染；②排到后尿道的感染逆流到前列腺管；③直肠细菌扩散或通过淋巴管蔓延侵入前列腺；④血缘性感染。细菌性前列腺炎常见的菌株：大肠埃希菌占主要地位，变性杆菌、克雷伯杆菌、肠杆菌、假单胞菌属较少发生。

【诊断】

（一）症状

1. 急性前列腺炎的临床表现

（1）全身症状：乏力、虚弱、厌食、恶心、呕吐、高热、寒战、虚脱或败血症表现。突然发病时全身症状可掩盖局部症状。

（2）局部症状：会阴或耻骨上区重压感，久坐或排便时加重，向腰部、下腹、背部、大腿等处放散。

（3）直肠症状：直肠胀满，便急和排便痛，排便时尿道流白。

（4）尿路症状：排尿时灼痛、尿急、尿频、尿滴沥和脓性尿道分泌物。膀胱颈部水肿可致排尿不畅，尿流变细或中断，严重时有尿潴留。

（5）其他症状：性欲减退、性交痛、阳痿、血精。

2. 慢性前列腺炎　症状表现多样化，症状与炎症轻重不成正比，有些患者前列腺液中含有大量的脓细胞却无症状；而有些患者前列腺液检查正常或接近正常，但表现的临床症状却很重。常见症状可以归纳为以下五类。

（1）排尿不适：可出现尿频、尿道灼痛，疼痛可放射到阴茎头部；清晨尿道口有黏液、黏丝及脓液分泌，尿液浑浊或排便时尿道流白；严重时可出现小便终末血尿及排尿困难或尿潴留。

（2）局部症状：后尿道、会阴和肛门部不适、重压或饱胀感，下蹲或排便时为甚。

（3）放射痛：前列腺或精囊有丰富的交感神经支配，炎症发生时腺体内部张力增大，可刺激交感神经引起转移性腰痛，疼痛可以放射到阴茎、睾丸、阴囊、腹股沟部、会阴、小腹、大腿、臀部、直肠等处。

（4）性功能障碍（紊乱）：慢性前列腺炎可引起性欲减退或消失、射精痛、血精、早泄、阳痿、遗精及不育。青年未婚者多表现遗精、神经衰弱、精神抑郁。

（5）其他：慢性细菌性前列腺炎可引起变态反应，如虹膜炎、关节炎及神经炎等。慢性前列腺炎可并发神经官能症，表现为乏力、眼花、头晕、失眠和忧郁。

（二）体征

直肠指诊有前列腺肿、热、饱满、触痛等，前列腺凹凸不平或局部有硬结。如有较大的前列腺结石存在时可感觉到摩擦感。偶尔可有初程或终末血尿、血性精液或尿道分泌物。有时并发附睾炎。

（三）检查

1. 实验室检查

（1）Meares-Stamey 四杯法检查：分段尿及前列腺液培养，检查前充分饮水，取初尿 10ml（VB1）；再排尿 200ml 后取中段尿 10ml（VB2）；做前列腺按摩，收集前列腺液（EPS）；完毕后排尿 10ml（VB3），均送细菌培养及菌落计数。菌落计数 VB3＞VB1 10 倍可诊断为慢性细菌性前列腺炎；若 VB1 及 VB2 细菌培养阴性，前列腺液和 VB3 细菌培养阳性，也可确定诊断。

（2）前列腺液检查：前列腺液白细胞＞10 个/高倍视野，卵磷脂小体减少，为慢性细菌性前列腺炎的重要依据。另可见前列腺液中 IgA 增高，锌含量下降，而前列腺痛者正常。

2. 特殊检查

（1）经直肠超声：可见前列腺体积增大，前列腺内血流丰富，有时可见有液性暗区。

（2）尿流动力学检查：主要表现为尿流率下降，膀胱颈 – 尿道外括约肌不完全松弛，最大尿道关闭压异常增高等。

（四）诊断要点

1. 尿路刺激症状及局部症状。

2. 前列腺液分析及 Meares-Stamey 四杯法检查。

3. 排尿改变及排便后常有白色分泌物。

4. 会阴部不适，隐痛。

（五）鉴别诊断

1. 尿路感染　有尿频、尿急、尿痛等膀胱刺激症状，一般无发热。尿道分泌物检查、尿常规及中段尿培养阳性可确诊。

2. 良性前列腺增生　一般 50 岁以后出现症状，以进行性排尿困难为典型表现，直肠指诊、超声、前列腺液检查、尿流动力学检查可资鉴别。

3. 前列腺癌　主要为 50 岁以后发病，有些慢性前列腺炎在直肠指诊时亦可发现前列腺质地偏硬、有结节。血 ISA 检查有助诊断，确诊须行前列腺穿刺活检。

4. 前列腺脓肿 急性发病，畏寒、发热，伴尿频、尿急和尿痛，是急性前列腺炎发展的结果。经直肠超声、CT 检查可见前列腺内有液性占位，穿刺抽出脓液可以明确诊断。

5. 前列腺结核 也表现为尿频、尿急、尿痛伴尿道滴液，有下腹及会阴部疼痛。通常有泌尿生殖系结核病史，直肠指诊可发现前列腺有不规则的结节，前列腺液中可找到抗酸杆菌。

6. 精囊炎 也表现为尿频、尿急、尿痛伴尿道滴液，有下腹及会阴部疼痛。常有血精，精囊液检查可见红细胞和白细胞。

【治疗】

1. 特殊治疗

（1）内科治疗：药物动力学研究及临床经验证明，只有很少几种抗生素能在非急性前列腺炎症的状态下在前列腺分泌物中达到有效的治疗浓度。TMP 能渗透到前列腺液中，已证实能成功地治愈因敏感菌引起的慢性细菌性前列腺炎，长期治疗（12 周）比短期疗法（2 周）更有效。

在无氮质血症的情况下，可根据细菌培养及药敏试验结果选择下列抗生素治疗。

SMZCo（TMP 160mg + SMZ 800mg），口服，每日 2 次，持续 12 周。

TMP，每次 2 片（每片 100mg），每日 2 次，持续 12 周。

羧苄西林，每次 2 片（每片 383mg）每日 4 次，口服，持续至少 4 周。

米诺环素，每次 100mg，每日 2 次，口服，至少维持 4 周。

红霉素，每次 500mg，每日 4 次，口服，至少持续 4 周。

特殊治疗必须考虑个体差异的原则，同时也要考虑患者对药物的耐受性。诺氧氟沙星和环丙沙星也是治疗前列腺炎的有效药物。

大部分慢性细菌性前列腺炎的患者很少能被内科治疗治愈，但只要每日用适当的口服药维持小剂量的抑制性治疗保证尿中无菌（如 TMP 100mg，每日 1 次；TMP 160mg + SMZ 800mg，每日 1 次），即可使患者相对邻近。如果抑制治疗中断，则膀胱尿液将被重新感染，症状将重新出现。

（2）外科治疗：无论慢性前列腺炎是否能被内科治疗痊愈，均可进行外科治疗。由于前列腺炎并发结石仅用抗生素治疗难以治愈，因此慢性前列腺感染和前列腺结石常是手术的适应证。但手术并发症（性功能障碍和尿失禁）限制了这一手术的选择。如果经尿道前列腺切除术能完全切除被感染的组织和结石，前列腺炎即获根治，但很难取得这种疗效，因为前列腺周围组织也有大量的感染病灶。

2. 一般治疗 热水坐浴可缓解症状，抗感染药物（吲哚美辛、布洛芬）和抗胆碱能药物（普鲁本辛等）可缓解排尿刺激症状和疼痛。

【病情观察】

观察患者的尿液性状；患者的全身表现；患者对抗感染等药物综合治疗的反应及症状改善情况；前列腺常规中脓细胞、卵磷脂体数量变化及前列腺细菌培养结果；术后要观察一般情况及生命体征，经尿道治疗后排尿情况及前列腺症状的变化。

【病历记录】

记录前列腺炎的诱因，医患沟通的情况，记录发病以来的诊疗方案及其治疗效果。

【注意事项】

1. 医患沟通

（1）慢性前列腺炎由于病程长、起效慢、易复发，所以患者有时会焦虑不安，一要解释病情，二要嘱其治疗疗程要完整。同时嘱患者开展积极的体育活动。

（2）急性前列腺脓肿切开引流时，要告知术中术后可能发生的并发症，签字为证。

（3）饮酒、浓茶、咖啡等刺激物是诱发前列腺炎的主要因素，要劝说患者循积极的生活方式。

2. 经验指导

（1）由于前列腺水肿、充血等改变，患者可发生尿频、尿急、尿淋沥或尿增多等症状，可选用抗生素治疗。

（2）患者如出现全身中毒症状：畏寒、高热、食欲减退、乏力，常提示前列腺脓肿，要给予抗感染处理。

（3）术后要注意导尿管引流情况，慢性前列腺炎可做TURP术，但须十分慎重，电切后观察冲洗液是否清亮、有无血块。

（4）慢性前列腺炎是泌尿外科常见病，约占门诊量的1/3，诊断不难，必要时可做前列腺液分段培养。

（5）疑是急性前列腺炎时，禁忌按摩，可做中段尿培养，疑是脓肿时可行超声检查。

第六节　肾　结　核

在泌尿系结核中肾结核是最为常见、最先发生，以后由肾脏蔓延至整个泌尿系统。因此，肾结核实际上具有代表着泌尿系结核的意义。肾结核多在成年人发生，我国综合统计75%的患者发生在 20～40 岁，但幼年和老年亦可发生。男性的发病数略高于女性。

【诊断】

（一）症状

1. 膀胱刺激征　膀胱刺激症状是肾结核的最重要、最主要也是最早出现的症状。当结核杆菌对膀胱黏膜造成结核性炎症时，患者开始先有尿频，排尿次数在白天和晚上都逐渐增加，可以由每天数次增加到数十次，严重者每小时要排尿数次，直至可出现类似尿失禁现象。75%～80%患者都有尿频症状。在尿频的同时，可出现尿急、尿痛、排尿不能等待，必须立即排出，难以忍耐。排尿终末时在尿道或耻骨上膀胱区有灼痛感。膀胱病变日趋严重，这些症状也越显著。

2. 血尿　血尿是肾结核的第二个重要症状，发生率70%～80%。一般与尿频、尿急、尿痛等症状同时出现。血尿的来源大多来自膀胱病变，但也可来自肾脏本身。血尿的程度不等，多为轻度的肉眼血尿或为显微镜血尿，但有3%的患者为明显的肉眼血尿且是唯一的首发症状。血尿的出现多数为终末血尿，乃是膀胱的结核性炎和溃疡在排尿时膀胱收缩引起出血。若血尿来自肾脏，则可为全程血尿。

3. 脓尿　由于肾脏和膀胱的结核性炎症，造成组织破坏，尿液中可出现大量脓细胞，同时在尿液内亦可混有干酪样物质，使尿液浑浊不清，严重者呈米汤样脓尿。脓尿的发生率为20%左右。

4. 腰痛　肾脏结核病变严重者可引起结核性脓肾，肾脏体积增大，在腰部存在肿块，出现腰痛。国内资料的发生率为10%。若有对侧肾盂积水，则在对侧可出现腰部症状。少数患者在血块、脓块通过输尿管时可引起肾部绞痛。

5. 全身症状　由于肾结核是全身结核病中一个组成部分，因此可以出现一般结核病变的各种症状。如食欲减退、消瘦、乏力、盗汗、低热等，可在肾结核较严重时出现或因其他器官结核而引起。

6. 其他症状　由于肾结核继发于其他器官的结核或者并发其他器官结核，因此可出现一些其他器官结核的症状，如骨结核的冷脓肿，淋巴结核的窦道，肠结核的腹泻、腹痛，尤其是伴发男生殖道结核时附睾有结节存在。

(二) 体征

在体格检查时应注意全身的结核病灶，尤其是男性生殖道，检查前列腺、输精管、附睾有无结节。在泌尿系方面应检查肾区有无肿块，肋脊角有无叩痛。

(三) 检查

1. 尿液检查　轻症肾结核患者，尿的肉眼观察可无明显异常。典型的肾结核尿液浑浊如米汤样，尿中可混有血液，呈酸性反应，蛋白阳性，镜下可见多量白细胞和红细胞。尿的细菌学检查在临床上有重要意义。尿沉淀涂片抗酸性染色在 54% ~ 70% 的患者可查出结核杆菌，清晨第一次尿的检查阳性率最高，与留 24 小时尿检查结核杆菌结果相似。但因肾结核的结核杆菌常间断、少量排出，检查应连续进行 3 次。如能做结核杆菌培养和豚鼠接种，阳性率可达 90%，尿液中除了结核杆菌之外还有包皮垢杆菌、草分枝杆菌等存在，故对尿液中抗酸杆菌的阳性结果，既要重视它的重要参考价值，还应结合患者当时的临床表现及尿常规检查统一考虑。

2. X 线检查　包括泌尿系 X 线片、静脉尿路造影或逆行性尿路造影、肾穿刺造影、膀胱造影等。通过这些检查可以确定病变部位、范围、程度及对侧肾脏情况。

泌尿系 X 线片对肾结核诊断价值较小，我国 808 例肾结核资料统计，在 X 线片上可见钙化阴影者仅占 8.4%，全肾广泛钙化时，一般可诊断为肾结核，局限的钙化应与结石和肿瘤钙化相鉴别。肾结核在泌尿系 X 线片上有时可见到肾蒂结核、淋巴结钙化或腹腔内钙化淋巴结的阴影。

静脉尿路造影和逆行性尿路造影对肾结核的诊断有重要意义，其 X 线片表现：早期肾乳头坏死表现为肾盏阴影边缘不光滑，如虫蛀状，肾盏失去杯形，严重时形成空洞，如肾盏颈部结核病变纤维化狭窄或完全堵塞时，可见空洞充盈不全或肾盏完全不显影，局限的结核性脓肿亦可使肾盏、肾盂变形或出现压迹。如全肾广泛破坏时，静脉尿路造影由于肾功能低下或完全丧失，表现为"无功能"，不能显示典型的结核性破坏病变。逆行尿路造影有时能显示多数空洞性破坏阴影。输尿管结核溃疡和狭窄，在造影片上表现为输尿管僵直、虫蚀样边缘、管腔狭窄，有时尚可见输尿管钙化阴影。

肾穿刺造影多用于晚期结核患者。当患者有肾功能不全，不能做静脉尿路造影，膀胱造影又无逆流表现，同时由于膀胱病变严重或输尿管口狭窄无法做逆行造影时，肾穿刺造影是有效的诊断方法。穿刺时患者取俯卧位，局麻下经第12肋缘下与髓脊肌外缘交点处穿入或借助于X线片所示肾外形，以及用超声来确定穿刺点。穿刺后所得尿液应做尿常规检查、结核菌检查及细菌培养。根据抽出的尿液多少来确定注入造影剂的量，一般注入造影剂的量略少于抽出液的量即可。造影剂可稀释1倍，在肾积水量大的情况下可直接注入不加稀释的造影剂。通过这种顺行造影，可以了解肾、输尿管积水的情况及梗阻的程度。

膀胱造影可用于晚期肾结核膀胱挛缩的患者。由于膀胱挛缩，膀胱尿可逆流到输尿管并引起肾、输尿管积水。通过这种造影可以显示膀胱缩小的情况及输尿管肾积水的程度。

3. 膀胱镜检查 对于了解膀胱黏膜的病理变化是最直观的检查方法。典型的膀胱结核病变可以在黏膜面上形成结核结节或可以发现暗红色的大小不等的溃疡面。这些病变开始于在患侧输尿管口附近，但很快蔓延至膀胱三角区及其他部位。膀胱镜检查充水时易出血，溃疡处肉芽组织可以误诊为肿瘤，应取活组织检查进一步确诊。输尿管病变严重时可以缩短，管口僵硬，被拉向外上方，管口的正常活动消失，出现高尔夫球筒样形状。这也是膀胱结核的又一典型改变。有时可见从管口喷出浑浊尿液，甚至半固体状脓液。

晚期膀胱结核做膀胱镜检查有一定困难，除了由于溃疡及炎性黏膜面出血造成视野不清外，还因为膀胱极度敏感经常处在痉挛状态，或因检查时患者难耐受而不能获得准确的结果。膀胱结核严重时由于膀胱容量减少，也直接影响对膀胱内腔的观察。因此，膀胱容量过小（小于 100ml）或有严重膀胱刺激症状，应避免膀胱镜检查。

在做膀胱镜检查时，有时需要做输尿管导管逆行插入，以求获得肾盂尿做细菌学检查或做逆行造影。但是，在膀胱病变严重时，输尿管口往往难以觅得，为此除了要在镜下仔细观察输尿管口所占据的重要解剖标志以外，还可通过注射靛胭脂来观察输尿管的排尿。

（四）诊断要点

1. 青壮年长期进行性尿频和慢性膀胱刺激症状，一般抗感染治疗无效。

2. 脓血尿、尿液中找结核杆菌。

3. IVU、逆行性尿路造影及膀胱镜等辅助检查。

（五）鉴别诊断

1. 慢性肾盂肾炎　尿频、尿急、尿痛等膀胱刺激症状，多呈间歇性发作，时轻时重，而肾结核所致的膀胱炎则是持续性进行性加重，抗菌药物治疗无明显疗效，结核尿液及血清学结核菌检查可鉴别。

2. 肾或膀胱的肿瘤　主要特点是无痛性间歇性肉眼全程血尿，而肾结核为持续性尿频、尿急、尿痛及终末血尿，结合影像学检查可鉴别。

3. 泌尿系统结石　血尿的出现多与患者的活动、疼痛相关联。结合病史，临床症状和影像学检查可鉴别。

4. 急性前列腺炎　也表现为明显的尿频、尿急、尿痛，伴有发热。但常发病急促，有排尿困难或排尿淋漓且直肠指诊时前列腺有明显压痛。尿和前列腺液中有大量白细胞，用抗生素治疗后症状常迅速减轻。

5. 肾积脓 慢性病程型肾积脓也表现为反复腰痛，常伴盗汗、贫血和消瘦。尿液中有大量脓细胞，但普通细菌培养呈阳性，尿中无抗酸杆菌。CT 肾扫描则可显示肾实质中有边界模糊的混合密度肿块。

【治疗】

（一）药物治疗

诊断肯定、病变范围明确、肾功能及是否存在尿路梗阻等情况已查明的患者应尽早给予抗结核药物治疗。其用药原则为早诊断、早用药、联合运用、持续足够疗程。

1. 主要抗结核药物的特点

（1）链霉素（Sm）：①对细胞外快速生长繁殖的结核菌杀灭作用较强，尤其在 pH 7.8 时作用最强，pH 低于 6.0 时作用明显降低，故治疗时宜加服碳酸氢钠；②用药时间稍久（10~15 日）即易产生抗药性，如联合用药可稍改善；③易使病灶倾向纤维化，如病变在排尿系统则易造成局部梗阻，加重病情；④其毒性作用为前庭损害；⑤个别患者可出现过敏性休克，一旦发生，抢救较为困难，亦难以采用皮试预测；⑥用法，每日 1g，肌内注射，连续 30~60g，后改为每 3 日 1g，总量达 120g 以上。

（2）异烟肼（INH）：①业已证明疗效与血清高峰浓度有关，而与持续浓度无关，故通常采用 1 次顿服为优；②异烟肼（INH）在细胞内外均可达到 MIC 的 10 倍以上因而可杀死细胞内外结核杆菌；③其神经方面的毒性作用可用较小剂量的维生素 B_6（每日 5~10mg）加以防止，维生素 B_6 大剂量（每日 50mg）可能中和异烟肼（INH）的杀菌活性；④异烟肼（INH）与利福平（RFP）合用较异烟肼（INH）与乙胺丁醇（EMB）合用时肝功能障碍的发生率虽增加 3 倍，但考虑其疗效特高，这种配伍仍多采用，在服用过程中要定期复查肝功能；⑤口服后吸收迅速并渗入组织，对纤维化甚至干酪化组织亦可透过；⑥用法，每日 0.38g 顿服。

（3）对氨基水杨酸钠（PAS）：①目前似有被利福平（RFP）、乙胺丁醇（EMB）取代的趋势；②在每日 8～10g 剂量下有一定疗效，但此药排泄快，故宜分次用；③单独应用疗效较差，联合应用可加强链霉素（SM）及异烟肼（INH）抗结核疗效并减少抗药性，故目前皆系联合用药；④可降低利福平（RFP）的效价，不宜与利福平（RFP）合用；⑤对胃肠道有刺激作用，即胃部不适和恶心，有时有腹泻，与碳酸氢钠同服或进餐时服用可减少反应；⑥用法，每日 8～12g，分 3～4 次口服，静脉滴注对氨基水杨酸钠（PAS）可以提高血浓度，减轻胃肠道反应，方法是用 5%～10% 葡萄糖溶液，将 8～12g 对氨基水杨酸钠（PAS）稀释成 3%～4% 的溶液，静脉滴注，在 3～5 小时滴完，注意避光以防药物分解。药液变色则不能再继续使用。

（4）利福平（RFP）：①在细胞内外均有杀菌效力，对静止期细菌也有较强作用，为异烟肼（INH）所不及，故认为是最有效杀菌剂；②利福平（RFP）易与食物中蛋白质结合而降低疗效，故宜空腹服药，半小时后再进食；③使用中很少出现耐药性；④其毒性反应主要有肝脏功能损害和血小板减少症等，因此在用药时每个月须做血转氨酶检查和血小板计数；⑤用法，成年人 50kg 体重以下每日量 450mg，50kg 体重以上每日量 600mg，分 1～2 次空腹服用。

（5）乙胺丁醇（EMB）：①它的抗结核作用主要是抑菌，虽然过去主要用于对第一线药物有耐药性的患者，但近年来乙胺丁醇（EMB）越来越多地被用于初次治疗中，作为对氨基水杨酸钠（PAS）的替代药物，常与利福平（RFP）配伍；②在疗效上虽然略逊于对氨水杨酸钠（PAS），但不良反应较轻，主要可引起球后神经炎，若成年人日剂量为 15mg/kg 体重（一般每日 600~900mg）可很少有上述不良反应；③用法，一般治疗剂量每日 600~1200mg，分 3 次或 1 次服，治疗过程中应定期检查视野和辨色力。

（6）吡嗪酰胺（PZA）：①吡嗪酰胺（PZA）是一种新用老药，20 世纪 70 年代以后，发现口服吸收后产生的嗪酸，可杀死深藏在细胞内的顽固菌；②联合应用此药，对巩固治疗、减少复发大有效用，所以吡嗪酰胺（PZA）又得到了再度重视；③吡嗪酰胺（PZA）与利福平（RFP）、异烟肼（INH）合用可缩短疗程，故亦用于短程化疗；④主要毒性反应是肝脏损害，可引起黄疸和血转氨酶升高和高尿酸血症，应定期复查肝功；⑤用法，用量为 500mg，每日 3 次，口服。

除上述药物外，还有卷曲霉素、氨硫脲、卡那霉素等。这类药物的共同点是杀菌力较低或不良反应较大，故仅作候选药物。选用上述药物时，必须坚持早期、足量、联合、足期和规律用药五项基本原则，才能获得最好的疗效，否则将功亏一篑。

2. 配伍方案

（1）异烟肼（INH）每日 300mg；利福平（REP）<50kg 体重者每日 450mg，>50kg 体重者每日 600mg；吡嗪酰胺（PZA）25mg/（kg·d）或<50kg 者每日 1.5g，>50kg 体重者每日 2g。2 个月后停用吡嗪酰胺（PZA），再服用异烟肼（INH）、利福平（REP）4 个月，总疗程为 6 个月。

（2）异烟肼（INH）每日 300~600mg，利福平（REP）每日 0.9g，乙胺丁醇（EMB）每日 0.9g，连用 3 个月后停用乙胺丁醇（EMB），再服 6 个月，如尿菌转阴、症状消失，再服异烟肼（INH）1 年以上。

现提倡药物为早餐前半小时顿服，可使药物在体内达到较高浓度，有较好的消灭结核菌和防止耐药菌株产生的作用。用药期间应定期做尿常规、结核菌培养、结核菌耐药试验及

IVU 检查，以观察疗效。如用药 6 ~ 9 个月仍不能控制者应手术治疗。

3. 抗结核药物停药标准 ①全身症状明显改善，血细胞沉降率正常、体温正常；②排尿症状完全消失；③反复多次尿常规检查正常；④尿浓缩法找抗酸杆菌长期多次阴性；⑤IVU 示病灶稳定或已愈合；⑥尿结核菌培养和动物接种阴性；⑦全身无其他结核病灶。

（二）手术治疗

手术治疗的患者在手术前后均须配合药物治疗。肾切除前需用药物治疗 11 个月，至少 1 周以上；保留肾组织的手术，如肾病灶清除术、肾部分切除术、肾并发症的修复手术、输尿管梗阻的整形术、肠膀胱扩大术及膀胱瘘修复术等，术前需用药物治疗 3 ~ 6 个月。有急需情况时，方能例外处理。术后应继续药物治疗 1 年以上。

肾结核手术前应对整个泌尿生殖系统做全面检查，了解肾功能情况和并发症，以便拟定一个全面的治疗和手术计划。其手术方式包括肾切除术、肾部分切除术、肾病灶清除术和肾盂、输尿管狭窄整形术。手术方式的选择决定于病变范围、破坏程度和对药物的治疗反应。

1. 肾切除术 适用于一侧肾结核已遭广泛破坏或已无功能，而对侧肾功能正常的患者。双侧肾结核一侧广泛破坏另侧病变轻微，足以代偿时，可将重病侧肾切除。钙化无功能肾应切除，如无症状，也可在严密观察下必要时切除。

肾结核发展到晚期，结核病变可以蔓延到肾周围。在 X 线片上外形不清或肾蒂附近有钙化淋巴结阴影时，手术常较困难。对这种患者做肾切除术，应特别注意避免对肾附近脏器的损伤。右侧有可能损伤下腔静脉及十二指肠，左侧应注意脾脏和胰腺，因此在特殊情况下可采用肾包膜下切除术。肾蒂的处理有时也遇到困难，为此必须有良好的手术野显露。

输尿管残端的处理在进行患肾切除时，输尿管亦须切除，但切除的长度需视输尿管的病变程度及范围而定。①输尿管病变范围广泛而严重，如输尿管粗大如指，管壁甚厚，腔内有干酪样组织，估计在肾、输尿管部分切除后，残留在体内输尿管残端在术后必定会导致重新发病，则应在肾切除的同时一并将输尿管全部切除，直至膀胱入口处。②输尿管病变不严重，术后不会重新致病，则做常规部分切除即可。但应注意，如果输尿管残端的腔内存在结核组织，则会影响肾脏切口的愈合造成切口感染，窦道形成。因此，术中应用碳酸烧灼残端，再以乙醇中和，生理盐水清洁，丝线结扎，然后用残端周围的后腹膜脂肪组织覆盖包埋，使残端与肾切口隔开，以减少对肾脏切口的影响。③从去除结核病灶方面考虑，输尿管切除的水平应越低越好，但在一般的肾脏切除手术切口，不可能将输尿管全部切除。对于输尿管病变并不严重的患者，残留输尿管的长短关系并不很大；但对于节段病变且管口尚未闭锁的患者，则病肾切除后仍可长期出现下尿路症状和低热，因此需要第二次将残留的输尿管切除。在这种情况下，如在肾切除时将输尿管于较低水平切除，可给第二次手术带来方便。

2. 肾部分切除术 适用于肾结核病灶局限在一极或双肾盂之一。这种手术较复杂且易发生并发症，近年已很少应用。

3. 肾病灶清除术 是药物治疗的补充治疗手段，既可以最大限度地保留肾组织，又能使药物治疗发挥最大作用。适用于闭合性的结核性脓肿，与肾盏不相通，有无钙化者均可手术，但病灶与肾盏相通或下尿路有梗阻者不宜。手术去除脓肿顶部，除尽干枯坏死组织和有结核病变的肾组织，局部放入链霉素，术后切口引流3~4日。此手术方法简单、安全、出血少。在唯一肾而有结核性脓肿时，切开空洞减压和病灶清除可使受压周围组织恢复功能。空洞与肾盂相通者易形成尿瘘。近年由于 X 线诊断技术改进，有可能在显示屏观察下或超声指导下穿刺排脓，代替病灶清除术。

4. 肾盂、输尿管狭窄整形术　也是药物治疗的辅助手术。结核病灶引流不畅可影响药物治疗效果，而药物治疗又可以使病灶纤维愈合而加重梗阻。近年来在结核病变有狭窄时，可在狭窄部位行整形手术。狭窄多数在输尿管下端，肾盂输尿管连接部和中段输尿管狭窄较少见，输尿管下端狭窄可行输尿管膀胱再吻合术。

【病情观察】

1. 观察药物治疗效果，患者膀胱刺激症状有无改善，观察尿常规中 RBC、WBC 数量变化，晨尿找抗酸杆菌。

2. 观察抗结核药物的不良反应：视力、视野、食欲变化。

3. 观察术后引流情况、患者的生命体征及肺部情况。

【病历记录】

注意记载尿频、尿急、尿痛及血尿的时间；复发者须记录前几次的发作及治疗情况；记录有无肺结核病史或其他脏器结核史；记录可能的诊断和治疗方案；记录医患交流情况。

【注意事项】

1. 医患沟通

（1）告知患者及其家属诊断及可能诊断。

（2）抗结核治疗时一定要嘱其规则、用量、用药，要让其定期复查肝功能并注意可能发生的药物不良反应。

（3）切除患侧肾时一定要了解对侧肾功能，由于结核的炎性反应剧烈，病灶周围粘连严重，手术易损伤周围脏器，一定要详细交代。

（4）抗结核治疗是一个长期的过程，需要患者的坚持与配合，故医患交流时要阐明药物治疗的重要性。

（5）对患者病情的每一点细微好转，都要鼓励，让患者树立乐观向上的思维，配合医护人员的治疗。

2. 经验指导

（1）结核感染发生率上升趋势，但仍不属常见病，临床易误诊、漏诊、对于慢性、长期的泌尿系感染，一般抗感染无效时，应想到"结核"；临床上出现男性生殖系结核，如阴囊窦道时，应考虑男性生殖系结核多由泌尿系结核扩散而来；临床上诊断膀胱结核时，不能忽略上尿路结核病灶的存在。

（2）无论是保守治疗，还是手术治疗，均需做足量、足疗程的抗结核药物治疗。围术期充足的药物治疗是保证手术安全、防止结核播散的关键措施。

（3）化疗过程中定期复查尿常规、尿细菌学、血细胞沉降率及 IVU 等影像学改变，如病情好转、尿菌转阴，则应继续化疗；反之，如病变进行性加重或出现严重并发症，则应手术治疗。

（4）手术切肾时应尽量低位切除输尿管，术后为防止形成窦道，可不放引流管。

第七节 前列腺癌

前列腺肿瘤大多为恶性，最常见的为前列腺癌（carcinoma of prostate）。前列腺癌近年来发病有增多趋势，多见于 60 岁以上男性。好发于前列腺后叶，始为一硬结、后扩大占据整个前列腺，可累及精囊、尿道黏膜及膀胱壁，直肠常不受侵犯。可经淋巴及血性转移。绝大多数前列腺癌为腺癌，少数为鳞状上皮癌或移行上皮癌。病因至今尚未明了，癌基因被认为是最重要的因素，病毒也是可能的病因。目前普遍认为，前列腺癌是激素依赖性肿瘤，青春期性活动与前列腺癌发病相关，性激素过多是助癌因素。前列腺癌有家族性发病倾向。在环境因素中镉对前列腺癌高发病率有影响。

【诊断】

（一）症状

1. 膀胱出口梗阻 表现为尿痛、尿急、排尿困难。

2. 血尿 不常见，一旦出现应考虑前列腺导管腺癌或移行细胞癌。

3. 直肠阻塞症状 肿块向直肠内突出或侵犯直肠，可引起排便困难。

4. 转移症状 肿瘤转移可引起会阴部疼痛；骨转移后也会出现相应的症状，如腰骶部及内盆疼痛，腰椎骨折。

（二）体征

可有贫血、消瘦、发热等。直肠指诊早期可能无发现，晚期可触及前列腺增大坚硬、凹凸不一的结节，与周围组织固定。

（三）检查

1. 前列腺特异性抗原（PSA）的水平检测 前列腺特异性抗原（PSA）正常水平 <4ng/ml，前列腺癌患者前列腺特异性抗原（PSA）>10ng/ml，且前列腺特异性抗原（PSA）可作为长期检测指标，判断前列腺癌疗效及预后。

2. 酸性磷酸酶 65%有远处转移的患者酸性磷酸酶增高，无远处转移者20%有酸性磷酸酶增高。

3. X线检查 静脉尿路造影对了解上尿路的情况很有必要，可提供膀胱颈部扩散的线索。排尿后的 X 线片可以无创性地显示残余尿量。胸部及骨骼的 X 线检查对癌症分期十分必要，骨转移性典型征象是成骨性表现，但有时也会有溶骨现象。任何骨骼均可被侵犯，但骨盆和腰椎是早期转移最常见的部位。

4. 超声 有助于前列腺癌的早期诊断及连续观察治疗效果。

5. CT 及 MRI 有效判断前列腺癌大小及局部转移情况。

6. 活检 前列腺癌的绝对诊断依赖于组织的显微镜检查。在出现局部扩散和远处转移之前，只有局部硬结征象时，活检便可做出早期诊断。

（四）诊断要点

1. 症状 早期前列腺癌常无症状，当肿瘤增大发生阻塞尿路时，出现膀胱颈部梗阻症状。排尿困难进行性加重，甚至尿失禁，少见血尿。晚期出现腰痛、腿痛、贫血、骨转移或其他转移的症状。

2. 直肠指诊 可触及前列腺质硬结节。

3. 前列腺穿刺活检 可明确诊断。

4. 其他 血清前列腺特异性抗原（PSA）升高，超声前列腺区显低回声。

（五）鉴别诊断

1. 良性前列腺增生 进行性排尿困难为临床表现，直肠指诊前列腺质地中等，超声断层检查前列腺体积增大，前列腺内光点均匀，前列腺包膜反射连续，与周围组织边界清楚。有些伴有 PSA 轻度增高，必要时可进行前列腺活检以确诊。

2. 前列腺炎 急性细菌性前列腺炎，血清前列腺特异性抗原（PSA）常显著升高，临床有尿频、尿急、尿痛、排尿困难、发热等表现，尿常规检查及尿培养有阳性发现。慢性前列腺有时前列腺的质地偏硬，表面欠光滑，有小结节感。血清前列腺特异性抗原（PSA）正常或轻度增高，超声检查可发现前列腺内钙化点或结石形成。

3. 前列腺肉瘤 临床表现以排尿困难为主，发病年龄较轻。病情发展快，病程较短。多伴有肺、肝、骨骼等转移的临床症状。直肠指诊前列腺明显增大，质较软，血清前列腺特异性抗原（PSA）不高。

4. 非特异性肉芽肿性前列腺炎 与感染或变态反应有关，常伴有尿潴留，前列腺明显增大，质变硬。X 线片和酸性磷酸酶、碱性磷酸酶正常，但嗜酸粒细胞明显增加。抗生素及抗感染药治疗 1～2 个月，硬结变小。前列腺硬结穿刺活检可确诊。

5. 前列腺结石 因前列腺有质地坚硬的结节与前列腺癌相似，但直肠指诊，前列腺质韧，扣及结石质硬有捻发感，盆腔摄片可见前列腺区结石阴影。

【治疗】

前列腺癌治疗有手术、内分泌治疗、化疗及放疗等。手术治疗包括根治性前列腺切除、经尿道电切及双侧睾丸切除术等。

（一）内分泌治疗

前列腺癌是雄激素依赖性肿瘤，现在常采用内分泌治疗，近年主要采用全雄激素阻断法。该方法可使前列腺癌病变和症状显著缓解，前列腺特异性抗原（PSA）下降，手术切缘阳性率下降，但不能改变患者生存率。常用方法如下。

1. 雌激素 己烯雌酚 1mg，每日 3 次。

2. 非类固醇类雄激素拮抗药

（1）氟他胺（缓退瘤）：250mg，每日 3 次，口服。对晚期前列腺癌的治疗作用优于己烯雌酚。

（2）康士得：50mg，每日 1 次，口服。雄激素受体阻断作用较氟他胺（缓退瘤）强。而且，可以作为氟他胺（缓退瘤）治疗失败后的二线治疗。

3. LHRH 类似物 通过药物性垂体切除，选择性抑制垂体的促性腺激素，进而达到药物去势的效果，可代替睾丸切除术。亮丙瑞林（抑那通）3.75mg 或戈舍瑞林（诺雷得）3.6mg，每 4 周皮下注射 1 次。

4. 全雄激素阻断法 非类固醇类雄激素拮抗药合并药物或手术去势治疗。

5. 磷酸雌莫司汀（艾去适） 对于激素难治性前列腺癌

或预后因素显示对单纯性激素疗效差的患者，可作为一线用药，每日 10mg/kg 体重，6 周后观察疗效，疗效显著包括临床症状减轻，（PSA）下降等可继续长期使用，如疗效不明显可继续观察 6 周，无效停药。

（三）化学药物治疗

因化疗药物都有毒性且对前列腺癌治疗有限，故只在晚期前列腺癌内分泌治疗失效后才考虑化疗。疗效相对较高的药物有雌莫司汀、环磷酰胺、长春碱、阿霉素、顺铂等。

1. 雌莫司汀　140mg，每日 2 次，口服。

2. 顺铂　20mg/m^2 体表面积，静脉注射，连用 5 日，3 周 1 次，共 8 周。

3. 长春碱　0.3mg/kg 体重，静脉注射，连用 2 日，2～3 周 1 次，共 12 周。

4. 雌莫司汀 + 长春碱　可使 30%～50% 的内分泌治疗失败者仍有治疗反应，（PSA）下降 50% 以上。

（四）手术治疗

前列腺增生手术时偶然发现的 I 期癌一般病灶小、细胞分化好可以不做处理，严密随诊。局限在前列腺内的 II 期癌可以行根治性前列腺切除术。第 III、IV 期癌以内分泌治疗为主，可行睾丸切除术，必要时配合抗雄激素制剂，可提高生存率。促黄体释放激素类似物（LHRH-A）缓释剂每个月或 3 个月注射 1 次可以达到药物去睾酮的作用。雌激素亦可治疗晚期前列腺癌。但容易出现心血管并发症。雌二醇氮芥系激素和抗癌药物有助于控制晚期前列腺癌。放射治疗对前列腺癌的局部控制有良好效果。

前列腺癌系老年人疾病，病程较长，一般不主张在 70 岁以上行根治性前列腺切除术，一方面高龄患者死亡多数与癌症不相关，另一方面内分泌治疗和放射治疗可望多数患者生存 5 年以上。

【病情观察】

1. 观察患者的排尿情况、剩余尿量及最大尿流率。

2. 患者对药物及非手术治疗的反应，血（PSA）动态变化，有无贫血，直肠指诊前列腺局部情况。

3. 术后观察导尿管是否妥善固定，做适当牵引，尿液是否清亮，耻骨后引流液量，勃起功能改善。

【病历记录】

记录排尿困难出现的时间和变化过程；记录直肠指诊所见；记录血清（PSA）值；记录用药情况和药物治疗的效果。

【注意事项】

1. 医患沟通

（1）行前列腺癌根治术前应告知患者及其家属可能出现的并发症：勃起功能障碍（ED）发生率90%、尿失禁10%左右，同意后签名为证。

（2）虽然前列腺癌发展缓慢，但也有肿瘤细胞生物学行为活跃，患者生存期很短，均应告知。

2. 经验指导

（1）前列腺癌患者早期多无区别于前列腺增生症的临床症状，多数表现仍是排尿困难、血尿，不应忽视。

（2）临床上 PSA 升高、直肠指诊能触及前列腺结节或直肠超声检查发现前列腺低回声区，则高度疑似前列腺癌，但确诊则依赖于前列腺穿刺活检。

（3）前列腺穿刺活检一次阴性，如 PSA 很高或动态性上升，则须反复做活检。

（4）不论何种处置，均需定期随诊血 PSA 或 ECT 骨扫描，如 PSA 升高，则病情复发或有转移，再做姑息性化疗。

（5）前列腺癌是激素依赖性肿瘤，其病程发展有自己的特点，治疗方案应根据病情决定。早期的潜伏癌或偶发癌，可不做积极处理，但需严密观察。如不能做根治性前列腺切除，不论是激素依赖性还是非依赖性肿瘤，均宜先做药物或手术去势，再配合其他治疗。

（6）由于部分激素依赖性肿瘤可逐渐转化为激素非依赖性肿瘤，导致治疗效果不好，所以有人提出在严密监控下行间歇性内分泌治疗，其安全性和疗效正在临床观察中。

第八节　皮质醇增多症

皮质醇增多症（hypercortisolism）是由于肾上腺皮质产生过量的糖皮质激素所致。各种原因引起的皮质醇增多都能导致体内脂肪、蛋白质和糖代谢的紊乱，因而临床上产生一系列的特征性症状。一般对垂体引起肾上腺皮质增生称为库欣病。而对皮质肿瘤称为库欣综合征（Cushing syndrome）。此病好发年龄为 15～40 岁。多见于女性，男性女性之比为 1:5。由于肾上腺皮质有不同的病理改变，故病程发展各异。皮质增生和腺瘤的病程缓慢，而皮质癌发展迅速。

【诊断】

（一）症状与体征

常见表现：①向心性肥胖表现为满月脸、水牛背、悬垂腹等，而四肢相对消瘦；②高血压，血压升高时，伴有头痛和头晕症状；③皮肤菲薄，腹部和股部皮肤紫纹，瘀斑，肌萎缩；④四肢无力，腰背痛等骨质疏松表现，易发生病理性骨折；⑤性腺功能紊乱，痤疮、多毛、月经失调、性功能减退；⑥糖代谢异常，糖尿病或糖耐量异常；⑦精神症状表现为失眠、记忆力减退、注意力分散等，也可出现忧郁或躁狂表现；⑧儿童患者生长发育障碍，机体抵抗力减弱，低钾血症。

（二）检查

1. 实验室检查

（1）血常规：表现为红细胞、血红蛋白和中性粒细胞相对增多；而淋巴、细胞和嗜酸粒细胞计数明显减少。

（2）血液生化检查：血钠增高，血钾、血氯降低。当出现低钾性碱中毒时，多提示为肾上腺癌、重症增生型或异位 ACTH 综合征。

（3）血糖及糖耐量试验：表现为血糖升高，糖耐量降低。

（4）17-羟类固醇、17-酮类固醇及皮质醇测定：表现为血浆皮质醇浓度增高，失去昼夜正常的节律变化。

（5）激素抑制试验：①小剂量地塞米松抑制试验可用于定性诊断；②大剂量地塞米松抑制试验可用于病因诊断。

（6）血 ACTH 及其相关肽的测定：对皮质醇增多症患者的病因诊断和鉴别具有重要意义。

2. 特殊检查

（1）X 线：①颅骨侧位片，观察蝶鞍有无变化，5%～10% 的患者可见蝶鞍扩大；②腰椎及下颌骨拍片，显示有明显骨质疏松，有的还有病理性骨折；③KUB 和 IVU，可见肾上腺钙化点，5%～7% 的患者可见尿路结石，同时，还可见肾脏被肾上腺肿瘤压迫移位的征象。

（2）超声：是首选的影像学检查。超声可发现 1cm 以上的肾上腺肿瘤，对肾上腺腺瘤的诊断准确率达 80% 左右，但难以判定肾上腺是否有增生。

（3）CT 或 MRI：CT 对肾上腺肿瘤的诊断率很高，几乎达 100%。头颅冠状位 CT 扫描可发现较大的垂体肿瘤，但对垂体微腺瘤的确诊率低。用高分辨率 CT 行 2mm 薄层造影剂增强扫描并加矢状位重建，微腺瘤的发现率约为 50%。MRI 的敏感性与 CT 检查相仿，可任选一种。

（三）诊断要点

1. 向心性肥胖、高血压和低血钾、皮肤菲薄、宽大紫纹、毛细血管脆性增大而有瘀斑、肌肉萎缩无力、骨质疏松、糖耐量异常等典型临床表现。

2. 皮质醇分泌增多及地塞米松抑制试验异常可定性诊断。

3. X 线、超声、CT 及 MRI 影像学检查可帮助定位诊断。

(四) 鉴别诊断

1. 单纯性肥胖 部分单纯性肥胖者可出现酷似皮质醇增多症的表现，如高血压、糖耐量降低、性功能减退、月经紊乱、皮肤痤疮、多毛，以及尿 17-羟皮质类固醇排泄量高于正常等。但单纯性肥胖者的脂肪分布均匀，无皮肤菲薄及多血质改变；紫纹大多为白色，有时可为淡红色且较细。血皮质醇不增高，小剂量地塞米松抑制试验大多能被抑制。X 线检查蝶鞍无扩大，亦无骨质疏松。双侧肾上腺超声或 CT 检查无异常发现。

2. 颅骨内板增生症 多见于女性，伴有肥胖、多毛、高血压等症状。但骨内板增生症所致肥胖以躯干及四肢为主；同时，无皮质醇分泌过多所引起的代谢紊乱症状。颅骨 X 线片显示额骨及其他颅骨内板增生，无蝶鞍扩大及骨质疏松等改变。

3. 糖尿病性肥胖 2 型糖尿病患者可出现肥胖、高血压等症状，加之患者的糖耐量降低、24 小时尿 17-羟类固醇增高，有时易与皮质醇增多症混淆，需加以鉴别。2 型糖尿病性肥胖者的脂肪分布均匀，非向心性。同时，血皮质醇和 24 小时尿游离皮质醇不增高。

4. 肾上腺增生与肿瘤的鉴别 是病因病理诊断的主要内容：①血 ACTH 及其相关肽测定，皮质增生患者血 ACTH 及其相关肽水平高于或等于正常值上限，而肾上腺腺瘤或腺癌患者则明显降低。②ACTH 试验，每日静脉滴注 ACTH 25mg，维持 8 小时，连续 2 日。如为皮质增生者，用药后 24 小时尿中17-羟类固醇显著增加，达正常值的 3.7 倍；腺瘤或腺癌者用药后反应较弱或无反应。③大剂量地塞米松抑制试验，如为皮质增生，则尿中 17-羟类固醇减少至 50% 以下；如为皮质腺瘤或腺癌，则尿中 17-羟类固醇的排出不受影响。

5. 肾上腺皮质腺瘤与腺癌的鉴别 两者鉴别一般不难。腺癌体积相对较大，在 CT 上有特殊表现，如有转移则更肯定为恶性。另外，皮质腺瘤者 24 小时尿 17-酮皮质类固醇测定值大多正常，而皮质腺癌者则明显增高。

6. 肾上腺皮质增生与异位 ACTH 综合征的鉴别 两者双侧肾上腺皮质均有弥漫性或结节性增生。但异位 ACTH 综合征无典型的向心性肥胖、多血质、紫纹、痤疮、糖尿病倾向等表现，有明显的低钾性碱中毒和高血压症状。另外，异位 ACTH 综合征的血 ACTH 测定值明显增高；大剂量地塞米松试验，血、尿皮质醇不能被抑制，而肾上腺皮质增生则正好相反。

【治疗】

皮质醇增多症理想的治疗效果是：消除皮质醇引起的各种症状；切除危害生命的有功能的肿瘤；保存正常垂体和肾上腺的功能；治疗后不应复发或替代治疗。其治疗方法有放疗、手术和药物治疗。合理治疗的选择则取决于库欣综合征的病因。

（一）肾上腺皮质腺瘤切除术

1. 肾上腺皮质腺瘤切除术术前准备

（1）术前 1～2 日给予醋酸可的松 50mg，每日 4 次。在术中，即将切除肿瘤前，静脉滴注氢化可的松 100～200mg，以维持其基础所需量，以此静脉注射量延续至手术全过程。

（2）供给充分热量或由静脉补充足够的蛋白质。

（3）由于体内钠潴留的程度不同，术前一般不需补充晶体液。心脏负荷过重者，可适当给予通透性利尿药。

（4）常规应用抗感染药物，补充多种维生素。

2. 肾上腺皮质腺瘤切除术术后处理

（1）术后皮质激素补替治疗所需剂量及时间，常依腺瘤分泌激素量的多少及病程的长短而定。术后 3～5 日，需维持术前所给予的剂量,即氢化可的松 50mg,每日 4 次,以后逐渐减量至 1/2 或 1/3 量,单侧腺瘤行一侧手术者,根据对侧功能恢复情况,最后完全停止激素补替治疗。一般需持续应用 2~4 周。根据临床症状逐渐改善,血压维持正常且平稳,嗜酸粒细胞计数恢复正常,尿内 17-KS,17-OH 值含量及血浆内皮质醇含量趋于正常,此四项指标为完全停止小剂量激素补替治疗的指征。为减轻钠在体内的潴留,地塞米松为较长期维持治疗的药物。

(2) 如施行双侧手术,术后长期肾上腺皮质功能不恢复或施行双侧肾上腺全切术者,须终身给予激素补替治疗。

(3) 如在术后短期内出现皮质危象,可由静脉快速滴入氢化可的松 100mg,症状不缓解,可加大注射剂量到 200mg 或更大。

(4) 肾上腺手术区如有较活跃且不易完全制止的渗血,最好置一橡皮条引流,以免积液或脓肿形成。一旦发生膈下或肾周围脓肿,应及时引流。

(5) 常规应用抗生素预防术后感染。

(6) 膈下的上腹部手术,很易发生肺并发症,如肺膨胀不全及支气管肺炎等,术后应鼓励深呼吸、咳嗽、雾化吸入等。

(7) 食欲未恢复前,应由静脉补充足够的高糖、高蛋白质营养。晶体液的补给量则依中心静脉压及 24 小时尿量为指数,不可过量,以防心肺并发症的发生。防止术后腹胀,腹带宜裹紧,以防切口裂开。切口缝线的拆除应晚于其他种类手术患者,如有感染迹象,应及时做适当处理。

(二) 肾上腺皮质癌切除术

1. 肾上腺皮质癌切除术术前准备

(1) 术前需应用阻滞皮质素合成的药物,以减轻症状,有利于手术。常用的有效药物如下。

①邻、对二氯苯二氯乙烷（O，P-DDD）：此药物能选择性地阻滞束状带及网状带细胞功能，可降低皮质素分泌量的50%以上。每日3~8g，最大剂量可加至8~10g，可使原发癌及转移癌的瘤体缩小，提高手术切除率。对手术未能切除或切除未净的残余瘤组织亦有疗效。术后症状消失缓慢或未完全消失者，也应给予给予此药，但远期并无防止癌肿复发的作用。消化道反应症状重而多见，只能于术前3日内短期用。

②氨鲁米特：亦有抑制皮质激素合成的作用。每日0.75~2.0g。术前应用可减轻症状，亦可作为对残余癌组织及转移癌的保守疗法。

③甲双吡丙酮：具有抑制氢化酶的功能，使皮质激素的合成受到影响，可减轻手术前的症状。剂量为每6小时250~500mg。

若癌瘤所分泌的皮质激素以雄性素及皮质素的前驱物为主，而真正的皮质醇含量不足者，可配合上述阻滞药加用氢化可的松，以减轻对垂体的反馈性刺激，降低ACTH的分泌量。常规用量50mg，每日1~3次。术后需常规应用氢化可的松行替代治疗。

根据肿瘤切除的完全与否，对侧肾上腺皮质代偿性萎缩的程度，对术后用药的时间及剂量加以调整，逐渐递减剂量直到完全停用。术后一般不应用ACTH治疗，等待皮质功能自然恢复。为减轻对电解质的影响，可用地塞米松代替氢化可的松。

（2）其他术前准备：同一般肾上腺及肾脏手术。

2. 肾上腺皮质癌切除术术后处理

（1）此手术操作复杂，范围广泛，术后早期应密切观察生命体征及血生物化学指标。如有异常，应及时纠正。

（2）常规应用抗生素预防感染。

（3）此手术切口易损伤胸膜，若胸膜裂口较大，术后应行胸腔闭式引流，加强肺部的术后护理，预防肺部并发症。

（4）表现为肾上腺生殖综合征的患者，其外生殖器的异常畸形，如尿道下裂、睾丸下降不全、阴蒂肥大等，待肿瘤切除后，病情好转稳定时，选择适当时机施行各种手术治疗。

（5）其他术后处理，同一般肾及肾上腺的手术。

（三）肾上腺皮质增生的肾上腺切除术

1. 肾上腺次全切除术术前准备　同功能性肾上腺皮质瘤所致肾上腺皮质功能亢进症的术前准备。

2. 肾上腺次全切除术术后处理

（1）按一般肾上腺手术后处理。

（2）术后数日内需给予足量的皮质激素替代治疗，以防止危象的发生，先行静脉滴注，待病情稳定、食欲恢复后可改用口服药，根据病情需要及生化检测结果，逐渐递减剂量，最后可完全停止替代治疗。

3. 肾上腺全切除术术前准备　对长期治疗无效的患者，除按一般库欣综合征术前准备外，高血压、糖尿病、神经症状都较重，术前应控制高血压及应用降血糖药并改善神经状态。

4. 肾上腺全切除术术后处理　在手术日及术后 24 小时内由静脉连续滴注氢化可的松或氟氢化可的松 100mg，每 8 小时 1 次。以后将每日量逐渐减至 150mg、125mg、100mg，以 75mg 为维持量。如发生感染或其他并发症时，需酌情增加剂量。临床症状是衡量激素需要量的标准，手术后应表现症状消失，体征逐日减退。如剂量减至 75mg 维持量仍无激素不足症状时，则以地塞米松维持，其终身维持量与艾迪生病的日需剂量相同。

肾上腺全切后，虽经激素足够量的替代治疗，垂体分泌 ACTH 的功能仍难得到抑制，长期刺激的结果，致使垂体发生非染性细胞腺瘤，表现为全身皮肤色素沉着加重，视力出现缺陷，蝶鞍破坏，即称为 Nelson 综合征，应定期严密随诊，6～12个月1次，检查好发部位的色素沉着，并测视力。如发现色素沉着，应做蝶鞍部 X 线断层摄影及 CT 检查，给予足量的皮质激，观察用药后色素沉着的消长，以便与肾上腺皮质功能减低引起的色素沉着鉴别。有视力改变及头痛者应进一步做视野和眼底检查。根据色素沉着、视力改变、头痛及垂体部 X 线及 CT 改变即可诊断 Nelson 综合征。此种并发症的发生率青少年高于成年人。发病时间 1～13 年，平均为 8.4 年。最低发病率为8%，最高达44%。对垂体施行放射疗法是否能防止此并发症尚难肯定。ACTH 抑制药丙戊酸钠（又称纳洛酮）也只在试用阶段。手术治疗法是经蝶窦行腺瘤移植术。肾上腺自体组织种植术及异体肾上腺移植术能否防止此种并发症的发生，尚缺乏长期随访及大量患者的临床经验。

【病情观察】

观察血压变化、血糖水平及男性和女性的性功能变化；一般情况及生命体征；防止肾上腺危象发生；引流液量。

【病历记录】

记录患者的血压、血糖动态变化过程；患者对药物治疗的反应；辅助检查结果（阳性与阴性结果都要记录）；患者的诊疗方案。

【注意事项】

1. 医患沟通 告知患者及其家属诊断及可能诊断，诊断尚不十分明确应留有余地。术前应反复交代手术方案、术后并发症，如术中腹腔镜转开放手术应再次交代、签名。

2. 经验指导

（1）定性诊断依靠血浆皮质醇测定，肾上腺 CT、MRI 扫描可定位诊断。要与单纯性肥胖及肾上腺皮质癌鉴别。

（2）肾上腺皮质瘤多经腹腔镜手术，围术期糖皮质激素替代可减少手术病死率。

第九节　良性前列腺增生症

良性前列腺增生症（benign prostatic hypertrophy，BPH）是老年男性的常见病，发病率随年龄增长而增高，50~60岁达50%，61~70岁达70%，71~80岁达80%，81岁及以上达90%以上。前列腺增生与前列腺组织内双氢睾酮（DHT）随年龄的增长，降解缓慢及生成增加，使组织内DHT含量增加有关。在前列腺增生病因学上，雌激素与雄激素亦具有协同作用。

【诊断】

（一）症状

1. 尿频、尿急　早期最常见的症状是尿频，逐渐加重，尤其是夜尿次数增多。引起尿频的原因早期是由于膀胱颈部充血导致膀胱逼尿肌反射亢进，后期是由于增生前列腺引起尿道梗阻，使膀胱内残余尿增多而膀胱的有效容量减少所致。

2. 进行性排尿困难　主要表现为起尿缓慢、排尿费力，射尿无力，尿线细小，尿流滴沥，分段排尿及排尿不尽等。

3. 尿失禁　晚期前列腺增生症常致膀胱代偿功能衰竭而扩大，膀胱残余尿量不断增加。当膀胱内积存大量残余尿时，由于膀胱过度膨胀，膀胱内压力增高至超过尿道阻力后尿液可随时自行溢出，称充盈性尿失禁、夜间熟睡时，盆底肌肉松弛，更易使尿液自行流出而发生遗尿。

4. 急性尿潴留　在排尿困难的基础上，如有受凉、饮酒、劳累等诱因而引起腺体及膀胱颈部充血水肿时，即可发生急性尿潴留。患者膀胱极度膨胀，疼痛，尿意频繁，辗转不安、难以入眠。

5. 血尿　前列腺增生组织表面常有静脉血管扩张充血，

破裂后可引起血尿。出血量不等多为间歇性，偶有大量出血，血块充满膀胱，须紧急处理。血尿发生时，应与膀胱内炎症、结石及肿瘤等鉴别。

6. 肾功能不全症状 晚期由于长期尿路梗阻而导致两肾功能减退而出现氮质血症，表现为食欲减退、恶心、呕吐及贫血等。

7. 其他症状 由于长期排尿困难而依赖增加腹压排尿，可引起或加重痔，脱肛及疝等。

（二）体征

直肠指诊腺体增大，表面光滑，边缘清楚，质地为中等硬度而有弹性，中央沟变浅或消失。

（三）检查

1. 膀胱镜检查 能直接观察前列腺各叶的增生情况，可了解膀胱内有无其他病变，如肿瘤、结石、憩室等，从而决定手术治疗的方式。操作时必须谨慎，务求轻巧，切勿粗暴，尽可能将镜鞘后压使镜鞘前端前移，以免损伤前列腺引起出血。

2. 残余尿的测定 膀胱残余尿的多少反映膀胱代偿衰竭的严重程度，因而这是重要的诊断步骤之一，也是决定手术治疗的因素之一。

（1）超声测定法：此法简便、易行，无损伤，但不够精确。

（2）排尿后导尿法：排尿后立即导尿而导出的全部尿液的即为残余尿量，正常人残余尿应为 0 ~ 10ml，此法较准确可靠，但有逆行感染机会。

（3）膀胱造影法：静脉尿路造影时，于排尿后拍膀胱区立位 X 线片，观察膀胱内含有的造影剂多少即为残余尿。此法精确度更差。

3. 膀胱造影 对不能进行膀胱镜检查的患者可行膀胱造

影，除观察膀胱颈部充盈缺损外，还可观察有无膀胱结石、肿瘤、憩室及输尿管反流等。

4. 超声检查 可测定前列腺的大小、包括横径、前后径与上下径，正常的前列腺的横径为 4cm，前后径约 2cm，形态呈椭圆形，左右对称。前列腺增生时前列腺明显增大，前后径增大较横径更显著。

5. 尿流动力学检查 前列腺增生而引起下尿路梗阻时，最大尿流率降低（每秒 < 10ml），排尿期膀胱内压增高 >9.3kPa（70mm Hg）。

6. 放射性核素肾图 可了解两肾分泌功能及肾盂、输尿管引流情况。

7. 其他检查 有肾功能检查及尿培养等。如须手术，则应做心、肺、肝功能检查。

（四）诊断要点

1. 尿频、进行性排尿困难、尿潴留。

2. 直肠指诊示前列腺增大。

3. 超声、尿流动力学检查可帮助诊断。

（五）鉴别诊断

1. 膀胱颈挛缩 膀胱颈挛缩继发于炎症病变。膀胱颈口平滑肌为结缔组织所代替。亦可能是发育过程中膀胱颈部肌肉排列异常，以致膀胱逼尿肌收缩时颈部不能开放。膀胱镜检查时，膀胱颈后唇抬高，后尿道与膀胱三角区收缩变短。

2. 前列腺癌 前列腺有结节，前列腺特异性抗原（PSA）>4μg/dl，经直肠超声可见前列腺内低回声区。CT 可见前列腺形态不规则，可使精囊角消失，精囊形状发生变化。活检发现癌细胞可确诊。

3. 神经源性膀胱 各年龄段均可发生，有明显的神经系统损害的病史和体征，往往同时存在有下肢感觉和运动障碍，有时伴有肛门括约肌松弛和反射消失。直肠指诊前列腺不大，应用尿流动力学检查可进行鉴别。

4. 膀胱癌 膀胱颈附近的膀胱癌可表现为膀胱出口梗阻,常有血尿,膀胱镜检查可以鉴别。

5. 异位前列腺 可发生于不同年龄段,亦可在老年时出现症状。有排尿困难,以血尿为主诉。血尿仅为间歇性或仅为镜下血尿,可有血精。异位前列腺多位于精阜部或膀胱内,呈息肉状,也可位于膀胱三角区与直肠之间。可用膀胱镜检查鉴别。

【治疗】

主要根据排尿困难程度及有无并发症来决定。

(一) 等待性观察

国际 BPH 咨询委员会认为患者前列腺症状评分(IPSS 评分)小于 8 分者,可不做治疗,仅观察随诊。每年进行一次初次评估的基本检查。

(二) 药物治疗

1. α 受体拮抗药 α_1 受体阻滞药,特拉唑嗪 2mg,每日 1 次,口服。α_1A 受体阻滞药坦索罗欣 0.2mg,每日 1 次,口服,较佳疗效剂量为 0.2mg,每日 2 次,口服。

2. 5α-还原酶抑制药 用于 40g 以上的前列腺增生患者,改善排尿,用药 6 个月后效果明显,可使前列腺缩小,减少急性尿潴留。非那雄胺 5mg,每日 1 次口服。爱普列特 5mg,每日 2 次,口服。

3. 植物药 太得恩 50mg,每日 2 次,口服。普适泰(舍尼通)0.375g,每日 2 次,口服。

4. 黄酮哌酯、舍尼亭、奥昔布宁等药物 可缓解尿频、尿急症状。

(三) 手术治疗

1. 手术指征

(1)急性尿潴留或有反复发作的血尿、尿路感染、引起肾衰竭、膀胱结石、膀胱憩室者。

（2）有明显的下尿路梗阻症状，保守治疗不能改善者。

（3）尿流动力学检查有明显异常，残余尿大于60ml。

2. 手术方法 经尿道前列腺切除（TURP）、经尿道前列腺切开（TUIP）、经尿道前列腺电气化术（TUVP）是有效的手术方法。开放性前列腺摘除术有耻骨上经膀胱、经耻骨后、经会阴前列腺切除。术式的选择视医师的经验和患者的条件而定。

（四）非手术的介入性疗法

球囊扩张治疗结果不能令人满意。尿道支架主要适用于有尿潴留或严重梗阻症状不宜手术者。热疗（45~50℃）可缓解症状，但不能有效解除梗阻。经尿道针刺消融(TUNA)和高温超声聚焦（HIFU）目前证明有效，但应考虑其费用和疗效比。电化学治疗BPH，在国内刚开始应用，疗效有待于观察。

（五）耻骨上膀胱穿刺造瘘术

对年迈不能耐受手术、有严重并发症禁忌手术者，可行膀胱穿刺造瘘。部分患者可在全身状态改善后，采取合适的方法治疗。

【病情观察】

观察排尿性状，是否有排尿困难；观察患者对药物治疗反应；耻骨后引流或膀胱造瘘管引流情况及膀胱冲洗液是否清亮，腹腔有无压痛、移动性浊音。

【病历记录】

记录排尿困难的症状及起病时间，有无尿线变细、排尿无力、淋漓不尽感等；患者对药物治疗的反应；辅助检查结果；患者的诊疗方案；直肠指诊前列腺的大小、形状、质地等；剩余尿量。

【注意事项】

1. 医患沟通

（1）告知患者及其家属诊断及可能诊断。

（2）经尿道前列腺切除（TURP）及开放切除虽是泌尿外科常规手术，但患者高龄、并发症多，仍要反复交代手术风险及术后并发症，签名为证。

（3）应告知前列腺切除术后并不能降低前列腺癌的发生。

（4）医患沟通时对患者尽量以鼓励为主，以增强患者战胜疾病的信念，与患者建立良好的医患关系，减少医患纠纷。对可能出现的并发症要有应对方案，及时告知患者。

2. 经验指导

（1）前列腺增生症是老年男性常见病，对 50 岁以下男性慎下此诊断。直接、肠指诊是基本检查手段，不但可检视前列腺大小，而且可发现前列腺结节。前列腺增生引起的排尿困难，主观症状应用 IPSS 评分，尿流率检测则能反映客观指标。

（2）不应忽略并存的前列腺癌，常规做血前列腺特异性抗原（PSA）分析。

（3）一般先给予药物治疗，主要是 α 受体阻滞药和 5α 还原酶抑制药，α 阻滞药服药后症状可较快改善，但 5α 还原酶抑制药仅用于前列腺体积明显增大者（>40g），3 个月方显疗效，服用该药前一定要分析血前列腺特异性抗原（PSA）。其他药物大多效果不确实。

（4）手术则以经尿道前列腺切除（TURP）为金标准，以甘露醇灌注、低位造瘘为佳，激光呈电气化仍需要进一步积累经验，等离子双极电凝做前列腺电切是一项新技术，正在推广引用，球囊扩张、放内支架、热疗均无明显疗效。

第六章

骨科 ◀●●●

第一节 肱骨干骨折

肱骨干骨折可由直接暴力或间接暴力引起。肱骨外科颈远端1cm以下至肱骨髁部上方2cm以上为肱骨干。肱骨干骨折多见于青壮年，好发于中部，其次为下部，上部最少。中下1/3骨折易合并桡神经损伤，下1/3骨折易发生骨不连。

【诊断】

（一）症状

骨折局部肿胀，可有短缩、成角畸形，局部压痛剧烈，有异常活动及骨擦音，上肢活动受限。并发桡神经损伤时，出现腕下垂等症状。

（二）体征

1. 有无局部肿胀、压痛、上臂短缩及反常活动。

2. 有无垂腕及掌指关节不能伸直。

（三）检查

肱骨干正侧位X线片可明确诊断。直接暴力打击可造成横断骨折或粉碎骨折，间接暴力所致者多为斜形、螺旋形或蝶形骨折。肱骨干不同部位有不同的肌肉附着，骨折错位的方向也有不同。肱骨上段的骨折，近折端受胸大肌和背阔肌的牵拉向前内侧错位，远折端受三角肌的牵拉向上、外错位；肱骨中段骨折则相反，近折端受三角肌和喙肱肌的牵拉向外、前方移位，远折端受肱二头肌、肱三头肌的收缩向上移位，造成骨折端重叠错位。

（四）诊断要点

1. 有创伤史。

2. 有局部肿胀、疼痛、反常活动。

3. 合并桡神经损伤时，有垂腕、各掌指关节不能伸直、拇指不能伸直，手背桡侧皮肤有大小不等的感觉麻木区。

4. X线检查可见肱骨干骨折。

【治疗】

大多数肱骨干横形或短斜形骨折可采用非手术方法治疗。

（一）手法复位，外固定

1. 麻醉 局部麻醉或臂丛神经阻滞麻醉。

2. 体位 在骨科牵引床上仰卧位。

3. 牵引 助手握住前臂，在屈肘90°位，沿肱骨干纵轴牵引，在同侧腋窝施力做反牵引。经过持续牵引，纠正重叠、成角畸形。若骨折位于三角肌止点以上、胸大肌止点以下，在内收位牵引；若骨折线在三角肌止点以下，应在外展位牵引。

4. 复位 在充分持续牵引、肌肉放松的情况下，术者用双手握住骨折端，按骨折移位的相反方向，矫正成角及侧方移位。若肌松弛不够，断端间有少许重叠，可采用折顶反折手法使其复位。畸形矫正，骨传导音恢复即证明复位成功，凡有条件者均应拍X线片，确认骨折的对位、对线情况。

5. 外固定 复位成功后，减小牵引力，维持复位，可选择小夹板或石膏固定。

（1）小夹板固定：用4块合适长度的小夹板分别置于上臂前、内、外、后侧捆扎固定。在屈肘90°位用三角巾悬吊。

成年人固定 6 ~ 8 周，儿童固定 4 ~ 6 周。若复位后有轻度成角，可考虑采用加垫固定法，1 块放在成角处，另 2 块放在相对侧的近、远端，形成三点挤压力，在垫外捆扎小夹板固定。应用此法要注意捆扎不宜过紧，以免加垫压迫皮肤坏死，甚至引起神经血管压迫，应慎用。

（2）石膏固定：复位后比较稳定的骨折，可用 U 形石膏固定。若为中、下份长斜形或长螺旋形骨折、手法复位后不稳定，可采用上肢悬垂石膏固定，但有可能因重量太大，导致骨折端分离，宜采用轻质石膏，在固定期中严密观察骨折对位对线情况。

（二）切开复位、内固定

1. 手术指征　在以下情况时，可采用切开复位内固定术。

（1）反复手法复位失败，骨折端对位对线不良，估计愈合后影响功能。

（2）骨折有分离移位或骨折端有软组织嵌入。

（3）伴有神经血管损伤。

（4）陈旧骨折不愈合。

（5）8 ~ 12 小时的污染不严重的开放性骨折。

2. 手术方法

（1）麻醉：臂丛阻滞麻醉或高位硬膜外麻醉。

（2）体位：仰卧，伤肢外展 90°放在手术桌上。

（3）切口与显露：从肱二头肌、肱三头肌间切口，沿肌间隙显露骨折端。若为上 1/3 骨折，切口向上经三角肌、肱二头肌间隙延长；若为下 1/3 骨折，切口向下经肱二头肌、肱桡肌间隙延长。注意勿损伤桡神经。

（4）复位与固定：在直视下尽可能达到解剖对位。用加压钢板螺钉内固定，也可用加压髓内针固定。术后不用外固定，可早期进行功能锻炼。肱骨干下 1/3 骨折对骨的血循环破坏较重，若再加上手术操作，易导致骨折不愈合。对于有桡神经损伤的患者，术中探查神经，若完全断裂，要一期修复桡神经。若为挫伤，神经连续性存在，则切开神经外侧，减轻神经继发性病理改变。

（三）功能锻炼

无论是手法复位外固定，还是切开复位内固定，术后均应早期进行功能锻炼。复位术后抬高患肢，主动练习屈伸活动。2~3 周后，开始主动的腕、肘关节屈伸活动和肩关节的外展、内收活动，但活动量不宜过大，逐渐增加活动量和活动频率。6~8 周后加大活动量，做肩关节旋转活动。在锻炼过程中，要随时检查骨折对位、对线及愈合情况。骨折完全愈合后去除外固定。内固定物可在 6 个月后取出，若无不适也可不必取出。在锻炼过程中，可配合理疗、体疗、中医、中药治疗等。

【病情观察】

观察骨折的专有体征：畸形、骨擦音、反常活动；是否合并有血管、神经的损伤；固定后注意观察患肢末端循环。

【病历记录】

记录外伤史；是否合并神经、血管的损伤；记录诊疗方案；记录医患沟通情况。

【注意事项】

1. 医患沟通

（1）骨折的愈合是一种长期的过程，此过程中需患者的密切配合，故医患交流时要多做骨折愈合方面的知识宣传。

（2）大多数的复位只要求达到功能复位即可，所以医患交流时要讲清功能复位与解剖复位的优缺点，取得患者的共识，以免日后的医患纠纷。

（3）对于患者的功能锻炼，要指导患者遵循循序渐进的原则，科学地进行康复训练。

（4）对于合并有神经、血管损伤的病例，与患者交代病情时，要做客观性的描述，对于神经、血管损伤后是否有并发症不做肯定与否定的回答。尽量只对目前患者的受损伤的情况做解释。

（5）诊疗方案要积极与患者交流，以期取得患者的理解和支持，减少发生纠纷的可能。

2. 经验指导 肱骨干骨折非手术治疗或手术治疗常能获得良好效果，但骨不连和畸形愈合仍有相当比例。髓内针或加压接骨板内固定术均可发生桡神经损伤，只不过前者发生率低些。国外研究发现，上、中段骨折多主张做髓内针固定，因其极少损伤桡神经；下段骨折多采用加压接骨板内固定。对于手术引起的桡神经麻痹，多能自行恢复。用闭合穿髓内针治疗，手术创伤小，操作时间短，不剥离骨膜，有利于骨折的愈合。加压接骨板内固定，能使骨折获得牢固固定，但手术显露范围大，伤口感染率高于髓内针固定，而骨折愈合率并不高于髓内针固定。

第二节　尺桡骨干骨折

尺、桡骨干骨折可由直接暴力、间接暴力、扭转暴力引起，有时导致骨折的暴力因素复杂，难以确定其确切的暴力因素。

【诊断】

（一）症状与体征

创伤后局部有疼痛、肿胀、肢体畸形，旋转功能受损，活动受限。局部疼痛，可有反常活动和骨擦感。

（二）检查

X线检查可明确诊断。

（三）诊断要点

1. 有创伤史。

2. 伤后出现局部肿胀、疼痛、反复活动骨摩擦。

3. X 线检查可见尺桡骨双骨折。

【治疗】

（一）非手术治疗

无移位的骨折成年人用长臂石膏管固定 8 ~ 10 周。但在最初的几周内应每周摄片，以明确有无移位，如有移位，可作为移位骨折处理。

手法整复应注意几点：①要先易后难，先整复横断骨折，再整复斜行骨折。先整复尺骨，再整复桡骨。②应重视旋转移位的纠正。未首先整复旋转移位是尺桡骨双骨折整复失败的重要原因。旋转移位在正侧位片上难以发现，因此应重视查体，了解骨性标志之间的相互关系。③尽量避免应用管形石膏，及时复查，调整松紧度，密切观察，避免骨筋膜室综合征形成。④闭合复位时，不应单纯纠正成角应力，需同时将骨折远端旋前才可达到效果。⑤应用分骨垫时，要注意防止局部压疮。固定过程中，要注意调整固定的松紧及伤肢血运，以防止骨筋膜室综合征出现，给患者带来巨大痛苦。

（二）手术治疗

在大多数情况下，移位骨折闭合复位常不够满意，若要取得骨折的纵向对线和旋转对线的准确无误，常须切开复位内固定。内固定的方法：①动力加压接骨板内固定；②髓内针内固定。

手术治疗应注意几点：①尺桡骨不可共用同一切口，不但显露困难，易损伤血管神经，而且易破坏骨间膜，造成骨折交叉愈合，骨桥形成。②固定次序应同手法复位，先易后难，先尺后桡。③固定后尺桡骨应保持其弧度，影响旋转功能，尤其是粉碎性骨折，因此应对其解剖有充分了解。内固定以钢板为佳，若条件不允许，尺骨可行长斯氏针内固定，桡骨禁忌行钢针髓内固定。④钢板长度应足够，至少应保证骨折两端各有 2 个螺钉，应事先预弯，保证钢板弧度与骨一致，必要时行植骨术，术后应常规放置引流管。

【病情观察】

观察骨折的专有特征：畸形、骨擦音、反常活动；观察 X 线检查结果，是否有移位；固定后注意观察患肢末端循环。

【病历记录】

记录外伤史；是否合并神经、血管的损伤；记录诊疗方案；记录医患沟通情况。

【注意事项】

1. 医患沟通 骨折的愈合是一种长期的过程，此过程中需要患者的密切配合，故医患交流时要多做骨折愈合方面的知识宣传。对于患者的功能锻炼，要指导患者遵循循序渐进的原则，科学地进行康复训练。诊疗方案要积极与患者交流，以取得患者的支持和理解，减少纠纷的可能。

2. 经验指导 根据外伤史，结合 X 线检查，尺桡骨骨折诊断较为简单。尺桡骨骨折不愈合率为 9% ~ 16%，正确的切开复位和稳固的内固定可以预防骨不连的发生。尺桡骨骨折还可发生交叉愈合，尤其是前臂同一平面双骨折伴严重软组织损伤者，较易发生交叉连接。

第三节　股骨颈骨折

股骨颈骨折特别是头下型骨折一直被认为是最难处理的骨折之一。这是由于：①多发生于老年人，原来已存在着骨质疏松，骨折后不愈合率很高，长期卧床容易并发肺炎、心力衰竭、泌尿系统感染、压疮等严重并发症；②骨折的近端多为软骨组织，血液供应差，很难愈合，即使初步愈合后，以后也常出现股骨头的缺血性坏死；③内收型的股骨颈骨折，从生物力学的角度研究，剪应力大，不利于愈合。

【诊断】

（一）症状与体征

1. 患肢疼痛、畸形 患肢轻度屈髋屈膝及外旋畸形，患肢短缩；在患肢足跟或大粗隆部叩打时，髋部也感疼痛；在腹股沟韧带中点下方常有压痛；患侧大粗隆升高，大粗隆在髋–坐骨结节连线 Nelaton 线之上；大粗隆与髂前上棘间的水平距离缩短，短于健侧。

2. 功能障碍 移位骨折患者在伤后就不能坐起或站立，但也有一些无移位的线状骨折或嵌插骨折患者，在伤后仍能走路或骑自行车。

（二）检查

最后确诊需要髋正侧位 X 线检查，尤其对线状骨折或嵌插骨折更为重要。X 线检查作为骨折的分类和治疗上的参考也不可缺少。应引起注意的是有些无移位的骨折在伤后立即拍摄的 X 线片上可以看不见骨折线。2~3 周后，因骨折处部分骨质发生吸收现象，骨折线才清楚地显示出来。因此，凡在临床上怀疑股骨颈骨折的，虽 X 线片暂时未见骨折线，仍应按嵌插骨折处理，3 周后再拍 X 线片复查。

（三）诊断要点

中、老年人有摔倒受伤史，伤后感髋部疼痛，下肢活动受限，不能站立和行走，应怀疑患者有股骨颈骨折。有时伤后并不立即出现活动障碍，仍能行走，但数日后，髋部疼痛加重，逐渐出现活动后疼痛更加重，甚至完全不能行走，常说明受伤时可能为稳定骨折，以后发展为不稳定骨折出现功能障碍。检查时可发现患肢出现外旋畸形，一般在 45°~60°。这是由于骨折远端失去了关节囊及髂股韧带的稳定作用，附着于大转子的臀中、小肌和臀大肌的牵拉和附着于小转子的髂腰肌和内收肌群的牵拉，而发生外旋畸形。若外旋畸形达到 90°，应怀疑有转子间骨折。伤后少有出现髋部肿胀及瘀斑，可出现局部压痛及轴向叩击痛。

肢体测量可发现患肢短缩。平卧位，由髂前上棘向水平画垂线，再由大转子与髂前上棘的垂线画水平线，构成 Bryant 三角，股骨颈骨折时，此三角底边较健侧缩短。在平卧位，由髂前上棘与坐骨结节之间画线，为 Nelaton 线，正常情况下，大转子在此线上，若大转子超过此线之上，表明大转子有向上移位。

拍 X 线片检查可明确骨折的部位、类型、移位情况，是选择治疗方法的重要依据。

【治疗】

（一）非手术疗法

无明显移位的骨折，外展型或嵌入型等稳定性骨折，年龄过大，全身情况差或伴有严重心、肺、肾、肝等功能障碍者，选择非手术方法治疗。可采用穿防滑鞋，下肢皮肤牵引，卧床 6 ~ 8 周，同时进行股四头肌等长收缩训练和踝、足趾的屈伸活动，避免静脉回流障碍或静脉血栓形成。卧床期间不可侧位，不可使患肢内收，避免发生骨折移位，一般在 8 周后可逐渐在床上起坐，但不能盘腿而坐。3 个月后，骨折已基本愈合，可逐渐扶双拐下地，患肢不负重行走。6 个月后，骨已牢固愈合，可逐渐弃拐行走。一般来说，非手术疗法对骨折端的血循环未进一步加重损伤，治疗后股骨头缺血坏死的发生率较手术疗法为低。但卧床时间长，常因长期卧床而引发一些并发症，如肺部感染、泌尿道感染、压疮等。对全身情况很差的高龄患者，应以挽救生命、治疗并发症为主，骨折可不进行特殊治疗。尽管可能骨折不愈合，但仍能扶拐行走。

（二）手术疗法

1. 手术指征

（1）内收型骨折和有移位的骨折，由于难以用手法复位、牵引复位等方法使其变成稳定骨折，应采用手术切开复位，内固定术治疗。

（2）65岁以上老年人的股骨头下型骨折，由于股骨头的血循环已严重破坏，股骨头坏死发生率很高，再加上患者的全身情况差，不允许长期卧床，应采用手术方法治疗。

（3）青少年的股骨颈骨折应尽量达到解剖复位，也应采用手术方法治疗。

（4）由于早期误诊、漏诊或治疗方法不当，导致股骨颈陈旧骨折不愈合，影响功能的畸形愈合，股骨头缺血坏死或并发髋关节骨关节炎，应采用手术方法治疗。

2. 手术方法

（1）闭合复位内固定：在硬膜外麻醉下，患者卧于骨科手术床上。先用纵向牵引取消短缩移位。逐渐外展，术者在侧方施加外展牵引力，同时使下肢内旋，逐渐减少牵引力。整个操作过程均在C形臂X线监视下进行。证实复位成功后，在股骨外侧纵形切口，显露股骨大转子及股骨近端。经大转子向股骨头方向打入引导针。X线证实引导针穿过骨折线，进入股骨头下软骨下骨质，即通过导针打入加压螺钉内固定或130°的角钢板固定。若打钉时股骨头有旋转，也可将螺钉与角钢板联合应用。由于这一手术方法不切开关节囊，不显露骨折端，对股骨头血循环干扰较少。在X线监视下，复位及固定均可靠，术后骨折不愈合及股骨头坏死的发生率均较低。

（2）切开复位内固定：手法复位失败或固定不可靠或青壮年的陈旧骨折不愈合，宜采用切开复位内固定术。经前外侧切口显露骨折后，清除骨折端的硬化组织，直视下经大转子打入加压螺纹钉，同时切取带旋髂深血管蒂的髂骨块植骨或用旋股外血管升支的髂骨块植骨或带缝匠肌髂骨块植骨，促进骨折愈合，防止股骨头缺血坏死。也可采用后外侧切口进行复位内固定，用股方肌蒂骨块植骨治疗。

（3）人工关节置换术：对全身情况尚好的高龄患者的股

骨头下型骨折，已并发骨关节炎或股骨头坏死者，可选择单纯人工股骨头置换术或全髋关节置换术治疗。

3. 术后处理 术后，骨折端增强了稳定性，经过 2~3 周卧床休息后，即可在床上坐起，活动膝、距小腿关节。6 周后肤双拐下地不负重行走。骨愈合后弃拐负重行走。对于人工股骨头置换或全髋关节置换术者可在术后 1 周开始下地活动。

【病情观察】

观察患肢外旋、缩短情况；观察骨折愈合的情况。

【病历记录】

记录外伤史；是否有股骨头坏死；记录诊疗方案；记录医患沟通情况。

【注意事项】

1. 医患沟通

（1）股骨颈骨折的愈合是一种长期的过程，此过程中需患者的密切配合，故医患交流时要多做骨折愈合方面的知识宣传。

（2）股骨颈骨折很易致股骨头坏死，医患沟通时要重点讲明，以取得患者的理解，避免日后的医患纠纷。

（3）对于患者的功能锻炼，要指导患者遵循循序渐进的原则，科学地进行康复训练。

（4）诊疗方案要积极与患者交流，以期取得患者的理解和支持，减少发生纠纷的可能。

2. 经验指导

（1）股骨颈骨折临床十分常见。老年人外伤后出现髋关节疼痛应警惕股骨颈骨折的可能，尤其是一些嵌插型的骨折，临床症状较轻微，骨折后甚至可以行走，应避免误诊。

（2）把握治疗时机，早期治疗有利于尽快恢复骨折后血管受压或痉挛。股骨颈骨折手术原则上不超过 2 周。

（3）观察骨折专有体征及畸形情况有助于明确诊断。术后要重点注意骨折愈合情况，对 50 岁以下的股骨颈或头颈型骨折、骨折不易愈合及有股骨头坏死的可能者或陈旧性股骨颈骨折不愈合者，可以采用多根针或加压钉固定加股颈植骨手术。

第四节　胫腓骨干骨折

胫腓骨干骨折在全身长骨骨折中发生率最高，约占 10%，多为双骨折。常为开放性骨折，由于血液供应障碍，胫骨中下 1/3 骨折容易延迟愈合。腓骨颈骨折容易合并腓总神经损伤。挤压、碾挫伤等易并发骨筋膜室综合征。

【诊断】

（一）症状与体征

患处肿胀、疼痛，可出现畸形。局部疼痛，可有反常活动和骨擦感。多为开放性损伤，注意有无骨折端穿破皮肤。肢体成角，旋转畸形。

（二）检查

拍 X 线片可明确诊断。

（三）诊断要点

1. 创伤史　直接暴力胫腓骨折线多在同一水平，间接暴力骨折线多为长斜形、螺旋形，骨折线不在同一水平面上。

2. 局部肿胀、疼痛　可致成角畸形，患肢短缩及异常活动，常伴有皮肤损伤。

3. X 线　可确定骨折类型。

【治疗】

胫腓骨骨干骨折的治疗目的是矫正成角、放置畸形，恢复胫骨上、下关节面的平行关系，恢复肢体长度。无移位的胫腓骨骨干骨折采用小夹板或石膏固定。有移位的横形或短斜形骨折采用手法复位，小夹板或石膏固定。固定期应注意夹板和石膏的松紧度，定时拍 X 线片检查，发现移位应随时进行夹板调整或重新石膏固定，6~8 周可扶拐负重行走。

不稳定的胫腓骨干骨折可采用跟骨结节牵引，克服短缩畸形后，施行手法复位，小夹板固定。牵引中注意观察肢体长度，避免牵引过度而导致骨不愈合。6 周后，取消牵引，改用小腿功能支架固定或行走石膏固定，可下地负重行走。

不稳定的胫腓骨干双骨折在以下情况时，采用切开复位内固定：①手法复位失败；②严重粉碎性骨折或双段骨折；③污染不重，受伤时间较短的开放性骨折。在直视下复位成功后，可选择钢板螺钉或髓内针固定。首先固定好胫骨，然后另做切口，复位固定腓骨。若固定牢固，术后 4~6 周可负重行走。软组织损伤严重的开放性胫腓骨干双骨折，在进行彻底的清创术后，选用钢板螺钉或髓内针固定，同时做局部皮瓣或肌皮瓣转移覆盖创面，不使内固定物或骨质显露；复位后，采用外固定器固定，既稳定骨折，又便于术后换药。

单纯胫骨干骨折由于有完整腓骨的支撑，多不发生明显移位，用石膏固定 6~8 周可下地活动。

单纯腓骨干骨折，若不伴有胫腓上、下关节分离，亦不需特殊治疗。为减少下地活动时疼痛，用石膏固定 3~4 周。

【病情观察】

观察骨折的专有体征、畸形、骨擦音、反常活动；观察复位固定后是否有移位；复位固定后注意观察患肢末端循环；观察膝、距小腿关节的功能。

【病历记录】

记录外伤史，记录 X 线检查结果，记录诊疗方案。

【注意事项】

1. 医患沟通

（1）因胫骨前面位于皮下，所以骨折端穿破皮肤的可能极大。骨折部位以中下 1/3 较多见，由于营养血管损伤，软组织覆盖少，血运较差等特点。延迟愈合及不愈合的发生率较高，故医患交流时要多做骨折愈合方面的知识宣传。

（2）对于患者的功能锻炼，要指导患者循序渐进的原则，科学地进行康复训练。

（3）诊疗方案要积极与患者交流，以期取得患者的理解和支持，减少发生纠纷的可能。

2. 经验指导　胫腓骨骨折内固定治疗以交锁髓内钉固定为首选。

胫骨干骨折，尤其是中下 1/3 骨折，由于血供较差，骨折不愈合率很高。胫腓骨骨折，一般骨性愈合期较长，长时间的石膏外固定，对膝、距小腿关节的功能必然造成影响。另外，由于肌肉萎缩和患肢负重等因素，固定期可能发生骨折移位。因此，对胫腓骨骨折采用开放复位内固定者日渐增多。胫骨交锁髓内钉固定坚强，可以不切开骨折端闭合穿钉，术后无须外固定。不影响膝、距小腿关节功能，患肢负重时间早。因此，骨折平均愈合穿钉，术后无须外固定。不影响膝距小腿关节功能，患肢负重时间早。因此，骨折平均愈合时间较单纯外固定短，患肢功能恢复较快。

第五节　腰椎间盘突出症

腰椎间盘突出症，指因腰间盘变性、破裂后髓核突出（或脱出）向后方或突至椎管内致使相邻组织遭受刺激或压迫而出现一系列临床症状。多见于青壮年，其中重劳动者较多见。腰椎间盘突出症是马尾神经所造成。腰椎间盘突出症状主要发生于 $L_4 \sim 5$ 和 L_5 至 S_1，占腰椎间盘突出症的 90% ~96%。

【诊断】

（一）症状

1. 腰痛和放射性下肢痛，持续性腰背部疼痛，疼痛与体位、活动有明显关系，平卧位减轻，站立位加剧。有时疼痛与腹压有关。下肢痛可沿神经根分布区放射。

2. 肢体麻木。

3. 跛行。

4. 肌肉麻痹。

5. 马尾神经症状。主要出现于中央型髓核突出者。

（二）体征

1. 腰椎侧突　是一种为减轻疼痛的姿势性代偿畸形，具有辅助诊断价值。如髓核突出在神经根外侧，上身向健康侧弯曲，腰椎骨凸向患侧可松弛受压的神经根；当突出髓核脱出的髓核已有粘连，则无论腰椎凸向何侧均不能缓解疼痛。

2. 腰部活动受限　几乎全部患者都有不同程度的腰部活动受限。其中以前屈受限最明显，是由于前屈位时进一步促使髓核向后移位并增加对受压神经根的牵张之故。

3. 压痛及骶棘肌痉挛　89%患者在病变间隙的棘突间有压痛，其旁侧1cm处压之有沿坐骨神经的放射痛。约33%患者有腰部骶棘肌痉挛，使腰部固定于强迫体位。

4. 直腿抬高试验及加强试验　患者仰卧，伸膝，被动抬高患肢。正常人神经根有4mm滑动度，下肢抬高到60°~70°始感腘窝不适。本症患者神经根受压或粘连使滑动度减少或消失，抬高在60°以内即可出现坐骨神经痛，称为直腿抬高试验阳性。其阳性率约90%。在直腿抬高试验阳性时，缓慢降低患肢高度，待放射痛消失，这时再被动背屈患肢踝关节以牵拉坐骨神经，如又出现放射痛称为加强试验阳性。有时因突出髓核较大，抬高健侧下肢也可因牵拉硬脊膜而累及患侧诱发患侧坐骨神经产生放射痛。

5. 神经系统表现

（1）感觉异常：80%患者有感觉异常。腰5神经根受累者，小腿前外侧和足内侧的痛、触觉减退；骶1神经根受压时，外踝附近及足外侧痛、触觉减退。检查需注意，有较大髓核突出者，可压迫下一节段神经根，而出现双节段神经根损害征象。

（2）肌力下降：70%～75%患者肌力下降。腰 5 神经根受累时，踝及趾背伸力下降；骶 1 神经根受累者，趾及足跖屈力减弱。

（3）反射异常：71%患者出现反射异常。踝反射减弱或消失表示骶 1 神经根受压；如马尾神经受压，则为肛门括约肌张力下降及肛门反射减弱或消失。

（三）检查

1. X 线片 单纯 X 线片不能直接反映是否存在椎间盘突出。片上所见脊柱侧凸，椎体边缘增生及椎间隙变窄等均提示退行性改变。如发现腰骶椎结构异常（移行椎、椎弓根崩裂、脊椎滑脱等），说明相邻椎间盘将会由于应力增加而加快变性，增加突出的机会。此外，X 线片可发现有无结核、肿瘤等骨病，有重要鉴别诊断意义。

2. X 线造影 脊髓造影、硬膜外造影、脊椎静脉造影等方法都可间接显示有无椎间盘突出及突出程度，准确性达80%以上。由于这些方法有的存在较重并发症，有的技术较复杂，应严格掌握其适应证并在有经验者指导下进行。

3. 超声检查 超声诊断椎间盘突出症是一种简单的无损伤方法，近年来发展较快。因受到患者体型影响，定位诊断较困难及操作者局部解剖知识的水平、临床经验等影响，尚需进一步研究，总结经验。

4. CT 和 MRI CT 可显示骨性椎管形态，黄韧带是否增厚及椎间盘突出的大小、方向等，对本病有较大诊断价值，目前已普遍采用。MRI 可全面地观察各腰椎间盘是否病变，也可在矢状面上了解髓核突出的程度和位置，鉴别是否存在椎管内其他占位性病变。以上两种方法的缺点是当多个椎间隙有不同程度的椎间盘退变、突出时，难以确认是哪一处病变引起症状。

5. 其他 电生理检查（肌电图、神经传导速度及体感诱发电位）可协助确定神经损害的范围及程度，观察治疗效果。实验室检查对本症帮助不大，但在鉴别诊断中有其价值。

（四）诊断要点

1. 腰痛伴下肢放射痛，下肢放射痛的特点：①疼痛沿神经根分布区放射；②疼痛与腹压有关；③疼痛与体位和活动有明显关系，一般于活动或劳累后疼痛加重，卧床休息后好转。

2. 下肢运动、感觉异常，受累神经根所支配的区域产生肌力和感觉异常。早期感觉过敏，晚期感觉减退、消失。

3. 马尾神经受压，产生大（小）便功能障碍，马鞍区感觉异常。

4. 脊柱侧弯、腰部活动受限和骶棘肌痉挛。

5. 直腿抬高试验（Lasegue 征）及加强试验阳性（Bragard征），在正常情况下可抬高 $60° \sim 70°$。直腿抬高在 $60°$ 以内便可产生坐骨神经痛，称为直腿抬高试验阳性。

6. CT 和 MRI 检查可明确诊断。

（五）鉴别诊断

1. 腰肌劳损和棘上韧带和棘间韧带损伤 好发于长期弯腰工作者。主要症状为腰部酸痛，劳累后加重，卧床休息后好转，但卧床过久后，又感腰部不适，稍事活动后好转。有较固定的压痛点。

2. L_3 横突综合征 L_3 的横突较长。主要症状为腰痛，少数可向下肢放射，L_3 横突处压痛，无坐骨神经症状。

3. 椎弓根峡部不连和腰椎滑脱症 X 线片可鉴别诊断。

4. 腰部结核和肿瘤 腰脊椎结核或肿瘤可引起腰部疼痛。

5. 腰椎管狭窄症 腰痛伴马尾神经或神经根受压的症状，

特别是间歇性跛行。鉴别主要靠脊髓造影、CT 和 MRI。

6. 神经根及马尾肿瘤 神经根及马尾肿瘤症呈进行性加重，无椎间盘突出症那样因动作而诱发的病史。鉴别主要靠脊髓造影、MRI。

7. 梨状肌综合征 髋关节外展、外旋位抗阻力时可诱发坐骨神经放射痛。CT 等有助于鉴别诊断。

8. 盆腔疾病 早期盆腔后壁的炎症、肿瘤当其本身症状还不明显时，主要表现为腰骶部和坐骨神经放射痛。有时鉴别很困难。

【治疗】

（一）非手术治疗

1. 绝对卧床休息 2 周以上，宜选用硬板床加薄层褥垫。

2. 牵引适用于膨出型和突出型。一般牵引可在家中全日持续进行，重量为体重的 1/3～1/4，坚持 3 周；机械牵引常在医院内进行，我们主张不间断地牵引，至少 30 分钟，腰骶部同时加理疗，牵引后继续卧床，疗程可以 3～4 周。

3. 理疗、按摩。

4. 推拿一般适用于膨出型和轻度突出型，推拿手法不当可能加重突出程度，有导致截瘫、大（小）便失控的教训。

5. 硬膜外或骶管封闭有一定的缓解效果，但未必能使髓核回纳，有感染，椎管内粘连等并发症，不主张封闭超过 4 次。

6. 腰围制动。合理的腰围应是前幅高于后幅，最好是上起剑突下抵耻骨联合。宜指导患者同时结合腰背肌锻炼，选择性佩戴，避免长期依赖、腰肌萎缩。

（二）手术治疗

1. 手术适应证 ①发病后逐渐加重，经非手术治疗无效；②突然发病，持续加剧，影响生活、工作者；③有广泛肌肉瘫痪、感觉减退及马尾神经损害者或部分截瘫者；④游离型椎间盘突出伴严重症状者。

2. 手术方式

（1）常规腰椎间盘摘除术：包括后路"开窗"、半椎板或全椎板切除入路法。

（2）切开硬膜椎间盘摘除术：仅适用于中央型椎间盘突出，椎体后缘骨刺形成，硬脊膜前方粘连较多，侧方摘除非常困难者。

（3）前路腰椎间盘摘除术：适用于单纯腰椎间盘突出，患者腹部脂肪不太多者。

（4）经皮穿刺腰椎间盘摘除术。

（5）显微外科技术腰椎间盘摘除术。

（6）化学髓核溶解法。

（7）腰椎间盘镜下腰椎间盘摘除术。

【病情观察】

观察患者疼痛的性质；观察内科治疗的反应。

【病历记录】

记录患者腰痛的性质，是否向下肢放射；患者恢复的情况；医患沟通的情况及时记录；记录有无腰扭伤史。

【注意事项】

1. 医患沟通

（1）非手术治疗需要患者的积极配合，所以要患者讲清治疗要点及治疗过程中的注意事项。

（2）要鼓励患者坚持，对患者症状改善要积极肯定，并鼓励患者再接再厉。

（3）术前与患者交代手术风险要尽量全面。尽量多讲医务人员的预防措施，让患者保持乐观的情绪，缓解患者的紧张、焦虑。

（4）腰痛或坐骨神经痛越严重，患者在术后的轻松感越明显，越能体现手术的成效。手术前后症状的对比度越大。患者越感满意。

2. 经验指导

(1) 一旦确诊，指导患者睡硬板床休息。同时可配合牵引治疗。

(2) 对于内科治疗无效，突然发病持续加剧且影响生活工作、有感觉功能减退及伴有部分截瘫患者，要给予手术治疗。

(3) 腰椎间盘突出症的诊断一般并不困难。但对那些症状与体征及影像学检查结果不符合的，应进一步检查，不应轻率手术。

(4) 绝大部分腰椎间盘突出症均可通过正规的非手术疗法获得满意疗效，仅少数患者须手术治疗。所谓"正规"是指必须绝对卧床4~6周。

(5) 不能单独以影像学所见作为决定手术的依据。神经根受压或推移不一定都引起临床症状。

第六节 急性血源性骨髓炎

急性血源性骨髓炎是指身体其他部位的化脓性病灶中的细菌，经血液循环播散至骨骼引起的感染。溶血性金黄色葡萄球菌是最常见的致病菌，其次是链球菌或革兰阴性菌。最常见于小儿，2~12岁的小儿约占80%，患儿多为男孩，约为女孩的4倍。长管状骨最易受感染，下肢显著较上肢多见，这可能与负重及易受损伤有关，下肢以股骨下端与胫骨上端最多。

【诊断】

（一）症状

成年人症状不典型，较轻，病程缓慢，容易误诊。儿童症状则较重。与之相反，婴幼儿全身症状大多较轻，易被忽视。发病突然，因感染程度不同而有不同的表现。一般有中毒症状，如发冷、寒战、体温急剧上升高达39~40℃，脉搏加速, 全身虚弱, 白细胞计数增高可高达 30×10^9 以上, 血细胞沉降率快, 血细菌培养常为阳性。患肢剧痛, 肿胀, 不敢活动。

（二）体征

1. 一般情况 患者可有发热、脉率加速、消瘦、贫血或营养不良等。

2. 患部体检 检查的目标是确定受累部位, 并且确定任何可能的来源。患部可有肿胀, 皮温增高, 有时皮肤发红、有局限性压痛, 患肢活动受限和周围肌痉挛。

（三）检查

1. 实验室检查 患者可有轻度贫血, 白细胞计数增高, 一般在 $10 \times 10^9/L$ 以上, 中性粒细胞可占 90% 以上。血细胞沉降率升高, C 反应蛋白 (CRP) 水平升高, 脓培养阳性, 早期血培养也可为阳性。

2. X 线检查 早期无骨质改变, 仅见软组织肿胀。发病 2 周后才出现干骺端模糊、轻度骨膜反应等。3 周后出现骨膜增厚, 以后出现骨破坏、死骨和新生骨。

3. 骨扫描 可用于确定受累部位。在感染后 24 小时就可以看到变化, 但特异性低。若在骨穿刺的 48 小时内行骨扫描, 不会影响骨扫描结果。

4. MRI 具有较高的敏感性和特异性。MRI 可鉴别蜂窝织炎和急性血源性骨髓炎, 确定脓肿、死骨、窦道的部位, 也有助于鉴别急性和慢性骨髓炎。

（四）诊断要点

1. 急骤的高热与毒血症表现。

2. 长骨干骺端疼痛剧烈而不愿活动肢体。

3. 该区有一个明显的压痛区。

4. 白细胞计数和中性粒细胞增高。

5. 局部分层穿刺具有诊断价值。

（五）鉴别诊断

1. 软组织感染 可从以下几方面进行鉴别。

（1）全身症状不一样：急性骨髓炎毒血症症状重。

（2）部位都不一样：急性骨髓炎好发于干骺端，而软组织感染不常见于此处。

（3）体征不一样：急性骨髓炎疼痛剧烈，但压痛部位深，表面红肿不明显，出现症状与体征分离现象，而软组织感染则局部炎性表现明显。

2. 风湿和急性化脓性关节炎 疼痛部位在关节，浅表的关节可以迅速出现胀胀和积液。

3. 恶性骨肿瘤 起病不会急骤，部位以骨干居多，表面可有曲张的血管，并可摸到肿块。必要时需做活组织检查。

【治疗】

急性血源性骨髓炎在早期有中毒症状。严重者如不及时治疗，甚至危及生命或者演变成慢性骨髓炎，遗留窦道，经久不愈。故应高度重视，争取早期治疗。

（一）抗生素的应用

总的看来，抗生素对控制细菌所引起的各种感染有良好效果，败血症的发生率已大为降低。但使用抗生素以后也出现了一些新问题。广泛应用抗生素的结果，使耐药性菌株普遍增加，尤以金黄色葡萄球菌更为严重。故开始可选用两种以上的抗生素，如青霉素肌内注射，同时以四环素等静脉注射或用红霉素、万古霉素等。不能等待血液细菌培养和细菌对抗生素敏感度试验的结果，以免延误治疗时间。根据临床使用后的疗效和细菌敏感度可另行调整。一般给药3日后若体温不降，症状不减，应调整抗生素。抗生素要持续用到症状消退后2周左右。

（二）全身支持疗法

如中毒症状严重，可少量多次输新鲜血液，大量维生素C

静脉滴注，高蛋白饮食等。

（三）制动

无论手术或非手术治疗，患肢应制动，可用石膏托或牵引。如下肢骨髓炎，尤其是股骨上端，牵引可缓解肌肉痉挛，减轻疼痛，防止畸形，并可预防脱位或病理性骨折的发生。

（四）手术

急性血源性骨髓炎诊断一经明确，应及时做局部骨钻空或开窗减压引流，以迅速控制病情发展、减轻症状、防止大块死骨形成。局部钻空适用于脓液不多，钻空后引流通畅者。在疼痛最明显处切开至骨膜下，向两侧分离骨膜，然后用粗钻头向髓腔内钻空数个，直至出现脓液和渗出液。

1. 手术适应证 目前仍在争议，但通常包括最初骨穿刺抽出明显的脓液；明显的骨再吸收表现；在抗生素治疗48～72小时后，症状无缓解。

2. 手术方式 包括钻孔引流或开窗减压两种。

【病情观察】

观察患者的体温动态变化；患者患肢局部的体征变化；患者对抗生素或手术治疗的反应，包括体征的改善、体温下降及化验室指标的降低。

【病历记录】

记录患者的体温变化过程；患者患肢局部的体征情况；能够反应患者的病情变化，各项重要的检查结果，应当记录下来，上级医师查房的诊断和治疗意见，必须反映出来；患者及其家属对诊断和治疗不配合的地方应当及时签名备案；及时记录患者对治疗的反应。

【注意事项】

1. 医患沟通 多数患儿在经过适当治疗后，预后特别好，并且不会因本病产生长期影响。问题通常出现在没有及时认识感染并给予及时治疗，这样就可能发展为慢性骨髓炎。如果感染通过生长板，可发生生长板受累，最终影响患肢骨骼的生长发育。均应向患儿家长告知清楚。

2. 经验指导

（1）抗生素使用 3 日后，如果患者仍有高热，要考虑更换和联合使用抗生素。如果患者体温正常了，仍须连续再使用抗生素 2 周。

（2）有前期的感染史，无法解释的骨髓、发热和局部炎症都提示这种诊断。

（3）大多数患者血细胞沉降率升高，3～5 日达到高峰，临床症状改善后不立即下降。CRP 通常很快达到高峰，然后随着治疗很快下降，在 1 周内达到正常值。

（4）X 线片对早期诊断几乎没有帮助。骨扫描在感染后 24 小时内就可以看到变化，但其敏感性和特异性均很低。MRI 具有高度的敏感性和特异性，可以将蜂窝织炎与急性血源性骨髓炎区别开来，可以确定脓肿、死骨、窦道的部位。

（5）早期局部分层穿刺对确定诊断有重要意义。穿刺应选压痛最明显的部位进针。在骨的干骺端，选穿入软组织内，看看是否有脓液。如未抽出脓液，再穿入骨膜下，如仍无脓液，则可穿入骨质内。切勿一次穿入骨内，因有时间仅仅是软组织炎症，直接穿入可能会将细菌人为地带入骨髓腔内，导致骨髓感染。若抽出有脓液、浑浊液体或血性液体，而涂片检查有脓细胞或细菌时，即可确诊。抽出的脓液还应同时做细菌培养和药敏试验，从而作为调整抗生素的依据。

第七节　骨肿瘤

骨肿瘤是指生长在骨内或骨的附属组织内如骨软骨、纤维组织、脂肪组织、造血组织、神经组织和未分化的网状内皮结构的肿瘤。骨肿瘤除有良、恶性之分外，尚有部分骨组织内的病变未能肯定其性质是否为真性骨肿瘤者，称为瘤样病损，如骨纤维异常增殖症、孤立性骨囊肿、骨嗜酸性肉芽肿等。骨肿瘤在全身各系统肿瘤中为数量最少。各种骨肿瘤的发生情况，在良性骨肿瘤中，以骨软骨瘤、巨细胞与软骨瘤最为多见；在恶性肿瘤中，以骨肉瘤，软骨肉瘤与纤维肉瘤最多见；而在瘤样病损中，以骨纤维异常增殖症、骨囊肿等多见。

【诊断】

（一）症状

1. 疼痛与压痛 疼痛是生长迅速的肿瘤显著的症状。良性肿瘤多无疼痛，但有些良性肿瘤，如骨样骨瘤，可因反应骨的生长而产生剧痛。恶性肿瘤几乎均有局部疼痛，开始时为间歇性、轻度疼痛，以后发展为持续性剧痛，可有压痛。良性肿瘤恶变或合并病理骨折，疼痛可突然加重。

2. 局部肿块和肿胀 良性肿瘤常表现为质硬而无压痛。肿胀迅速多见于恶性肿瘤。局部血管怒张反映肿瘤的血管丰富，多属恶性。

3. 功能障碍和压迫症状 脊髓肿瘤不论良、恶性，都可能引起截瘫。邻近关节的肿瘤，由于疼痛和肿胀而使关节功能障碍。若肿瘤有丰富的血管，局部皮肤可发热，浅静脉怒张。

（二）体征

体检应包括全身情况和四肢或病变部位的仔细检查，骨科专科检查，应当按照望、触、动、量的顺序进行。对肿块应测量其大小、部位、形态、质地、活动度、压痛和局部温度等，记录周围肌肉的萎缩程度，相邻关节活动的受限和关节是否有渗液等。详细的神经检查和对动、静脉血循环的情况做出估计。触摸检查相应部位有无淋巴结转移。病理性骨折可能产生肢体短缩。

（三）检查

1. 影像学检查

（1）X 线表现：骨与软组织的 X 线表现往往反映了骨肿瘤的基本病变。有些肿瘤表现为骨的沉积，统称为反应骨。这种肿瘤细胞产生类骨或称为肿瘤骨。有些肿瘤表现为骨破坏或骨吸收。也有肿瘤两种表现兼而有之。

在骨内生长缓慢的病损也可侵蚀骨皮质，同时刺激骨膜产生新骨，骨膜增生呈袖口样或三角形沉积，形成膨胀性骨病损。若骨膜被瘤顶起，可在骨膜下产生新骨，这种骨膜反应称 Codman 三角，多见于骨肉瘤。若骨膜的掀起呈阶段性的，这样就形成同心圆或成层排列状骨沉积，X 线表现为"葱皮"现象，多见于尤文肉瘤。若恶性肿瘤生长迅速，超出骨皮质范围，同时血管随之长入，从骨皮质向外放射，肿瘤骨与反应骨沿放射血管方向沉积，表现为"日光射线"形态。

有些生长迅速的恶性肿瘤很少有反应骨，X 线片表现为溶骨性缺损，常多见于溶骨性骨转移。但也有一些原发性肿瘤，如前列腺癌，可激发骨的成骨性反应，称为成骨性转移。有时骨因破骨性吸收而破坏，很容易发生骨折，X 线片可见病理性骨折。

（2）CT：显示解剖关系清楚，对骨破坏范围，肿瘤和周围组织及神经、血管的关系及向周围组织浸润非常明确，增强后扫描更明确。

（3）MRI：能从不同角度显示肿瘤边缘范围和病变内部病理结构及邻近神经及软组织结构关系，特别是恶性骨肿瘤髓内病变或浸润范围非常明确，可为手术提供准确范围，能较早发现转移灶，亦是肿瘤确诊的最佳方法之一。

2. 生化测定

凡患有恶性肿瘤的患者，除全面化验检查，包括血、尿、便常规，以及肝、肾功能等外，还必须对血钙、血磷、碱性磷酸酶和酸性磷酸酶进行测定。凡骨有迅速破坏时, 如广泛溶骨性转移, 血钙往往升高; 血清碱性磷酸酶反映成骨活动, 故成骨性肿瘤, 如骨肉瘤, 有明显升高; 男性酸性磷酸酶的升高提示转移瘤来自晚期的前列腺癌。尿 Bence-Jones 蛋白阳性可能为浆细胞骨髓瘤。

3. 病理检查 这是确认肿瘤唯一可靠的检查, 分为切开活检和穿刺活检两种。

(1) 切开活检: 分为切取式和切除式两种。软组织的肿瘤可在术中行冰冻切片, 送检, 立即得出病理报告; 带骨的硬标本需经脱钙后石蜡包埋再做切片。

(2) 穿刺活检: 此法简单、安全、损伤性小, 用于脊柱及四肢的溶骨性病损。

(四) 诊断要点

1. 局部疼痛、肿胀、功能障碍, 体检发现肿块。

2. 影像学检查发现肿块。

3. 组织活检明确肿块性质。

(五) 鉴别诊断

1. 首先应与炎症鉴别。鉴别要点主要有以下 4 方面:

(1) 全身反应: 急性炎症患者体温常升高, 白细胞计数增多, 良性骨肿瘤患者体温正常, 血常规正常。某些恶性骨肿瘤, 如未分化网状细胞肉瘤或生长迅速的恶性肿瘤的患者也有体温升高和白细胞计数增多的表现。急性炎症、慢性炎症和骨结核患者血细胞沉降率多增快, 良性骨肿瘤血沉多正常, 恶性骨肿瘤患者血细胞沉降率常增快。

(2) 发展过程: 炎症在发展到一定程度或经过抗感染治疗后多逐渐消退, 某些良性骨肿瘤在发展到一定程度后可停止发展, 恶性骨肿瘤则继续发展破坏, 自行停止或消失者极为罕见。

(3) 局部触诊: 炎症常产生脓肿, 一般质软, 波动明显。骨肿瘤一般多较坚硬或硬韧, 触之有实体感, 边界多清楚,其基底多与骨粘连而不能移动。但某些血管丰富或有出血的恶性肿瘤也可有波动感。

（4）穿刺：脓肿穿刺多可吸出脓液，脓液培养或涂片染色有时可查出化脓菌。肿瘤穿刺则仅能吸出血液，用粗针头穿刺有时可吸出肿瘤组织碎片。

2. 良性骨肿瘤也应与恶性骨肿瘤鉴别，因二者的预后和治疗方法各不相同。鉴别要点主要有以下4方面。

（1）全身反应：良性骨肿瘤和恶性骨肿瘤在体温、血常规、细胞沉降率方面有区别外，前者患者一般情况好，疼痛较少，后者则患者消瘦、贫血、疼痛明显，晚期多有明显的恶病质。

（2）发展速度：良性骨肿瘤一般发展缓慢，有的发展到一定年龄即停止发展。恶性肿瘤则发展迅速，甚至形成巨大肿块，表面静脉怒张。

（3）有无转移：良性骨肿瘤一般均不发生转移，原发恶性骨肿瘤则比较容易发生内脏和他骨转移。

（4）X线所见：良性骨肿瘤的边界多比较清楚，与正常骨质之间常有明确的分界线，一般无骨膜反应，如有反应，骨膜新骨也比较规则、整齐。恶性骨瘤则边界不清楚，与正常骨质之间分界不清，骨膜反应紊乱，甚至形成日光放射状。

【治疗】

（一）一般治疗

注意休息，规律饮食，增强机体抵抗力。由于骨肿瘤的发病年龄多较轻，需注意做好患者的心理工作。

（二）药物治疗

包括一般药物治疗和化疗，一般药物治疗主要用于缓解患者的症状，如恶性肿瘤患者可以服用或肌内注射镇痛药物，特别是晚期全身转移患者，可使用吗啡等中枢镇痛药物，采用姑息治疗，缓解患者疼痛，提高生存治疗。美施康定硫酸吗啡控释片，是一种长效的阿片类镇痛药，用于缓解剧烈疼痛和难以消除的慢性疼痛特别有效。初始剂量为 30mg，每 12 小时 1 次；用药过程中疼痛未达到部分缓解的患者，再加大剂量至 60mg，每 12 小时 1 次；如再无效，再加大剂量至 90mg，每 12 小时 1 次，无效者不再追加剂量。

化学治疗分全身化疗、局部化疗，许多骨和软组织恶性肿瘤当明确诊断和开始治疗时已伴有临床尚未能觉察到的微小转移。目前对这种微小转移是选择全身性化学治疗，治疗方案很多且不断地在变换中。常用的药物有阿霉素及大剂量甲氨蝶呤，但药物的作用选择性不强，肿瘤细胞在分裂周期中不同步，都影响化疗的效果。用单克隆抗体携带药物，选择性攻击瘤细胞（即"导弹方法"）目前只是一种设想，距实际应用尚有距离。局部化疗包括动脉内持续化疗及区域灌注，其中以区域灌注效果较好，5 年生存率得到提高，但达不到完全"化学截除"的作用。今后需要继续研究以期改善灌注方法，如合理的联合用药、选择灌注液的最适宜温度、灌注后根治性手术的时机等，均需深入探讨。化学治疗的药物可分四大类：①烷化剂，如环磷酰胺等；②抗代谢类，如甲氨蝶呤等；③抗生素类，如阿霉素等；④植物生物碱，如长春新碱等。这些药物联合使用较单一药物作用更大。药物的剂量、作用及方案对获得最大效应的关系是很重要的。所有这些药物对正常组织均有毒性，故应周密考虑，熟练使用。有些药物，如左旋咪唑可用做局部肢体动脉内灌注治疗黑色素瘤等恶性软组织肿瘤。有些报道指出，局部用药结合局限性切除与广泛切除或截肢的效果一样或更好。多年来，许多激素，如丙酸睾酮、雌激素、糖皮质激素等已用于治疗乳腺癌和前列腺癌的转移。淋巴瘤、白血病对类固醇药物有良好反应，而原发性骨或软组织恶性肿瘤使用激素治疗是无效的。

（三）手术治疗

大部分骨良性病损的治疗是刮除或同时做植骨，这决定于病损的部位与大小。手术时骨皮质开窗应较大于病损，用最大的刮匙刮除病变组织，甚至正常的骨和骨髓，所有的反应骨均应去除。也有主张在刮除完毕后用气钻在病损壁上钻磨。治疗动脉瘤性骨囊肿、软骨母细胞瘤或巨细胞瘤时，同时烧灼或冷冻肿瘤腔壁，这样可减少或杀灭肿瘤壁上可能残留的肿瘤细胞，但对这样的处理尚有争论。

1. 切除术 指沿正常骨或软组织从骨和软组织边缘将病损去除。某些部位的骨骼切除可相对地广泛些，如肋骨近端，切除后对功能影响很小，而对股骨远端、胫骨近端就很重要，切除后将造成很大的功能丧失。刮除可确定肿瘤病损内边缘。软组织肿瘤可从肿瘤标本周围假包膜中给予剥出，这是肿瘤的边缘性切除，不可避免地残留微小的肿瘤残余物。靠近肿瘤边缘的正常组织整块切除可达到广泛切除的目的。但由于肉瘤恶性程度高，沿筋膜面广泛播散，仍可发生残留微小的肿瘤。Enneking 等主张，低度恶性的局限性肿瘤可采用局部广泛切除，低度恶性肿瘤但局部已扩散，则可采用适当平面的截肢术，高度恶性的肿瘤可采用根治性手术。恶性骨肉瘤可采用各种方法的综合治疗。例如局部广泛切除加放射治疗、灌注化疗或高温治疗。通过适当的手术治疗后可局部控制恶性骨肉瘤。预防或控制肿瘤的转移可控制全身症状。长期存在的局部肿瘤及采用放疗后引起的肉瘤对患者有较大的危险。切除时要尽可能超过肿瘤两端5cm，再做骨膜外整段骨切除。当已侵犯骨骺，则整个骨端截除。如一端关节面已受侵犯，须截除整个关节，包括另一端 2.5cm 的骨骼。应切除与肿瘤相接触或已受侵犯的所有肌肉组织。用显微外科的手术方法将有活力的移植骨替代截除的骨段，现已作为常规的方法。

2. 截肢 除了可能切除的低度恶性软骨肉瘤、骨髓瘤、淋巴瘤或尤文肉瘤外，骨恶性肿瘤多数须做截肢。对尤文肉瘤，最近很多学者主张放疗，但仍应考虑做截肢，尤其在某些部位截肢的效果较好。同样，肢体的恶性转移性肿瘤，因疼痛和功能障碍而患者不能忍受的也可考虑做截肢。骨巨细胞瘤引起关节功能丧失或关节切除后无法功能重建时也需作截肢。多发性内生软骨瘤引起严重畸形也属截肢的手术适应证。以往对恶性肿瘤做截肢，往往截除整个受累的骨骼，但近年来已一致公认对股骨远端的病损只需在肿痛与截肢部位之间间隔 4~5cm 以上的正常组织，突破了惯用的原则。

（四）其他治疗

1. 放射治疗 除了尤文肉瘤、淋巴瘤（包括网状细胞肉瘤）、白血病和骨髓瘤外，多数骨恶性肿瘤对照射是较不敏感的，而手术对局部控制较放射治疗好。椎体前路手术的开展减少了以往因不能手术而使用放射治疗的次数且放射治疗可刺激组织恶变，放射性肉瘤的发生率在不断地增加，故放射治疗不应该用于良性肿瘤。但弥漫浸润的着色性绒毛结节性滑膜炎因手术不能控制，可用照射治疗，对软组织恶性肿瘤做局部切除后再放射治疗，可替代切除或截肢带来的功能障碍。放射治疗对骨肿瘤的治疗只能作为一种辅助治疗，目前也有一些改进（如快中子、射频等的作用）。

2. 高温治疗 对转移性肿瘤患者最好放射治疗、化学治疗及高温治疗联合应用。通过实践说明联合应用确实有效。

3. 栓塞治疗 近年来已逐渐采用动脉内栓塞方法来治疗骨肿瘤特别是血管性病变，如动脉瘤性骨囊肿和转移性肾细胞病损。

4. 免疫治疗 免疫方法治疗骨和软组织恶性肿瘤尚在研究中，但有报道指出有一定疗效。目前仍停留在非特异性免疫治疗阶段，因肿瘤抗原是一个复杂的问题，还没有理想的特异性免疫疗法。干扰素也在不断扩大应用范围，但其来源有限，还不能广为应用。实验研究证明，仅当肿瘤极小时免疫疗法是有效的，肿瘤细胞的细胞膜与正常的细胞是不同的，肿瘤抗原存在于癌细胞的表面，这样就可使机体去识别这些不正常的肿瘤细胞，使免疫疗法更有利于临床的治疗，尚须进行大量的研究工作。

【病情观察】

1. 对于骨肿瘤诊断明确的患者，应该注意患者疼痛症状有无加重，肿块大小、质地、活动度，局部皮肤温度的变化，恶性肿瘤需注意生命体征变化，有无相应部位淋巴结转移，压迫血管或神经造成肢体感觉运动障碍，末梢血液循环的改变，患者情绪的变化。

2. 对诊断不十分明确患者，应当注意观察患者的临床症状、一般情况、生命体征、肿块的大小等变化，有无其他部位的不适。

3. 对于手术之后的患者，注意观察一般情况和生命体征变化，如体温、脉搏、血压、呼吸、伤口愈合情况。放置引流者须注意引流液的性状和量。放射治疗、化疗的患者要注意观察治疗的不良反应，定期复查血常规、肝肾功能。

【病历记录】

病历记录要确保治疗准确、完整、及时；能够反映患者的病情变化，各项重要的检查结果，应当记录下来，上级医师查房的诊断和治疗意见，必须反映出来；患者及其家属对诊断和治疗不配合的地方应当及时签字备案。

【注意事项】

1. 医患沟通

（1）应当及时告知患者及其家属诊断及其可能诊断、前一阶段的检查和治疗情况、下一步的诊疗计划。诊断不确定时，要留有余地。

（2）手术之前交代拟行的手术方案，说明手术当中和术后可能发生的危险和并发症，应当尽量做到全面，避免遗漏。征得患者及其家属的同意并签字为证。恶性肿瘤患者应当向患者及其家属交代预后，有无复发及转移可能。

（3）手术过程中如果改变方案，应当及时通知患者及其家属或委托人，征得同意后方可实施变更计划，记录在案，患者及其家属或委托人签字。特别是对某些恶性肿瘤，术中快速病理检查发现恶性程度较高，需要临床决定截肢时，必须征得患者及其家属同意并签字。

（4）术后，以及各种治疗过程当中出现的并发症及相应的处理方案，应当及时告知患者家属。

2. 经验指导

（1）早期诊断很重要，疼痛是骨肉瘤最早的症状，特别是青少年一旦出现不明原因的骨骼疼痛应立即就医。骨肿瘤的疼痛有特殊的方式，先为持续性局部痛，很快发展为持续性剧痛、夜间痛，难以忍受，一般镇痛药无效。有些骨瘤则只会隐隐作痛，这种疼痛有时在早期对镇痛药还是会出现效果，但当骨瘤增大之后，镇痛效果即会变差。许多患者对莫名其妙的骨痛都非常担心，在骨科门诊也常可见到因为疼痛求诊是否骨癌者，但通常骨科门诊患者的疼痛与姿势不良有关，因此容易造成医师与患者的疏忽。

（2）良性的肿块通常可出现很久但成长速度不快，比较小，局部皮肤外观良好；但恶性肿块则可能会迅速长大，在疼痛数周后，局部可触及肿块，生长快，有轻度压痛。肿瘤表面会出现皮肤红肿，静脉曲张，皮温增高，甚至溃烂的现象。部分患者可出现病理性骨折，因此平时应注意骨骼检查，有症状时应早日就诊，密切观察，以免发生误诊误治。有些患者在就医时即查出尚未骨折的病灶，可以及早就医，其治疗结果即可望改观。

（3）恶性骨肿瘤的早期患者全身一般情况良好，消瘦、贫血常在晚期出现。一般非特异性症状，如体重减轻，食欲减退，轻度发热或腰酸背痛等，这些也都可能出现，但若没有其他特殊症状，有时也并不容易下诊断。不过，对于任何长期治疗而仍未改善的症状，都应保有高度的警惕心，尽量减少误诊的概率。

（3）ECT可以帮助早期诊断转移性骨肿瘤，通常比常规的X线检查提早3~6个月发现病灶，为癌症患者赢得了治疗时间和机会。还可用于治疗后的疗效评价。如果患者有原发性肿瘤史，骨显像出现多发性代谢活跃灶，则其诊断转移性骨肿瘤的可信度和敏感度可达95%以上。

（4）骨肿瘤的治疗也依不同种类而有不同。采用的化学治疗药物有很多方式，依据骨肿瘤种类及各医疗中心的经验成果而有差异。例如目前治疗骨肉瘤效果最佳的治疗方式是先化疗，然后施行手术，而后再依手术标本判定化疗的效果，决定是否需改用其他化疗药物。这种治疗成果已使骨肉瘤的5年存活率大为提高，同时也可提供更多机会使患者得以保全肢体。化疗与放射治疗也有其并发症，包括切口愈合不良、局部骨骼愈合不良、生长障碍、血管炎、神经炎、关节软骨伤害等，有时也有化学治疗常见的掉头发及抵抗力减弱等现象，在治疗选择上都必须考虑。

（5）良性骨瘤一般治疗预后良好，但若多发性良性骨瘤侵犯太大，导致运动功能障碍时，有时也会造成治疗的难题。良性肿瘤一般不宜放射治疗。如能彻底去除，一般不复发，预后良好。良性肿瘤的病理性骨折可以愈合，但容易再折断，故在骨折愈合后，如病损仍存在，应进行刮除或切除和植骨治疗。

恶性骨瘤若能早期诊断、早期施行根除手术治疗，辅以适当的化疗或放射治疗，疗效尚佳。